2024

全国护士执业资格考试
考前辅导专用

全国护士执业资格考试

精选模拟5套卷

主　　编　王玉升

副 主 编　马秀芬　庄一平　郭艳春　姚跃英　孙运粉　陈云飞　朱闻溪
兰芳芳　王　涛　董燕斐　李　涛　杜云松　郝　宁

参加参编人员（以姓氏笔画为序）
马秀芬　王　涛　王　鑫　王玉升　王秀玲　王起越　申翠华　兰芳芳
毕永新　朱闻溪　朱群英　庄一平　刘　霖　刘海丽　孙运粉　杜云松
李　芳　李　革　李　研　李　涛　李志强　李芳芳　杨　环　杨　敏
杨　瑞　杨小玉　杨华楠　肖宁宁　吴　菁　张　驰　张　清　张文利
张秀伟　陈小慧　陈云飞　季　诚　赵小义　郝　宁　战明侨　段慧琴
禹海波　姚跃英　贾丽萍　徐　云　徐德颖　郭万如　郭书芹　郭艳春
桑未心　黄　卉　彭　波　董燕斐　程　畅　储媛媛　鲁卫东　满　力
谭　进

编写秘书　毕永新

人民卫生出版社
·北　京·

图书在版编目（CIP）数据

2024 全国护士执业资格考试精选模拟 5 套卷／王玉升主编. —北京：人民卫生出版社，2023.10

ISBN 978-7-117-35111-9

Ⅰ.①2… Ⅱ.①王… Ⅲ.①护士-资格考试-习题集 Ⅳ.①R192.6-44

中国国家版本馆 CIP 数据核字（2023）第 143758 号

人卫智网	www.ipmph.com	医学教育、学术、考试、健康，购书智慧智能综合服务平台
人卫官网	www.pmph.com	人卫官方资讯发布平台

2024 全国护士执业资格考试
精选模拟 5 套卷
2024 Quanguo Hushi Zhiye Zige Kaoshi
Jingxuan Moni 5 Tao Juan

主　　编：王玉升
出版发行：人民卫生出版社（中继线 010-59780011）
地　　址：北京市朝阳区潘家园南里 19 号
邮　　编：100021
E - mail：pmph @ pmph.com
购书热线：010-59787592　010-59787584　010-65264830
印　　刷：北京汇林印务有限公司
经　　销：新华书店
开　　本：850×1168　1/16　　印张：11　　插页：4
字　　数：356 千字
版　　次：2023 年 10 月第 1 版
印　　次：2023 年 10 月第 1 次印刷
标准书号：ISBN 978-7-117-35111-9
定　　价：59.00 元
打击盗版举报电话：010-59787491　E-mail：WQ @ pmph.com
质量问题联系电话：010-59787234　E-mail：zhiliang @ pmph.com
数字融合服务电话：4001118166　E-mail：zengzhi @ pmph.com

出版说明

由人民卫生出版社出版，王玉升教授主编的全国护士执业资格考试用书《考点与试题精编》、《精选模拟5套卷》和《考前预测卷》(曾称《考前押题卷》)已连续出版12年。这套书的编写缘起于2002年出版的姜安丽教授主编的护士执业资格考试与护理专业初级(士)资格考试用书《考点精编》《习题精选与答案解析》《模拟试卷》。这套书曾帮助数以万计的考生顺利通过护士执业资格考试，得到社会和考生的广泛认可，是一套科学、权威及实用的考试辅导用书。

本套书的参编单位有中国人民解放军海军军医大学、中国医科大学、首都医科大学、上海交通大学护理学院、天津医科大学、哈尔滨医科大学、厦门医学院、大连大学、上海健康医学院、海南医学院国际护理学院、湖州师范学院护理学院、天津医学高等专科学校、承德护理职业学院、黑龙江护理高等专科学校、山东医学高等专科学校、辽宁医药化工职业技术学院、江汉大学卫生职业技术学院、甘肃卫生职业学院、长春医学高等专科学校、海南卫生健康职业学院、江苏省南通卫生高等职业技术学校、江苏省连云港中医药高等职业技术学校、湘潭医卫职业技术学院、沧州医学高等专科学校、新疆昌吉职业技术学院护理分院、铁岭卫生职业学院、仙桃职业学院、阳泉职业技术学院、咸阳职业技术学院、西安培华学院、太原市卫生学校、沈阳市中医药学校、牡丹江市卫生学校、绥化市卫生学校、温州护士学校、珠海市卫生学校、河池市卫生学校、山东省立医院、西安交通大学第一附属医院、海南医学院第一附属医院、承德医学院附属医院。本套书的编写，既考虑到东西南北中的地域性，又兼顾到大学、高职高专和中职不同考生的层次差异，编者中有很多人是各类护理规划教材的主编或副主编。

2023年护士执业资格考试的“专业实务”和“实践能力”都是120题。回顾2023年版的《精选模拟5套卷》，其对2023年考试知识点覆盖率达到80%以上，是历年护考押中考题最多的。由于押中的原题太多，仅以2023年护士执业资格考试其中一轮的考点为例：Apgar评分(2页1题)、开放式提问(2页5题)、死亡分期(2页7题)、临时医嘱失效时间(2页8题)、给婴儿口服脊髓灰质炎减毒活疫苗时冷开水送服或含服(3页13题)、溶血反应时尿液呈现浓茶色(6页48题)、糖尿病酮症酸中毒患者呼吸有烂苹果味、且呼吸深快(7页59题)、下肢静脉曲张多见于大隐静脉(8页72题)、怀疑急性胰腺炎时首选的检查项目是血淀粉酶检查(8页73题)、呼吸衰竭的分型依据血气分析作出诊断(8页76题)、急性呼吸窘迫综合征(ARDS)最早出现的症状是呼吸加快，并呈现进行性加重的呼吸困难(8页77题)、Dixon术前3天口服甲硝唑的目的(10页90题)、女性因生殖系统癌症住院，常常哭泣，焦虑不安，首要的护理措施是倾听并给予安慰(10页97题)、成人胃管插入的长度(11页102题)、胃管插入15cm时托起患者头部使其下颌靠近胸骨柄的目的(11页103题)、导尿管留置术插入导尿管后，见尿再插入7~10cm(11页107题)、输液速度与时间(11页110题)、心电图Ⅱ、Ⅲ、aVF导联出现病理性Q波提示下壁心肌梗死(14页27题)、墨菲征阳性常见于急性胆囊炎(15页35题)、系统性红斑狼疮(SLE)最特异的标志物(18页70题)、小脑幕裂孔疝患者早期瞳孔变化为患侧瞳孔缩小(19页82题)、活体器官接受人与捐献人应有特定的法律关系中错误的是血型匹配的好友关系(24页6题)、护理分级(26页32题)、护士职业损伤的分类(27页39题)、腹股沟斜疝特点图示题(30页71题)、护患关系模式(32页98题)、医疗事故的分级(32页99题)、急性肺水肿患者的特点及体位和吸氧情况(33页110~112题)、查科(Charcot)三联征(35页17题)、氧疗时氧流量计算(37页36题)、新生儿脐炎最常见的致病菌为金黄色葡萄球菌，治疗应首选的抗生素是青霉素、头孢呋辛等(38页50题)、胎儿臀位矫正方式(38页51题)、胎心音听诊部位(42页92题)、典型的先兆子宫破裂临床表现之一是病理性缩复环(42页94题)、支气管哮喘的主要临床表现是反复发作带哮鸣音的呼气性呼吸困难(43页105题)、法洛四联症患儿哭闹时突然出现呼吸困难应取的体位及其病理改变(43页100、101题)、PPD结核菌素试验阳性结果判断(44页113题)、

输液时突然出现呼吸困难、咳粉红色泡沫样痰的情况是发生了循环负荷过重(46 页 6 题)、由窦房结发出的电冲动,经过结间束后会到达房室结(48 页 27 题)、羊水过多孕妇放羊水时的注意事项(58 页 13 题)、内痔的特点(59 页 32 题)、职业防护锐器伤的正确处理方法(71 页 18 题)、艾滋病病毒感染者和艾滋病患者应将其感染或者发病的事实及时告知与其有性关系者(72 页 23 题)、腰椎骨折移送患者上平车适合的搬运方法是四人搬运法(72 页 29 题)、连枷胸及多根多处肋骨骨折的表现特点(82 页 14 题)、猩红热典型表现是帕氏线(84 页 43 题)、缺铁性贫血的诊断(67 页 115 题)、发生在面部"危险三角区"的疖(上唇疖、鼻疖)如被挤压引起颅内海绵状静脉窦炎(76 页 72 题)、粪便隐血试验前患者的饮食(94 页 4 题)、药物注射三角肌的注射方式(94 页 6 题)、颅底骨折的特征表现(95 页 14 题)、压疮的分期(95 页 17 题)、子宫脱垂的程度(98 页 46 题)、大量不保留灌肠,采取左侧卧位。灌肠液的液面距肛门 40~60cm(103 页 115 题)、左心衰竭最早出现的症状是劳力性呼吸困难(105 页 10 题)、深静脉通畅试验(106 页 24 题)、控制反常呼吸运动的处理首先应加压包扎(110 页 67 题)。

本书是 2024 全国护士执业资格考试用书《考点与试题精编》的配套试卷。依据最新护士执业资格考试方案精神的要求,按照科学、严谨、客观、规范的试题命制要求,选取考查全面、难度适宜的题目,参照 2023 年护士执业资格考试实际考试科目划分、题型匹配、题量设计原则进行组卷,共有 5 套模拟试卷,每套又分为专业实务和实践能力 2 个科目,分别有 120 道试题,全书共有 1 200 道试题,内含 2023 年试题在内的历年试题考点,并给出了详细解析。《精选模拟 5 套卷》旨在帮助考生熟悉考试题型,了解题量,准确把握和分配作答时间(2 小时),建议各学校及考生在学习 2024 年版《考点与试题精编》的基础上,将本书作为模拟考试、考前冲刺或自测使用。

2023 年全国护士执业资格考试采取人机对话考试模式,专业实务和实践能力科目各有 120 道题,及格线均为标准分 300 分,对应卷面成绩 60 分,详见表 1。

表 1 2011—2023 年试题量和及格线

年度	专业实务		实践能力	
	试题量	及格线(占题量%)	试题量	及格线(占题量%)
2011	133	77(57.9)	137	76(55.5)
2012	136	80(58.9)	136	80(58.9)
2013	135	76(56.3)	135	78(57.8)
2014	135	77(57.0)	135	79(58.5)
2015	120	67(55.8)	120	65(54.2)
2016	120	**标准分 300 分,对应卷面 60 分(50.0)**	120	**标准分 300 分,对应卷面 60 分(50.0)**
2017				
2018				
2019				
2020				
2021				
2022				
2023				

2024 年考试指导与 2023 年比较做了较大的修改,主要是根据本科 7 版教材修改了一些过时理论、表格和数据。因数量较多,就不一一列举了。本书除增加 2023 年试题外,还针对 2023 年试题内容进行了技术性细节修改,详见书中相应试题。

欢迎广大考生与专业人士来信交流学习:1275122590@ qq. com。

温馨提示

2024 年全国护士执业资格考试大纲请登录考试官方网站——中国卫生人才网(http://www. 21wecan. com)。

主编 王玉升

2023 年 8 月

目　录

模拟试卷一

专 业 实 务

一、以下每一道题下面有 A、B、C、D、E 五个备选答案。请从中选择一个最佳答案。

1. 女,新生早产儿。出生后 1 分钟进行 Apgar 评分,如图 1-1-1(见文末彩图)所示。该早产儿最终的 Apgar 评分是

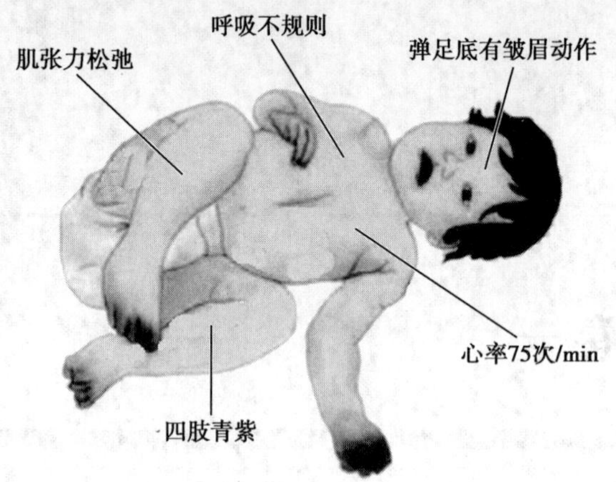

图 1-1-1 Apgar 评分

A. 1 分　B. 2 分　C. 3 分
D. 4 分　E. 5 分

2. 机体处于应激(如创伤、手术、感染等)情况下,能量代谢变化中,**错误**的是
A. 机体出现高代谢　B. 脂肪动员加速
C. 蛋白质分解加速　D. 分解代谢加强
E. 处理葡萄糖能力加强

3. 与乳腺癌相关性最好的肿瘤标志物是
A. AFP　B. CEA　C. CA153
D. CA125　E. PSA

4. 使用静脉留置针输液完毕并使用肝素液封管,但第 2 日仍然发生血液反流堵塞导管。导致堵管的可能原因**除外**
A. 封管的肝素液量不够
B. 封管的肝素液浓度过大
C. 患者穿刺侧肢体活动过度
D. 患者静脉压过高
E. 推注封管液速度过快

5. 属于开放式提问的是
A. 您昨天呕吐了几次
B. 您早餐后服过药了吗
C. 现在您头还晕吗
D. 您今天感觉怎么样
E. 您昨晚睡了几个小时

6. 护士为预防患者压力性损伤按摩其骨隆突部,现有 75% 乙醇溶液,欲配制 50ml 用于按摩,需取用 75% 乙醇溶液
A. 27ml　B. 30ml　C. 33ml
D. 37ml　E. 40ml

7. 一患者因脑出血急诊入院。目前各种反射消失,瞳孔散大,心脏停搏,呼吸停止,脑电波平坦。目前该患者处于
A. 生物学死亡期　B. 深昏迷期
C. 濒死期　D. 临床死亡期
E. 临终状态

8. 医生 7:00pm 下达医嘱 s. o. s. ,其失效时间为
A. 今天 12:00pm　B. 次日 12:00pm
C. 次日 7:00am　D. 次日 7:00pm
E. 次日 12:00am

9. 患者需输血,需做交叉配血试验,应使用的采血管如图 1-1-2(见文末彩图)是
A. ①　B. ②　C. ③　D. ④　E. ⑤

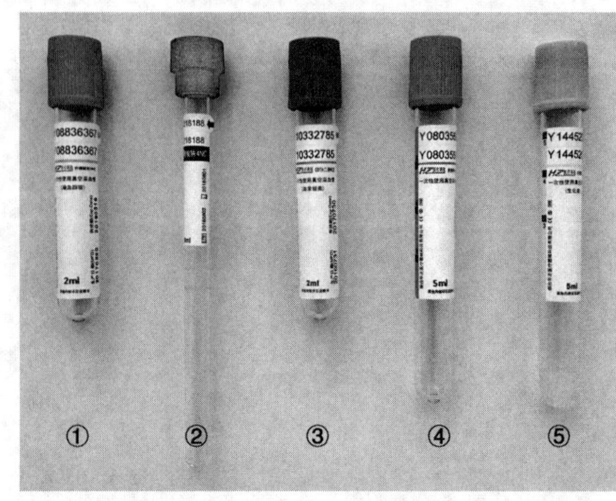

图 1-1-2 采血管

10. 急性心肌梗死最有诊断价值的心电图特征是
A. T 波倒置
B. ST 段弓背抬高
C. P 波高尖
D. 出现小 Q 波
E. QRS 波群增宽押中详情

11. 测量血压的方法,**错误**的是
A. 测量前安静休息 20~30 分钟
B. 测量时将动脉、心脏处于同一水平
C. 打气至 240mmHg
D. 袖带松紧以 1 指为宜
E. 放气速度以 4mmHg/s 为宜

12. 三凹征是指
A. 胸骨上窝、锁骨上窝和肋间隙在吸气时明显下陷
B. 胸骨上窝、锁骨上窝和肋间隙在呼气时明显下陷
C. 胸骨上窝、剑突下和肋间隙在吸气时明显下陷
D. 胸骨上窝、剑突下和肋间隙在呼气时明显下陷
E. 胸骨上窝、腹部和肋间隙在呼气时明显下陷

13. 给婴儿口服脊髓灰质炎减毒活疫苗时,正确的做法是
A. 用温热水送服
B. 用热开水送服
C. 冷开水送服或含服
D. 热开水溶解后服用
E. 服后半小时可饮用热牛奶

14. 患儿,男,3 岁。突发高热、惊厥,体温 39.8℃。经检查诊断为流行性乙型脑炎(简称"乙脑")。患儿经常处于睡眠状态,但可唤醒,并伴有短期抽搐。该患儿属于
A. 重型乙脑　　B. 中型乙脑
C. 轻型乙脑　　D. 暴发型乙脑
E. 极重型乙脑

15. 严密隔离的标志是
A. 红色标志　　B. 棕色标志
C. 灰色标志　　D. 绿色标志
E. 黄色标志

16. 患者男,45 岁。十二指肠球部溃疡并发幽门梗阻。护士应对医嘱中下列药物质疑的是
A. 氢氧化铝凝胶　　B. 口服补液盐
C. 奥美拉唑　　D. 枸橼酸铋钾
E. 克拉霉素

17. 一名 78 岁的男子,近日出门后找不到家,把上衣当裤子穿,把裤子当上衣穿,丢三落四,忘记当前发生的事情,应考虑为
A. 精神分裂症　　B. 抑郁症
C. 恐惧症　　D. 阿尔茨海默病
E. 遗忘症

18. 对于滴虫性阴道炎的治疗措施的叙述,**错误**的是
A. 无症状带虫者应予治疗
B. 哺乳期者用药 6 小时内可哺乳
C. 0.5%醋酸溶液阴道灌洗
D. 未婚者可口服甲硝唑
E. 性伴侣同时治疗

19. 下列属于侵犯患者隐私权的是
A. 未经患者许可对其体检时让医学生观摩
B. 对疑难病例进行科室内讨论
C. 在征得患者同意后其资料用于科研
D. 在患者病历上标注患有传染性疾病
E. 对淋病患者询问其性生活史

20. 如图 1-1-3(见文末彩图)所示的表现特点可见于

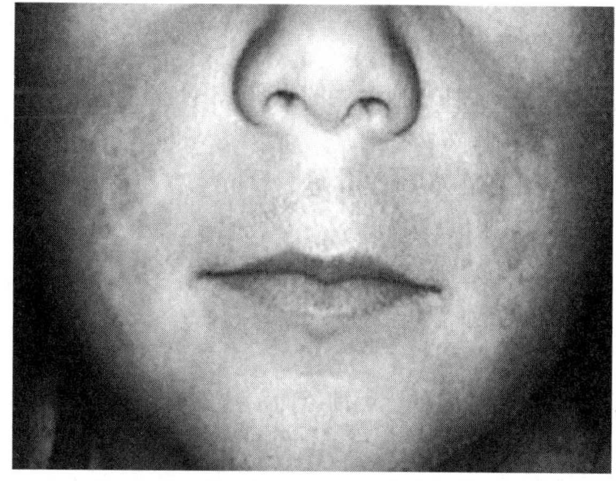

图 1-1-3　面部特点

A. 麻疹　　B. 流行性腮腺炎　　C. 水痘
D. 猩红热　　E. 风疹

21. 最易并发阻塞性肺气肿的疾病是
A. 慢性支气管炎　　B. 支气管哮喘
C. 慢性肺脓肿　　D. 支气管扩张
E. 肺结核

22.《中华人民共和国献血法》规定，负责组织献血工作的机构是
A. 地方各级人民政府
B. 地方各级采供血机构
C. 地方各级卫生行政部门
D. 县级以上人民政府
E. 行业协会

23. 中医理论中，具有防御作用而运行于脉外之气被称为
A. 元气 B. 卫气 C. 肺气
D. 营气 E. 真气

24. 人体正常情况下，胰液进入十二指肠，在肠激酶的作用下首先激活的是
A. 糜蛋白酶原 B. 胰蛋白酶原
C. 前磷脂酶 D. 前弹力蛋白酶
E. 激肽释放酶原

25. 慢性肺源性心脏病患者肺、心功能失代偿期最突出的表现是
A. 呼吸困难加重，夜间更甚
B. 疲倦乏力、头晕、心悸
C. 贫血
D. 多食、多饮
E. 多尿

26. 再生障碍性贫血产生的主要原因是
A. 造血原料缺乏
B. 红细胞破坏过多
C. 红细胞丢失过多
D. 骨髓造血功能低下
E. 幼红细胞代偿性增生

27. 可以通过刺激迷走神经而治疗的心律失常是
A. 心房颤动 B. 心室颤动
C. 室性心动过速 D. 室上性心动过速
E. 室性期前收缩

28. 患者女，48岁。以"慢性肾小球肾炎"入院。查体：血压182/104mmHg，意识清醒。实验室检查：血肌酐708μmol/L，血红蛋白80g/L，肾小球滤过率10ml/min，血钙1.6mmol/L。该患者可能发生了
A. 肾性骨病 B. 内分泌失调
C. 运动神经损害 D. 营养不良
E. 脑血管意外

29. 正常人体温在24小时内呈周期性波动，体温最高出现在
A. 上午9—11时 B. 中午12时左右
C. 午后13—18时 D. 清晨2—6时
E. 上午7—8时

30. 患者男，63岁。自感全身不适，腹痛剧烈，前来就诊。门诊护士巡视时发现他面色苍白、出冷汗、呼吸急促。门诊护士应采取的措施是
A. 安慰患者，仔细观察
B. 让患者就地平卧休息
C. 为患者测量脉搏、血压
D. 安排患者提前就诊
E. 让医生加快诊治速度

31. 患者女，33岁。妊娠10个月急诊入院，经产科医生检查已进入第二产程，其标志是
A. 宫口开全
B. 胎头拔露
C. 产妇屏气，肛门放松
D. 宫缩时会阴膨出，肛门放松
E. 胎先露降至坐骨棘水平

32. 盆腔炎患者应采取半坐卧位，其目的是
A. 减少局部充血
B. 借助于重力作用使膈肌位置下降
C. 促进渗出性物质的吸收
D. 减轻腹部疼痛
E. 促使感染局限化，减少中毒反应

33. 患者男，58岁。行走时突感心前区压榨样疼痛，放射到左肩，不得不停下站立休息。该患者的体位属于
A. 自动体位 B. 被动体位
C. 被迫俯卧位 D. 被迫患侧卧位
E. 被迫停立位

34. 患者男，39岁。脑外伤术后，意识模糊、躁动，护士对其使用约束带。此时应重点观察的是
A. 约束部位远端的肤色和皮温
B. 神志是否清楚
C. 衬垫是否垫好
D. 卧位是否舒适
E. 约束带是否松动

35. 患者男，32岁。乙型肝炎，“大三阳”，护士为其进行治疗、护理后回到值班室，脱下的隔离衣悬挂正确的是
A. 挂在值班室，清洁面朝外
B. 挂在值班室，清洁面朝内
C. 挂在走廊，清洁面朝外
D. 挂在病室，清洁面朝外
E. 挂在办公室，清洁面朝内

36. 患者男，47岁。上消化道出血，重度营养不良，拟为其进行中心静脉穿刺补充营养。穿刺过程中**不符合**原则的是
A. 中心静脉穿刺包须有标记和有效期（或失效期）
B. 穿刺过程中手臂位于腰部水平以上
C. 无菌物品与非无菌物品分别放置
D. 导管穿刺前用无菌生理盐水冲洗
E. 穿刺包中多余的无菌物品可以为其他患者使用

37. 患者男，48岁。因疾病长期俯卧位的卧床患者，压力性损伤最易发生在
A. 额部　B. 大转子处　C. 髋部
D. 髂后上棘　E. 髂前上棘

38. 患者男，26岁。因上呼吸道感染，遵医嘱服用磺胺类药物，护士嘱其多饮水的主要目的是
A. 降低药物毒性　B. 减少对胃的刺激
C. 减少对肾脏的损害　D. 提高疗效
E. 减少对肝脏的损害

39. 患者男，42岁。病毒性脑炎，昏迷。为其进行床上擦浴时，操作**错误**的是
A. 调节室温至24℃左右
B. 遮挡患者，按需要给予便盆
C. 脱衣应先脱对侧，后脱近侧
D. 为外伤患者先脱健侧，后脱患侧
E. 擦浴后骨突处用50%乙醇做按摩

40. 患者男，67岁。因严重肝病导致昏迷，呼吸微弱，浅而慢。护士为其测量呼吸的正确方法是
A. 以1/4脉率计算
B. 测脉率后观察胸腹起伏次数
C. 计算所听到的呼吸音的次数
D. 用手感觉呼吸气流通过的次数
E. 用少许棉花置于患者鼻孔，观察棉花飘动次数

41. 患者女，38岁。上呼吸道感染，体温39.6℃，脉搏120次/min，呼吸24次/min，血压110/70mmHg。该患者的体温属于
A. 低热　B. 中度热　C. 高热
D. 超高热　E. 正常

42. 患者男，68岁。跌倒，左侧肢体远端桡骨骨折，右侧第5指骨骨折。该患者血压测量部位是
A. 右侧肱动脉　B. 左侧肱动脉
C. 左侧桡动脉　D. 右侧股动脉
E. 左侧股动脉

43. 患者男，53岁。因下肢挤压伤致血清钾升高，出现心动过缓，心律不齐。应选用的药物是
A. 毛花苷丙（西地兰）
B. 普萘洛尔（心得安）
C. 利多卡因
D. 5%碳酸氢钠
E. 10%葡萄糖酸钙

44. 患者男，70岁。因呼吸衰竭行呼吸机辅助呼吸。提示患者出现了过度通气的体征是
A. 烦躁不安
B. 抽搐、昏迷
C. 皮肤潮红、多汗
D. 表浅静脉充盈消失
E. 血压升高、脉搏加快

45. 患儿，男，2岁。因白血病、肺部感染入院。上午10时，体温39.8℃。给予该患儿的降温方式应是
A. 冰槽　B. 冰帽
C. 冰袋　D. 乙醇擦浴
E. 温水擦浴

46. 患者男，14岁。因高热40.1℃入院。为尽快降温，医嘱乙醇擦浴。下述操作**不正确**的是
A. 将室温调节到21~24℃
B. 置冰袋于足底
C. 擦浴时禁擦心前区、腹部、枕后部
D. 擦浴后半小时测体温
E. 擦浴时间不超过20分钟

47. 患者男，78岁。老年痴呆，生活不能自理3年，因肠道感染出现腹泻。以下措施**不妥**的是
A. 卧床休息，给予腹部保暖
B. 饮食给予热米粥

C. 遵医嘱补充电解质
D. 注意观察记录粪便的性质和量
E. 可行抗菌药物保留灌肠

48. 患者女，26 岁。患血友病。护士发现该患者排出尿液呈现浓茶色。以下原因最可能的是
A. 青霉素过敏反应　B. 溶血反应
C. 肺水肿　D. 空气栓塞
E. 尿路感染

49. 患者女，45 岁。长期失眠。医嘱：地西泮 5mg p. o. h. s.，护士正确执行的方法和时间是
A. 口服，临睡前 1 次
B. 肌内注射，每晚 1 次
C. 静脉注射，每天 1 次
D. 口服，每晚 1 次
E. 皮下注射，隔天 1 次

50. 患者男，28 岁。诊断为缺铁性贫血，口服铁剂治疗。下列描述中说明患者需要护士给予服药指导的是
A. “我每次都在两餐之间服用铁剂”
B. “我每次服用铁剂的时候都会使用吸管吸服”
C. “我一直喜欢喝浓茶”
D. “服完铁剂以后我都会漱口”
E. “我是不会把铁剂与牛奶同服的”

51. 患者男，55 岁。患慢性支气管炎，近 3 天咳嗽、咳痰，痰液黏稠不易咳出。为帮助患者祛痰，给予超声雾化。当超声雾化吸入器的水温超过一定数值时护士需要调换，该数值是
A. 30℃　B. 40℃　C. 50℃
D. 60℃　E. 70℃

52. 患者女，65 岁。尿糖(+++)，医嘱皮下注射胰岛素 8U。为防止感染，护士在注射时下列最重要的是
A. 注射前戴帽子
B. 皮肤消毒直径为 5cm
C. 针头无锈、无钩、锐利
D. 注射器完整无裂痕
E. 不在硬结处进针

53. 某护士给外伤患者做头孢菌素皮试，其结果为阳性，但医生仍坚持用药。此时该护士最应该坚持的是
A. 重新做 1 次
B. 与其他护士进行商量
C. 拒绝使用
D. 做对照试验
E. 继续执行医嘱

54. 患者女，68 岁。患大叶性肺炎，高热昏迷，需 24 小时连续输液。护士应更换 1 次输液器的时间间隔是
A. 8 小时　B. 12 小时
C. 24 小时　D. 48 小时
E. 72 小时

55. 患者男，60 岁。静脉输液中，主诉胸部不适，继而出现呼吸困难、发绀，心前区闻及响亮持续的“水泡音”。护士应立即为患者采取的措施是
A. 仰卧位头高足低位
B. 端坐位
C. 右侧卧位头低足高位
D. 俯卧位头高足低位
E. 左侧卧位头低足高位

56. 患者男，33 岁。输大量库存血后出现心率缓慢、手足搐搦、血压下降、伤口渗血，其原因是
A. 血钾升高　B. 血钾降低
C. 血钙升高　D. 血钙降低
E. 血钠降低

57. 患者女，32 岁。以高热 3 天为主诉入院，遵医嘱进行各项检查以明确诊断。下列**不符合**标本采集原则的是
A. 根据检验目的选择容器
B. 按医嘱采集标本
C. 患者如果已应用过抗生素，应放弃采集培养标本
D. 采集的标本要按时送检
E. 标本采集方法要正确

58. 患者女，26 岁。新婚。平时月经规律，现停经 42 天，主诉晨起恶心、呕吐，怀疑患者为早孕。拟采集尿标本做妊娠试验，护士应留取
A. 晨起第 1 次尿　B. 随时收集尿液
C. 中段尿　D. 临睡前尿
E. 24 小时尿

59. 患者女，55岁。因“糖尿病酮症酸中毒”入院，主诉食欲减退、恶心、呕吐，常伴头痛、嗜睡。护士在为其测量生命体征时发现她呼吸有烂苹果味，且呼吸深快。该呼吸类型是
A. 蝉鸣样呼吸　B. 鼾声呼吸
C. 潮式呼吸　D. 库斯莫尔呼吸
E. 浮浅性呼吸

60. 患者男，54岁。持续超过1~2天高浓度吸氧后，出现氧中毒症状。其吸入的氧浓度应高于
A. 55%　B. 60%　C. 65%
D. 70%　E. 75%

61. 潮气量为500ml，呼吸频率为14次/min，无效腔气量为150ml，则肺泡通气量为
A. 2.1L/min　B. 3.5L/min
C. 5.7L/min　D. 4.9L/min
E. 6L/min

62. 患者男，77岁。咳嗽反射迟钝，需及时吸出呼吸道分泌物。吸痰操作下列**错误**的是
A. 调节负压40~53.3kPa
B. 操作前需用生理盐水试吸
C. 快速上下提拉，每次吸痰时间少于15秒
D. 在紧急无吸引器的情况下，可用50~100ml注射器抽吸
E. 严格执行无菌操作，吸痰物品应每天更换1~2次，吸痰导管每次更换

63. 患儿，男，4岁。误食灭鼠药磷化锌中毒后用于洗胃的溶液是
A. 0.02%高锰酸钾　B. 生理盐水
C. 0.5%硫酸铜　D. 5%醋酸
E. 2%碳酸氢钠

64. 患者男，38岁。阑尾炎术后出院。护士给其整理出院病案时，排列在最前面的是
A. 护理病案　B. 出院记录或死亡记录
C. 入院记录　D. 住院病案首页
E. 体温单

65. 患者男，52岁。步行6分钟走500m，出现心悸、气急，其心力衰竭程度是
A. 2级　B. 1级　C. 4级
D. 3级　E. 5级

66. 患者男，65岁。心电图显示P波消失，代之以大小及间距不等的小锯齿状波，QRS波形态基本正常但节律不规律，考虑为
A. 室性期前收缩　B. 心房扑动
C. 室性心动过速　D. 心室扑动
E. 心房颤动

67. 患者男，66岁。上腹部不适、腹胀、食欲减退、厌食、消瘦、贫血20年。其可能的病因为
A. 幽门螺杆菌感染
B. 高盐饮食
C. 自身免疫因素
D. 长期喝咖啡
E. 长期服用布洛芬缓释胶囊

68. 患者女，41岁。慢性腹泻、腹痛3年，排黏液脓血便，有关节炎。与该患者发病关系密切的因素是
A. 肠阿米巴感染　B. 痢疾杆菌感染
C. 细菌性食物中毒　D. 肠道激惹
E. 慢性非特异性炎症

69. 患者女，60岁。左半结肠癌根治术后5天，仍未排气，且伴严重腹胀，无肠鸣音，诊断为肠梗阻。考虑其肠梗阻的类型是
A. 机械性单纯性肠梗阻
B. 机械性绞窄性肠梗阻
C. 麻痹性肠梗阻
D. 痉挛性肠梗阻
E. 血运性肠梗阻

70. 患者男，60岁。右腹股沟可复性肿块20年入院，拟诊为腹股沟疝准备择期手术治疗。术前体检时，**不能**用来区别斜疝和直疝的情况是
A. 疝块的形状
B. 突出路径
C. 疝内容物是否进入阴囊
D. 疝囊颈与腹壁下动脉的关系
E. 压迫内环后疝块是否突出

71. 患者男，33岁。肛门附近皮肤反复破溃、溢脓2年余。局部检查：肛周右侧距肛门约4cm处有一乳头状隆起，挤压后有少许脓液排出。首先考虑的疾病是
A. 内痔　B. 外痔
C. 盆腔脓肿　D. 肛瘘
E. 肛门周围脓肿

72. 患者男，45岁。下肢查体出现如图1-1-4（见文末彩图）所示表现，最容易发生此种表现的血管是

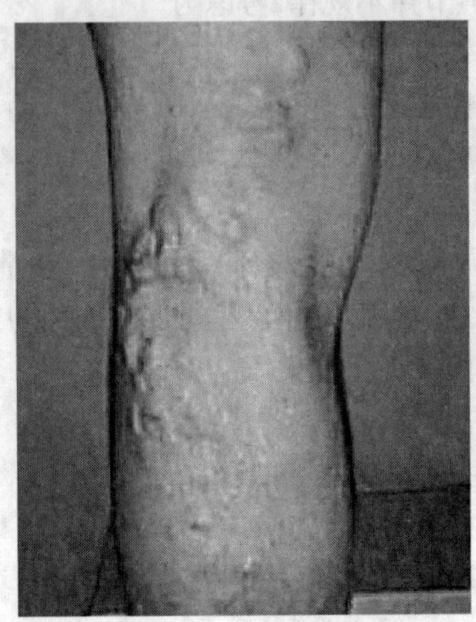

图1-1-4 下肢静脉曲张

A. 大隐静脉　　B. 股外侧静脉
C. 阴部外静脉　　D. 股内侧静脉
E. 小隐静脉

73. 患者男，55岁。饱餐酗酒后2小时，上腹部持续剧痛并向左肩、腰背部放射，伴恶心、呕吐，12小时后来院急诊。目前最有助于诊断的检查是
A. 血常规　　B. 腹腔穿刺
C. 血、尿淀粉酶测定　　D. 胸、腹部平片
E. 腹部B超检查

74. 患者男，69岁。慢性咳嗽、咳痰20年，吸烟40年。导致本患者合并慢性肺源性心脏病最可能的原因是
A. 支气管哮喘
B. 支气管扩张
C. 慢性阻塞性肺疾病（COPD）
D. 重症肺结核
E. 特发性肺间质纤维化

75. 患者男，18岁。打篮球时突发右胸部剧烈疼痛，呼吸困难。查体未发现明显外伤伤口，未发现肋间隙增宽及肿胀。X线检查示：右肺尖部呈高透亮区，右肺萎缩30%。临床诊断"右胸部闭合性气胸"。该患者当前的主要护理措施是
A. 卧床休息，加强病情观察
B. 胸膜腔穿刺排气
C. 胸腔闭式引流
D. 应用抗生素预防感染
E. 大流量吸氧

76. 患者男，70岁。因近日咳嗽、咳痰、气急明显，出现神志不清、发绀而入院。既往有肺源性心脏病病史。医生诊断为Ⅰ型呼吸衰竭，血气分析应该是以下选项中的
A. PaO_2 65mmHg，$PaCO_2$ 35mmHg
B. PaO_2 50mmHg，$PaCO_2$ 60mmHg
C. PaO_2 55mmHg，$PaCO_2$ 40mmHg
D. PaO_2 70mmHg，$PaCO_2$ 35mmHg
E. PaO_2 80mmHg，$PaCO_2$ 35mmHg

77. 患者男，32岁。被车撞伤腰骶部4天，呼吸困难9小时，由当地医院转入我院。入院查体：体温37.6℃，脉搏115次/min，呼吸32次/min，血压110/80mmHg，口唇发绀，左侧胸壁和腹壁可触及握雪感，皮肤多处破损，入院后呼吸困难呈现进行性加重，动脉血氧分压（PaO_2）≤60mmHg；PaO_2/FiO_2（吸入氧的分数值）<200mmHg；动脉血氧饱和度（SaO_2）为85%，诊断为急性呼吸窘迫综合征（ARDS）。以下关于急性呼吸窘迫综合征的说法**错误**的是
A. 主要表现为严重低氧血症和急性进行性呼吸窘迫
B. 早期体征可无异常
C. 迅速纠正低氧血症是抢救ARDS最重要的措施
D. 高浓度（>50%）、高流量（4~6L/min）吸氧
E. 机械通气是治疗呼吸窘迫综合征的必要措施

78. 患儿，男，15个月。发热、咳嗽、流涕3天，体温39℃，呼吸50次/min，脉搏140次/min，口腔有科氏斑（又称麻疹黏膜斑），发际隐约可见红疹。初步诊断为麻疹，应立即
A. 送入诊室请医生诊治　　B. 化验血常规
C. 胸透　　D. 送入隔离诊室就诊
E. 注射退热针

79. 患者男，45岁。在集体单位工作，体检时发现为乙型肝炎病毒携带者。对其要求正确的是
A. 应立即回家疗养
B. 无关紧要，不需隔离治疗
C. 需要随诊
D. 症状消失，肝功能正常还不能恢复原工作
E. 除不能献血外可从事所有的工作、学习

80. 患者男，37岁。9月10日因胆结石收入院，住院期间饮食、作息、排泄均正常，手术拟于9月18日进行。9月16日值班护士巡视时发现其晚上

入睡困难，夜间常醒来，且多次询问护士做手术会不会痛，手术有无危险。对于该患者目前的情况，正确的护理诊断是

A. 睡眠型态紊乱　与入睡困难、夜间常醒有关
B. 睡眠型态紊乱　与环境的改变有关
C. 睡眠型态紊乱　与护士夜间巡视有关
D. 睡眠型态紊乱　与心理负担过重有关
E. 睡眠型态紊乱　与生理功能改变有关

81. 患者女，45 岁。患慢性肾小球肾炎，经噻嗪类利尿药治疗后尿量明显增多，水肿明显减轻。病情观察中应特别注意

A. 低钾血症　B. 低钠血症　C. 低镁血症
D. 高钙血症　E. 高钠血症

82. 患者女，40 岁。上午拟行子宫切除术。术前留置导尿管，护士在导尿操作中应为患者安置的体位是

A. 去枕仰卧位　B. 头高足低位
C. 屈膝仰卧位　D. 侧卧位
E. 截石位

83. 产妇，25 岁。产后第 4 天，仍未解大便。有多种原因可导致她发生便秘，但**不包括**

A. 哺乳后体内水分少
B. 腹直肌明显松弛
C. 未恢复正常肠蠕动
D. 产后卧床运动少
E. 盆底肌肉松弛

84. 患者女，39 岁。继发性痛经，进行性加重，非月经期下腹痛。妇科检查：可触及较大异位囊肿及子宫粘连的肿块。医生诊断为子宫内膜异位症。该患者最佳的诊断方法是

A. 超声波检查　B. CA125 检查
C. 腹腔镜检查　D. 宫腔镜检查
E. 阴道镜检查

85. 患者男，27 岁。因车祸导致腹部损伤，为明确诊断，行腹腔穿刺，抽出不凝固血液。应考虑是

A. 实质脏器破裂　B. 空腔脏器破裂
C. 后腹膜血肿　D. 误穿入腹腔血管
E. 前腹壁血肿

86. 患者男，25 岁。家住平房，晨起时出现头晕、头痛、恶心、呕吐等症状，确诊一氧化碳中毒最主要的依据是

A. 空气中一氧化碳的浓度
B. 与一氧化碳接触的时间
C. 血液中碳氧血红蛋白(COHb)的浓度
D. 昏迷的深度
E. 症状的轻重

87. 患者女，35 岁。因车祸撞击左侧胸部后，出现胸部剧烈疼痛，出现连枷胸，呼吸时出现如图 1-1-5 所示的呼吸状态。该患者应考虑为

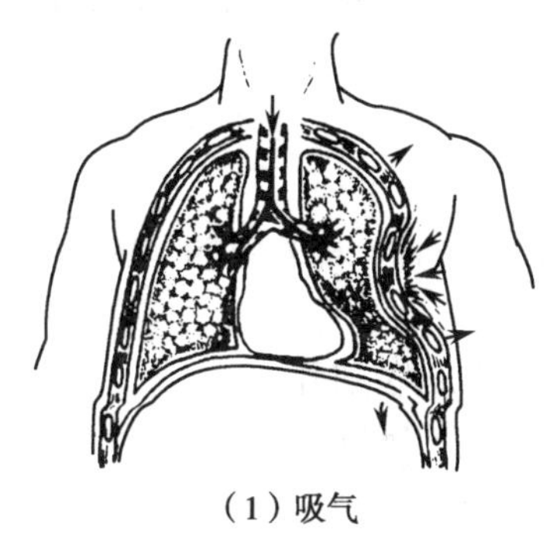

（1）吸气

（2）呼气

图 1-1-5　连枷胸的呼吸运动

A. 张力性气胸　B. 进行性气胸
C. 开放性气胸　D. 单根肋骨骨折
E. 多根肋骨多处骨折

88. 患者男，57 岁。临床诊断为颈椎病，经常感到眩晕、头痛。其主要是由于

A. 压迫脊髓
B. 压迫神经根
C. 压迫交感神经
D. 压迫椎动脉
E. 既压迫脊髓又压迫神经根

89. 患者男，50 岁。半年来反复出现上腹隐痛，食欲减退、消瘦，粪便隐血检查持续阳性。为确诊应采用的最佳检查方法是

A. 癌胚抗原检查　B. 纤维胃镜检查
C. 胃液细胞学检查　D. 粪便隐血检查
E. X 线钡餐检查

90. 患者男，57 岁。直肠癌，拟行 Dixon 术。术前 3 天护士遵医嘱给予患者口服甲硝唑。口服此药的目的是
A. 清洁肠道　B. 防止术后便秘
C. 杀灭肠道内细菌　D. 防止术中出血
E. 预防手术癌肿复发

91. 小儿，会翻身，能伸臂向前撑身躯稍坐，能听懂自己名字，发“ma”“ba”等音，脊柱出现两个生理弯曲，乳牙未萌出。该小儿的年龄最可能是
A. 4 个月　B. 5 个月　C. 7 个月
D. 9 个月　E. 12 个月

92. 患儿，女，4 个月。母乳喂养。妈妈哺喂方法正确的是
A. 小婴儿取卧位哺乳
B. 出生即定时哺乳
C. 两侧乳房轮流排空
D. 哺乳完毕置婴儿于左侧卧位
E. 有乳房硬块时停止哺乳

93. 患儿，6 个月。人工喂养。因腹泻、呕吐 6 天，伴口渴、尿少半天，门诊以婴儿腹泻伴缺水收入院。脱水征明显，精神萎靡，呼吸深快，口唇樱红。该患儿呼吸深快、口唇樱红的原因可能是
A. 休克　B. 代谢性酸中毒
C. 中毒性脑病　D. 低钾血症
E. 败血症

94. 某患者由于体质特殊，对某种按常规不需做试敏的药物产生过敏反应致死亡，应属于
A. 医疗意外　B. 责任事故　C. 护理差错
D. 技术事故　E. 侵权事件

95. 患者男，42 岁。因车祸受重伤被送去医院急救。因没带押金，医生拒绝为患者办理住院手续，当患者家属拿来钱时，已错过了抢救最佳时机，患者死亡。本案例违背了患者
A. 享有自主权　B. 享有知情同意权
C. 享有保密和隐私权　D. 享有基本的医疗权
E. 享有参与治疗权

96. 某中年男性患者因心脏病发作被送急诊室，症状及检查结果均明确提示心肌梗死。患者很清醒，但拒绝住院，坚持回家。此时医生应该
A. 尊重患者自主权，自己无任何责任，同意他回家
B. 尊重患者自主权，但应力劝患者住院，无效时办好相关手续
C. 尊重患者自主权，但应力劝患者住院，无效时行使干涉权
D. 行使医生自主权，为救治患者，强行把患者留在医院
E. 行使家长权，为救治患者强行把患者留在医院

97. 患者女，32 岁。因卵巢癌住院，常常哭泣，焦虑不安。首选的护理措施应是
A. 通知主管医生
B. 让家属探视
C. 同意家属陪伴
D. 倾听其倾诉并给予安慰
E. 给予镇静药

98. 患者向护士说：“我每天喝少量酒已经好多年了。”护士讲：“请您告诉我，您每天喝几两酒，喝多少年了？”在上述对话中，护士应用的沟通技巧是
A. 重述　B. 倾听　C. 反映
D. 澄清　E. 反馈

二、以下提供若干个案例，每个案例下设若干个考题，请根据各考题题干所提供的信息，在每题下面 A、B、C、D、E 五个备选答案中选择一个最佳答案。

（99~101 题共用题干）

老唐在工地上工作时不慎被一枚钉子刺伤脚板，到医院治疗时已经出现角弓反张，牙关紧闭。

99. 此时对患者应采取的隔离措施是
A. 严密隔离　B. 接触性隔离
C. 肠道隔离　D. 保护性隔离
E. 呼吸道隔离

100. 为患者换药后，污染敷料的正确处理是
A. 煮沸　B. 深埋
C. 消毒液浸泡　D. 焚烧
E. 环氧乙烷熏蒸

101. 护士给患者做完护理后，用过的隔离衣的清洁面为
A. 隔离衣的内面
B. 隔离衣的外面
C. 隔离衣的袖子
D. 隔离衣的胸口以上部位
E. 隔离衣的肩部

（102～105 题共用题干）

患者男，38 岁。因脑外伤急诊入院。现处于昏迷状态，护士为其进行肠内营养。

102. 插管的深度应为45～55cm，如图 1-1-6 所示，在鼻饲前需测量胃管长度，测量的终点应是图中的

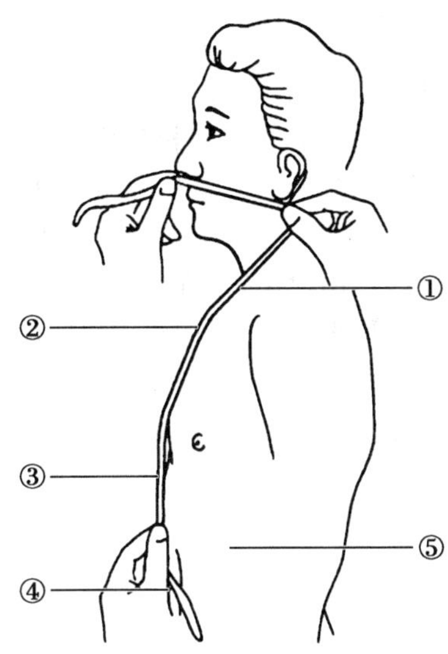

图 1-1-6　胃管的测量

A. ①　B. ②　C. ③
D. ④　E. ⑤

103. 为该患者插鼻饲管至 15cm 时，护士托起其头部，操作如图 1-1-7。护士所做动作的目的是
A. 防止患者呕吐
B. 增大咽喉通道的弧度
C. 使患者更舒适
D. 增大鼻咽通道的弧度
E. 使患者更安全

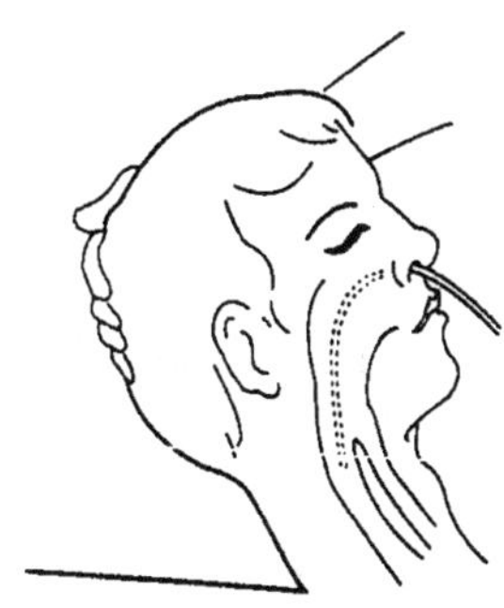

图 1-1-7　鼻饲管插管操作

104. 如给该患者进行鼻饲，鼻饲液的温度为
A. 37～38℃　B. 38～40℃
C. 39～41℃　D. 40～42℃
E. 42～45℃

105. 鼻饲流质每次注入量**不超过**
A. 200ml　B. 300ml　C. 400ml
D. 500ml　E. 600ml

（106～108 题共用题干）

患者女，67 岁。因车祸致腰椎损伤入院。护理体检：神志清楚，合作。L_3 以下平面无感觉，下肢无自主运动，出现尿失禁。患者情绪沮丧，时常哭泣。

106. 针对患者的情况，采取的护理措施中**错误**的是
A. 向患者说明腰椎损伤的手术治疗效果
B. 建议患者家属多来看望，给予鼓励和支持
C. 使用气垫床褥防止压疮
D. 按摩下肢肌肉，防止肌肉萎缩
E. 限制患者饮水，每日不超过 1 000ml

107. 为维持会阴部清洁，决定给患者实施留置导尿术。以下操作正确的是
A. 对会阴部初次消毒应按照由上至下、由内向外的原则
B. 导尿管误插入阴道后，应拔出消毒后重插
C. 使用双腔气囊导尿管应见尿后再插入 7～10cm
D. 向气囊内注入 5ml 空气固定导尿管
E. 用力牵拉导尿管无滑出，连接集尿袋

108. 留置导尿后，为防止泌尿道感染，护士应采取的措施是
A. 集尿袋内尿液满后更换
B. 每月更换导尿管 1 次
C. 每天采集尿标本查尿常规
D. 向患者及其家属说明留置导尿的护理方法
E. 定期夹闭导尿管

（109～111 题共用题干）

患者男，40 岁。因驾车发生交通事故而入院。体检：昏迷，瞳孔大小不等，血压 60/40mmHg，脉搏 130 次/min，呼吸 30 次/min，且费力、不规则，需做进一步诊断。

109. 为防止脑水肿，可输注 20% 甘露醇，其作用机制是
A. 扩张血管　B. 扩血容量
C. 补充热量　D. 利尿性脱水
E. 收缩毛孔

110. 患者需要 24 小时输液维持，若下午 3 时换上 500ml 药液，每分钟滴速 50 滴，滴系数 15，预计完成时间是
A. 下午 4 时　B. 下午 4 时 30 分
C. 下午 5 时　D. 下午 5 时 30 分
E. 下午 6 时

111. 患者在输液过程中出现液体不滴，局部无隆起，无疼痛，挤压无回血，可能发生了

A. 针头滑出血管外
B. 针头斜面紧贴血管壁
C. 针头堵塞
D. 压力过高
E. 静脉痉挛

（112~114 题共用题干）

患儿，女，7 岁。10 天前发热、咽痛，近 2 天水肿、尿少，尿色较深。体检：神志清醒，四肢轻度水肿，压之凹陷不明显，心、肺、腹无异常。门诊拟诊急性肾小球肾炎。

112. 该患儿应首先做下列辅助检查中的
A. 血浆蛋白测定　B. 尿常规
C. 胸部 X 线透视　D. 心电图
E. 咽拭子细菌培养

113. 若尿常规为典型急性肾小球肾炎改变，下列选项**错误**的是
A. 尿液外观为血性
B. 镜检红细胞增多
C. 可见颗粒及红细胞管型
D. 尿蛋白(+)~(+++)
E. 尿白细胞>5 个/HP

114. 对该患儿进一步检查，下列检查一般**不必要**的是
A. 抗链球菌溶血素“O”
B. 总补体和补体 C3
C. 血糖
D. 血肌酐、尿素氮
E. 血常规和红细胞沉降率

（115~116 题共用题干）

患者男，58 岁。确诊慢性肾衰竭。近一个月来心悸气短、头晕乏力明显加重，恶心、呕吐，尿量 120ml/24h，患者血肌酐 786μmol/L，血清尿素氮 21.8mmol/L，内生肌酐清除率 8ml/min。

115. 该患者的饮食护理正确的是
A. 优质低蛋白饮食　B. 少摄入动物蛋白
C. 严格限制钠盐　D. 低热量饮食
E. 低钙饮食

116. 该患者的治疗方法首选
A. 利尿　B. 血液透析
C. 治疗原发病　D. 胃肠吸附疗法
E. 必需氨基酸疗法

（117~118 题共用题干）

患者男，30 岁。在生产有机磷农药工作中出现恶心、呕吐、多汗、流涎、瞳孔缩小、呼吸困难、大汗、肺水肿、惊厥等症状。全血胆碱酯酶活力降至 30%以下，在治疗时使用阿托品静脉给药。

117. 以下选项**不属于**阿托品中毒表现的是
A. 瞳孔扩大　B. 瞳孔缩小
C. 烦躁不安　D. 意识模糊
E. 谵妄

118. 当出现阿托品中毒时可选用的拮抗药是
A. 氯解磷定　B. 碘解磷定
C. 双复磷　D. 碳酸氢钠
E. 毛果芸香碱

（119~120 题共用题干）

患者男，52 岁。在食管癌普查中，疑似他患有食管癌。

119. 食管癌的早期症状是
A. 进行性吞咽困难
B. 声音嘶哑
C. 呕吐泡沫样黏液
D. 持续性胸背痛
E. 食管内异物感或胸骨后刺痛

120. 对于普查中可疑的患者，首选的检查方法是
A. X 线钡餐造影
B. 纤维光束食管镜
C. B 超
D. 胸部平片
E. 带网气囊食管脱落细胞检查

实践能力

一、以下每一道题下面有 A、B、C、D、E 五个备选答案。请从中选择一个最佳答案。

1. 患者空腹痛常见于
A. 胃食管反流病　B. 胃溃疡
C. 十二指肠溃疡　D. 胰腺炎
E. 胆囊炎

2. 患者男，35 岁。因反复上腹痛 1 年伴加重 3 天入院。护士夜间巡视时，患者诉上腹痛加剧，大汗淋漓。此时护士应采取的最有意义的措施是
A. 检查腹肌紧张度，确定是否有压痛及反跳痛

B. 遵医嘱使用镇痛药
C. 取半坐位
D. 针灸或热敷
E. 多饮水

3. 某6月龄婴儿，父母带其到儿童保健门诊进行预防接种，此时应给该小儿注射的疫苗是
A. 百白破疫苗　B. 乙肝疫苗
C. 卡介苗　D. 麻疹疫苗
E. 脊髓灰质炎疫苗

4. 关于肝性脑病患者的治疗措施，叙述**错误**的是
A. 伴代谢性碱中毒者，宜用精氨酸
B. 可口服抗菌药以减少肠道产氨
C. 积极去除各类诱发因素
D. 烦躁者可使用镇静药
E. 可服用轻泻药清除肠内积食

5. 患儿，男，4岁。出水痘后其母亲非常担心患儿病情和预后。护士对家长的健康指导**不正确**的是
A. 康复后不用接种水痘疫苗
B. 高热时用阿司匹林降温
C. 3周内不能上学
D. 室内适当通风
E. 不能和其他孩子玩耍

6. 肾结核的原发病灶大多在
A. 肺　B. 骨　C. 肠　D. 肝　E. 脑

7. 图1-2-1所示，掌中间隙感染发生部位是

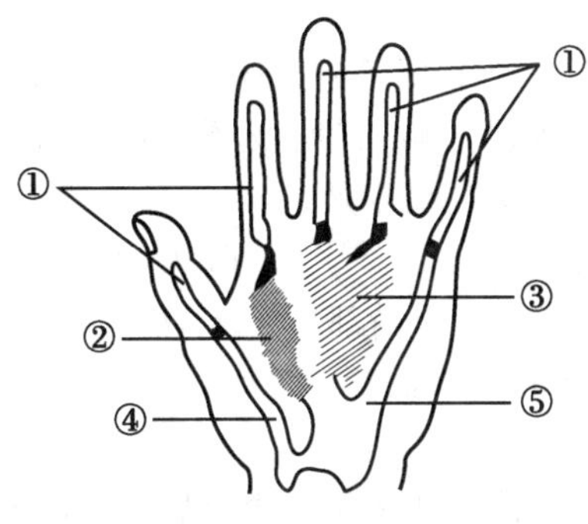

图1-2-1　掌深间隙

A. ①　B. ④　C. ②　D. ③　E. ⑤

8. 腹部损伤时，若X线片显示膈下有游离气体，提示损伤的脏器可能是
A. 胃肠　B. 胰腺　C. 肾
D. 胆管　E. 肝

9. 患者男，18岁。因车祸外伤收入院行手术治疗。7日晚6:00至8日晚6:00护士记录患者尿袋中尿量如下：
7日　18:00　170ml，21:00　210ml
8日　8:00　380ml，护士清空尿袋
　　12:00　70ml，18:00　150ml
经询问确认家属未自行清空尿袋后，护士应判断患者为
A. 无尿　B. 少尿　C. 尿量正常
D. 多尿　E. 尿崩

10. 单纯羊乳喂养儿易患
A. 缺铁性贫血
B. 溶血性贫血
C. 珠蛋白生成障碍性贫血
D. 再生障碍性贫血
E. 巨幼细胞贫血

11. 患儿，男，出生后10天。因口腔黏膜有异常来院就诊。查体可见口腔黏膜有白色乳凝块样小点，汇聚成小片，家长称不易拭去。目前患儿饮食正常，无全身症状。为该患儿进行口腔黏膜局部治疗应选用的是
A. 2%利多卡因
B. 3%过氧化氢溶液
C. 2.5%金霉素鱼肝油
D. 2%碳酸氢钠溶液
E. 10万U/ml制霉菌素鱼肝油混悬溶液

12. 宜采用放射治疗的甲状腺癌是
A. 滤泡状腺癌　B. 髓样癌
C. 未分化癌　D. 甲状腺瘤恶变
E. 乳头状腺癌

13. 在护理阿尔茨海默病患者时，**错误**的做法是
A. 促进患者多料理自己的生活，积极维持自理能力
B. 反复强化训练患者用脑，维持大脑活力
C. 多帮助患者回忆往事，锻炼记忆力
D. 患者回忆出现错误并坚持己见时，要坚持说服其接受正确观点
E. 保证夜间休息，保证充足的睡眠

14. 消化道疾病手术后，提示患者肠蠕动恢复的有效指征是
A. 腹胀减轻　B. 肛门排气
C. 患者有饥饿感　D. 患者有便意
E. 胃管的引流量较前减少

15. 骨折与脱位都会出现的临床表现是
A. 弹性固定　B. 畸形
C. 骨擦音　D. 异常活动
E. 关节部位空虚

16. 泌尿系肿瘤患者的血尿特点是
A. 终末血尿
B. 镜下血尿
C. 全程肉眼血尿,终末加重
D. 全血尿伴有血块
E. 无痛性间歇性全程肉眼血尿

17. 引起弥散性血管内凝血(DIC)最常见的原因是
A. 休克　B. 恶性肿瘤
C. 严重创伤　D. 感染
E. 中毒

18. 对于动脉硬化性脑梗死,护理**错误**的是
A. 保持安静,避免搬动
B. 头部冰袋冷敷
C. 不能进食者尽早鼻饲
D. 定时测血压
E. 发病2周后可做肢体功能锻炼

19. 患者男,65岁。肺源性心脏病并发Ⅱ型呼吸衰竭,遵医嘱给予吸氧。该患者为快速缓解症状,自行调大氧流量,30分钟后大量出汗,烦躁不安,肌肉震颤,间歇抽搐。考虑该患者最可能并发了
A. 氧中毒　B. 低镁血症
C. 低钙血症　D. 肺性脑病
E. 低钾血症

20. 关于贫血对孕妇、胎儿的影响,**不正确**的陈述是
A. 妊娠可使原有的贫血更严重
B. 孕妇贫血可致胎儿窘迫
C. 孕妇贫血致胎儿生长受限
D. 孕妇贫血,胎儿缺铁程度更严重
E. 孕妇贫血致早产发生率增加

21. 林女士,足月自然产后4天,出现下腹痛,体温正常,恶露多,有臭味,子宫底脐上1指,子宫体软。其所患疾病应考虑为
A. 子宫感染　B. 盆腔结缔组织炎
C. 外阴炎　D. 急性输卵管炎
E. 腹膜炎

22. 患者男,58岁。患高血压5年。夜间突然惊醒,被迫坐起,烦躁不安,咳嗽、气急,咳粉红色泡沫样痰。若采取以下护理措施,**不妥**的是
A. 取坐位双腿下垂
B. 乙醇湿化面罩加压给氧
C. 肌内注射吗啡2mg
D. 硝酸甘油片0.3mg舌下含服
E. 静脉注射呋塞米(速尿)20mg

23. 患者女,45岁。消化性溃疡。近来感上腹部饱胀,疼痛于餐后加重,且反复大量呕吐。该患者可能出现了
A. 出血　B. 穿孔
C. 癌变　D. 幽门梗阻
E. 营养不良

24. 患儿,男,3岁。自出生后8个月起出现发绀并逐渐加重,生长发育明显落后于同龄儿,杵状指(趾),喜蹲踞。该患儿最易出现下列并发症中的
A. 呼吸道感染　B. 病毒性心肌炎
C. 脑栓塞、脑脓肿　D. 心力衰竭
E. 贫血

25. 患者男,62岁。体胖,血脂异常,TC 6.29mmol/L、TG 2.37mmol/L、HDL-C 1.65mmol/L。测血压为160/95mmHg。服用他汀类药物治疗。护士指导患者可在任何时间服用的他汀类药是
A. 阿托伐他汀　B. 普伐他汀
C. 辛伐他汀　D. 氟伐他汀
E. 洛伐他汀

26. 9岁男孩,因误吸笔帽急诊入院。术前患儿活动时突然剧烈咳嗽,口唇及颜面发绀明显。护士应立即采取的措施是
A. 通知医生　B. 吸氧
C. 用力叩击患儿背部　D. 将患儿扶回病床
E. 进行心电监测

27. 某急性心肌梗死患者2小时后心电图随访显示Ⅱ、Ⅲ、aVF导联出现病理性Q波,提示心肌梗死的部位可能是
A. 下壁　B. 前壁　C. 后壁
D. 前间壁　E. 高侧壁

28. 患者男,56岁。患左下肢静脉曲张20年,行大隐静脉高位结扎。术后3小时因站立排尿,小腿

处伤口突然出血不止。紧急处理应

A. 指压止血　B. 用止血带绑扎
C. 站立位包扎　D. 抬高患肢,加压包扎
E. 钳夹结扎

29. 患者男,56 岁。冠心病、心绞痛 5 年。3 小时前发生心前区剧烈疼痛,服用硝酸甘油 3 片未缓解,急诊入院。心电图检查发现 ST 段弓背向上抬,随后相应导联出现病理性 Q 波。血压 85/55mmHg;心率 108 次/min,心律整齐。入监护室观察治疗,经用药后疼痛缓解。2 小时后心电监测示血压 70/50mmHg,心率 118 次/min,患者烦躁不安,皮肤湿冷。此时最可能发生了

A. 脑出血　B. 室壁瘤破裂
C. 心源性休克　D. 心律失常
E. 心力衰竭

30. 患者男,44 岁。慢性胃炎病史 4 年。因食欲缺乏、餐后明显腹胀,予以西沙必利口服。为确保疗效,最佳服药时间为

A. 餐前 2 小时　B. 餐前 1 小时
C. 餐后即刻　D. 餐后 2 小时
E. 餐后 1 小时

31. 患儿,女,1 岁。呕吐、腹泻水样便 5 天,近 1 天来尿量减少,精神不振,皮肤弹性差,前囟和眼窝明显凹陷,血清钠 125mmol/L。该患儿缺水的程度和性质是

A. 中度等渗性缺水　B. 轻度等渗性缺水
C. 中度低渗性缺水　D. 重度高渗性缺水
E. 轻度低渗性缺水

32. 患儿,男,1 岁。因腹泻引起脱水需静脉补液。250ml 葡萄糖溶液中加入 10% 氯化钾溶液,最多**不超过**的量是

A. 8ml　B. 7.5ml　C. 7ml
D. 6.5ml　E. 6ml

33. 患者男,79 岁。近 1 周来未曾排便,感腹胀,轻度腹痛,自用开塞露无效,来院就诊。以往有便秘史约 25 年。查体见腹部膨隆,有肠型和蠕动波,全腹无明显压痛,左下腹可扪及条块状物,质硬,可推动,无移动性浊音,肠鸣音亢进。最可能的诊断是

A. 乙状结肠扭转　B. 肠蛔虫堵塞
C. 肠粪块堵塞　D. 乙状结肠癌
E. 肠套叠

34. 患儿,男,5 个月。啼哭时出现腹部肿块。护士向其家长解释小儿脐疝时,正确的描述是

A. 不能自行闭锁
B. 容易嵌顿和绞窄
C. 多为难复性疝
D. 属于后天性疾病
E. 2 岁前可采取非手术治疗

35. 患者男,48 岁。因右上腹阵发性疼痛 2 天入院。医生在检查时发现墨菲征阳性,提示该患者可能患有

A. 急性胰腺炎
B. 急性胆囊炎
C. 胆总管结石
D. 胃、十二指肠溃疡穿孔
E. 肝、脾破裂

36. 患者女,25 岁。哮喘性发作,患者呼吸急促,哮鸣音响亮而弥漫,心率加快,使用支气管舒张药后 SaO_2 为 93%~95%。判断该患者的哮喘程度为

A. 轻度哮喘　B. 中度哮喘
C. 重度哮喘　D. 极重度哮喘
E. 特重度哮喘

37. 患者女,50 岁。右上腹绞痛 3 小时,诊断为胆囊结石。为控制胆绞痛,最有效的止痛法是肌内注射

A. 阿尼利定(安痛定)　B. 苯巴比妥钠
C. 吗啡及阿托品　D. 阿托品及哌替啶
E. 地西泮

38. 护士查房时观察到一位急性胰腺炎患者偶有阵发性肌肉抽搐,最可能的原因是

A. 营养失调导致
B. 疼痛反应
C. 低钙反应
D. 精神高度紧张
E. 使用哌替啶后的正常反应

39. 患儿,8 个月。因肺炎入院,突然烦躁不安,发绀且进行性加重。体检:呼吸 60 次/min,脉搏 170 次/min,心音低钝,两肺布满细湿啰音。诊断为肺炎合并心力衰竭。该患儿首先采取的护理措施是

A. 超声雾化吸入　B. 限制钠、水入量
C. 设法让患儿安静　D. 患儿取右侧卧位
E. 清理患儿呼吸道

40. 患儿,男,1岁。因"发热、咳嗽、气促"就诊。查体:肺部闻及啰音。X线见两肺斑片状阴影。以肺炎收入院。为评估患儿肺部的啰音变化,重点听诊部位是
A. 两侧乳头附近　B. 背部下方脊柱两旁
C. 锁骨上下窝　D. 两侧腋窝下
E. 背部肩胛区

41. 患者男,60岁。支气管扩张病史20年。近日突然咯血,总量600ml左右,表现极度紧张。此时患者容易合并的危险并发症是
A. 休克　B. 窒息
C. 感染　D. 吸入性肺炎
E. 晕厥

42. 患者女,24岁。近1周间断痰中带血,入院治疗。5分钟前患者突然开始咯血,护士立即采取的抢救措施中**不正确**的是
A. 轻拍背部
B. 取半卧位
C. 保持呼吸道通畅
D. 必要时可使用呼吸兴奋剂
E. 可使用较粗鼻导管进行机械吸引

43. 患者男,56岁。诊断为慢性肺源性心脏病。血气分析结果示:PaO_2 53mmHg, $PaCO_2$ 61mmHg。其氧疗要求是
A. 持续低流量给氧　B. 低流量间断给氧
C. 高浓度间断给氧　D. FiO_2>50%
E. 高浓度持续给氧

44. 患者女,20岁。胸外伤导致血气胸,行胸腔闭式引流术。目前患者需做X线检查。下列护理措施中**不当**的是
A. 用平车推送患者
B. 用1把止血钳夹闭引流管
C. 妥善放置引流瓶,勿倒置或高于引流口
D. 车上备氧气枕、吸氧
E. 运送途中加强病情观察

45. 患者男,35岁。15分钟前因汽车撞伤造成肋骨骨折入院,肋骨断端向内移位。该患者最**不可能**发生的是
A. 气胸　B. 咯血
C. 皮下气肿　D. 胸腔积液
E. 血痰

46. 患者男,72岁。慢性阻塞性肺气肿合并呼吸衰竭入院。查体:浅昏迷,口唇、指甲发绀,呼吸浅快,可闻及痰鸣音。护士应采取的排痰措施是
A. 指导有效咳嗽　B. 胸部叩击
C. 体位引流　D. 机械吸痰
E. 雾化吸入

47. 高位肠梗阻易发生的酸碱失衡是
A. 代谢性酸中毒
B. 呼吸性酸中毒
C. 代谢性酸中毒合并呼吸性碱中毒
D. 呼吸性碱中毒
E. 代谢性碱中毒

48. 患者男,52岁。肝硬化病史10年。因肝性脑病入院治疗。实验室检查:血钾2.8mmol/L,血钠135mmol/L,血氯110mmol/L,血氨230μmmol/L,pH 7.36。首选的治疗药物是
A. 谷氨酸钠　B. 精氨酸
C. 支链氨基酸　D. 氟马西尼
E. 谷氨酸钾

49. 患者男,25岁。既往健康,体检时发现抗HBs(+),反复查HBV,其他血清标志物均为阴性。该患者
A. 对乙型肝炎病毒有免疫力
B. 属于乙型肝炎活动期
C. 属于乙型肝炎病毒携带者
D. 属于乙型肝炎恢复期
E. 属于乙型肝炎传染期

50. 患者女,26岁。半年前开始出现反复发作的腹泻、腹痛、排黏液脓便,疑诊溃疡性结肠炎,拟行肠镜检查。门诊护士告知患者在行肠镜检查前的注意事项,正确的是
A. 前4小时可进食
B. 前3天停服阿司匹林类药物
C. 前2天停服铁剂
D. 前2天清洁灌肠
E. 前1天晚餐后禁食

51. 患儿,男,5岁。高热3小时,反复抽搐,意识不清。急查白细胞$15×10^9$/L;肛拭子取粪便检查:脓细胞7个/HP,红细胞15个/HP。该患儿最可能的诊断是
A. 流行性乙型脑炎　B. 热性惊厥

C. 流行性脑脊髓膜炎　　D. 中毒性细菌性痢疾
E. 败血症

52. 患者女，39 岁。患有胃、十二指肠溃疡，餐后 3 小时突然感觉上腹部刀割样剧痛，持续并伴恶心入急诊。急诊护士查体：腹式呼吸消失，移动性浊音阳性，全腹压痛、反跳痛、肌紧张，上腹为甚。考虑为胃、十二指肠溃疡急性穿孔。急诊行胃大部切除术，图 1-2-2 为手术的方式。针对此手术描述正确的是

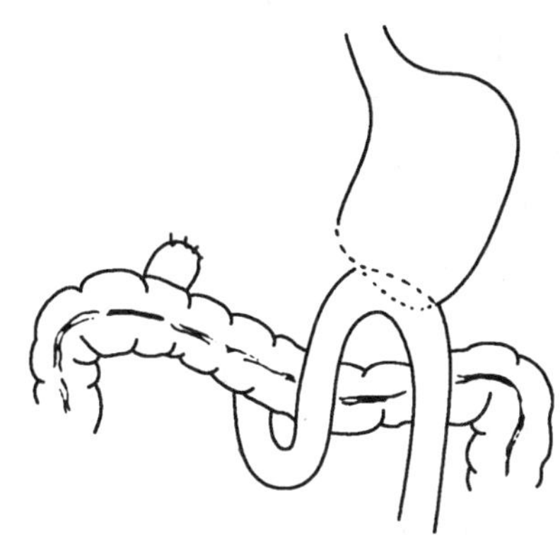

图 1-2-2　胃大部切除术

A. 此手术可以减轻吻合口的张力
B. 此种手术并发症少
C. 此手术优点是不改变其正常的解剖位置
D. 此手术方式为毕Ⅰ式胃大部切除术
E. 此手术是胃直接和盲肠连接

53. 患者女，31 岁。3 天前其上嘴唇出现肿胀，后局部出现多个脓头，诊断为唇痈。下列治疗方法**不恰当**的是
A. 让患者充分休息　　B. 饮食以流质为主
C. 全身使用抗生素　　D. 局部药物外敷
E. 早期切开减压

54. 孕妇，25 岁。月经 6~7 天/40~44 天，末次月经 2010 年 10 月 9 日。超声检查，胎儿较孕龄小 2 周左右，护士推算其预产期为
A. 2011 年 6 月 12 日
B. 2011 年 7 月 16 日
C. 2011 年 7 月 20 日
D. 2011 年 7 月 26 日至 2011 年 7 月 30 日
E. 2011 年 7 月 6 日至 2011 年 7 月 10 日

55. 足月新生儿，女。出生后 5 天，阴道流出少量血性液体，无其他出血倾向，反应好，吸吮有力，大小便正常。正确的护理措施是
A. 无须处理
B. 换血治疗
C. 局部包扎止血
D. 静脉输注卡巴克洛
E. 持续肌内注射维生素 K_1

56. 出生后 1 天早产儿，出现发绀、哭声异常、颤抖，测血糖为 2.0mmol/L。以下处理措施中**不妥**的是
A. 立即静脉输注葡萄糖
B. 密切监测血糖值
C. 根据血糖值调节输糖速度
D. 血糖稳定后应立即停用
E. 持续低血糖者根据病情加用氢化可的松

57. 患儿，7 岁。因水肿、少尿 3 天，以急性肾小球肾炎入院，入院当晚尿量明显减少，血压急剧升高，同时出现剧烈头痛、呕吐、视物模糊、惊厥。应首先考虑出现下列并发症中的
A. 严重的循环充血　　B. 急性肾衰竭
C. 中毒性脑病　　D. 高血压脑病
E. 化脓性脑膜炎

58. 患者男，35 岁。全身重度水肿，24 小时尿蛋白 4.0g，血清蛋白 30g/L，确诊为肾病综合征。应首选的治疗措施是
A. 输清蛋白　　B. 输新鲜血浆
C. 应用利尿药　　D. 应用糖皮质激素
E. 应用免疫抑制剂

59. 患者男，56 岁。慢性肾衰竭病史 4 年，2 个月前出现进餐时上腹饱胀，恶心、呕吐，近 3 天加重入院治疗。查体：尿量减少。内生肌酐清除率 20ml/min。下列饮食方案中**错误**的是
A. 高热量饮食　　B. 低钾饮食
C. 低蛋白饮食　　D. 高磷饮食
E. 高维生素饮食

60. 患者女，26 岁。因产后大出血而致急性肾衰竭，测得前 1 天尿量为 200ml，呕吐物 250ml。估计今天补液量为
A. 2 500ml　　B. 2 000ml　　C. 1 000ml
D. 800ml　　E. 500ml

61. 男性患者若发生骑跨伤时，最常见的损伤部位为图 1-2-3 中的

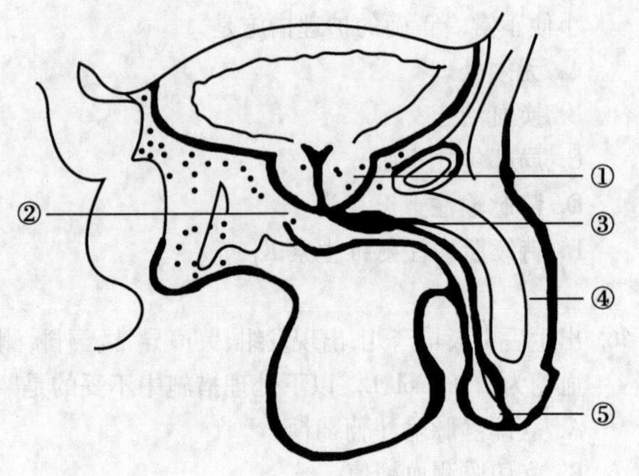

图 1-2-3 男性尿道结构图

A. ② B. ⑤ C. ① D. ④ E. ③

62. 患者女，26 岁。初次分娩。作为护士，需要对她进行健康教育。**错误**的观念是
A. 应尽早让婴儿吸吮乳头
B. 哺乳前后要清洁乳头
C. 哺乳后用乳汁涂抹乳头、乳晕可防止乳头皲裂
D. 不要让婴儿含乳头入睡
E. 为防止回奶，不要吸净乳汁

63. 患者女，29 岁。近 3 年来出现情绪低落，食欲、性欲减退，觉得自己患了不治之症，给家人带来许多麻烦，生不如死。近两周症状加重，诊断为抑郁症。对该患者进行健康评估的重点是
A. 抑郁心境评估 B. 认知行为评估
C. 自杀行为评估 D. 意志活动评估
E. 睡眠质量评估

64. 患者男，54 岁。外伤性肠穿孔修补术后 2 天，肠蠕动未恢复，腹胀明显。其护理措施最重要的是
A. 半卧位 B. 禁食、输液
C. 胃肠减压 D. 肛管排气
E. 针刺穴位

65. 患者男，55 岁。因煤气中毒入院，深昏迷，抽搐、呼吸困难，血 COHb 52%。该病情的中毒程度是
A. 重度中毒 B. 中度中毒 C. 轻度中毒
D. 慢性中毒 E. 迟发性脑病

66. 患者女，16 岁。跌倒致右肱骨髁上骨折，能确认骨折的特征性表现是
A. 疼痛剧烈 B. 异常活动
C. 肿胀、瘀斑明显 D. 功能障碍
E. 压痛明显

67. 患者男，38 岁。跌倒时左手掌撑地，当时左腕剧痛，渐肿胀，活动障碍，局部呈“餐叉”畸形。该患者可能发生了
A. 桡骨远端屈曲型骨折
B. 桡骨远端伸直型骨折
C. 掌骨骨折
D. 腕骨骨折
E. 腕关节扭伤

68. 患者男，35 岁。从高处坠地，两耳有淡红色血水不断流出，头痛。护理措施中**错误**的是
A. 头部抬高 30°
B. 遵医嘱使用抗生素
C. 保持口腔清洁
D. 禁用鼻饲
E. 用无菌生理盐水冲洗双耳

69. 狂犬病毒主要存在于病畜的
A. 肝脏中 B. 脑组织及脊髓中
C. 肾脏及肝脏中 D. 肺脏及肾脏中
E. 肺脏及肝脏中

70. 患者女，28 岁。因系统性红斑狼疮（SLE）入院治疗。这时检验最有特异性的标志物是
A. 抗 SM 抗体 B. 抗双链 DNA 抗体
C. 抗核抗体 D. 狼疮细胞
E. 补体

71. 患者男，56 岁。诊断为“食管癌”，行经胸食管癌切除术，术后第 7 日出现呼吸困难、高热、寒战等表现。患者术后的表现，应高度怀疑其出现了
A. 肺炎、肺不张 B. 吻合口瘘
C. 吻合口狭窄 D. 乳糜胸
E. 出血

72. 患者男，50 岁。上腹胀痛半个月，嗳气并伴酸臭味，呕吐宿食，腹部可见胃型并可触及质硬包块。应高度怀疑是
A. 肝癌 B. 胃癌 C. 食管癌
D. 胰头癌 E. 胆囊癌

73. 患者女，41 岁。原发性肝癌晚期，无明显诱因突发右上腹剧痛，面色苍白，大汗。查体：腹膜刺激征阳性。考虑为
A. 胃溃疡穿孔 B. 十二指肠穿孔
C. 肝癌破裂 D. 胆绞痛
E. 肾绞痛

74. 患者男,46岁。因上腹部隐痛不适、黄疸2个月余入院。查体:肝大,可触及肿大的胆囊。B超检查提示胆总管增粗,胰头部有一个2cm×2.5cm的肿块,拟诊为胰头癌。准备手术治疗,该患者最好采用
A. 胰头切除术
B. 全胰腺切除术
C. 胆总管空肠吻合术
D. 胰十二指肠切除术
E. 胆总管切开,T型管引流术

75. 患者女,40岁。6个月前无明显诱因出现粪便表面有时带血及黏液,伴大便次数增多,每日3~4次,时有排便不尽感,但无腹痛。曾于当地医院按"慢性细菌性痢疾"治疗无效。发病以来体重下降3kg。该患者应疑为
A. 左半结肠癌　B. 直肠癌
C. 结肠炎　D. 慢性痢疾
E. 直肠息肉

76. 患者女,23岁。1周前无意中发现左乳有一无痛性肿块。查体发现肿块位于左乳内上象限,光滑,活动度大,质韧,双侧腋窝未扪及肿大淋巴结。该患者应采取的治疗措施是
A. 长期口服三苯氧胺
B. 局部热敷
C. 肿块切除,送术中病理检查
D. 乳腺腺叶切除
E. 乳房切除

77. 患者男,55岁。20年前曾患肺结核,近2个月来出现刺激性咳嗽,痰中带血丝,伴左胸痛、发热。X线片示右上肺有4cm×3cm大小的阴影,边缘模糊,周围毛刺。痰液找癌细胞3次均为阴性。应考虑的诊断为
A. 肺结核　B. 肺囊肿
C. 非良性肿瘤　D. 肺脓肿
E. 肺癌

78. 患儿,男,9个月。因长期腹泻导致缺铁性贫血,今日开始用硫酸亚铁治疗。在3~5天后判断治疗效果,最合适的指标是
A. 红细胞计数　B. 血红蛋白
C. 网织红细胞　D. 血清铁蛋白
E. 红细胞游离原卟啉

79. 患者男,48岁。非重型再生障碍性贫血患者,受凉后出现高热。为其降温的最佳措施为
A. 头部及大血管处放置冰袋
B. 口服解热药
C. 乙醇擦浴
D. 温水擦浴
E. 冬眠

80. 患者男,68岁。2型糖尿病患者。3日前出现咳嗽、发热,诊断为支气管炎。1日前出现神志不清。化验示血糖33.3mmol/L,血钠150mmol/L,血尿素氮14.28mmol/L。首先应考虑的诊断是
A. 酮症酸中毒
B. 高渗性非酮症糖尿病昏迷
C. 低血糖
D. 乳酸性酸中毒
E. 水中毒

81. 患者女,23岁。发热,并出现特征性皮肤损害,如图1-2-4(见文末彩图)所示,治疗本病的首选药是

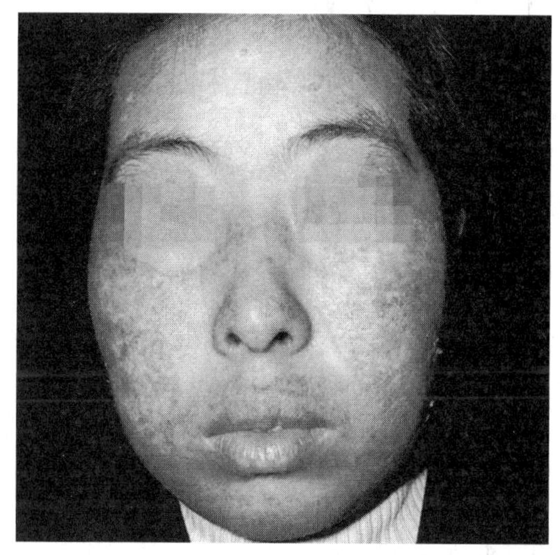

图1-2-4　特征性皮肤损害

A. 环磷酰胺　B. 布洛芬
C. 阿司匹林　D. 吲哚美辛
E. 糖皮质激素

82. 患者男,46岁。急诊入院,入院时护士观察患者出现如图1-2-5(见文末彩图)所示的瞳孔,提示患者可能出现了

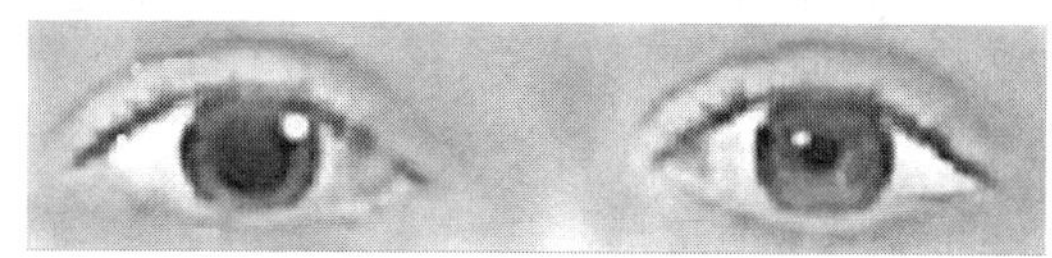

图1-2-5　瞳孔的变化

A. 有机磷农药中毒　　B. 氯丙嗪中毒
C. 小脑幕裂孔疝　　D. 吗啡中毒
E. 阿托品中毒

83. 患者男，38 岁。头部受伤后意识不清约 20 分钟，头痛、恶心、呕吐，追问受伤经过不能回忆。查体无异常，应考虑为
A. 颅骨骨折　　B. 颅内血肿
C. 硬膜外血肿　　D. 脑震荡
E. 脑挫裂伤

84. 患者，一侧上下肢瘫痪 4 小时，经一般处理后晨间做脑 CT 检查时发现症状、体征全部消失。可能的诊断为
A. 短暂性脑缺血发作　　B. 脑出血
C. 脑栓塞　　D. 脑血栓形成
E. 蛛网膜下腔出血

85. 患者女，58 岁。癫痫强直阵挛发作，为防止窒息采取的护理措施为
A. 就地平卧，头偏向一侧
B. 移走患者身边危险物品
C. 迅速喂药以终止发作
D. 立即吸氧
E. 上、下磨牙间垫软布

86. 患儿，男，6 个月。因发热 3 天，反复惊厥 3 次入院，过去无惊厥史。入院查体：体温 38.7℃，嗜睡，醒后烦躁易激惹，心率 120 次/min，心肺检查无异常，腹软，前囟较饱满。为明确诊断，最重要的检查是
A. 腰椎穿刺　　B. 血培养
C. 脑电图　　D. 头颅 B 超
E. 头颅 CT 扫描

87. 患者女，34 岁。妊娠 30 周，休息时有胸闷、气急等症状。查体：脉搏 120 次/min，心界向左侧扩大，心尖区有 2 级收缩期杂音，性质粗糙，肺底有湿啰音。关于该病对妊娠、分娩影响的叙述中，**不正确**的是
A. 因心功能不良可致胎儿窘迫
B. 分娩中第二产程心脏的负担最重
C. 因心功能不良需增加休息时间
D. 因心功能不良可致早产
E. 产后 2~3 天心脏负担减轻最快

88. 患儿，6 个月。人工喂养。因腹泻、呕吐 6 天，伴口渴、尿少半天，门诊以婴儿腹泻伴脱水收入院。脱水征明显，精神萎靡，呼吸深快，口唇樱红。该患儿此时最应做下列辅助检查中的
A. 血常规　　B. 尿常规
C. 血生化　　D. 粪便常规
E. 粪便细菌培养

89. 患者女，27 岁，已婚。平素月经周期规律。现停经 45 天，阴道少量出血伴左下腹部隐痛 1 天来诊。B 超提示左侧宫旁见低回声区并探及胚芽，诊断为“左侧输卵管妊娠”，采用甲氨蝶呤治疗。患者在治疗期间提示病情发展的指征是
A. 脱发　　B. 腹泻
C. 食欲减退　　D. 腹痛加剧
E. 药物性皮炎

90. 孕妇，32 岁。妊娠 34 周，主诉头晕眼花，测血压 172/116mmHg，诊断为“重度妊娠高血压综合征——先兆子痫”。其最基本的病理、生理改变是
A. 血容量增加　　B. 全身小动脉痉挛
C. 抗利尿激素增加　　D. 肾小球滤过率降低
E. 心肌缺血、缺氧

二、以下提供若干个案例，每个案例下设若干个考题，请根据各考题题干所提供的信息，在每题下面 A、B、C、D、E 五个备选答案中选择一个最佳答案。

（91~92 题共用题干）

患者男，55 岁，支气管扩张症。今日劳作后出现恶心、胸闷，反复咯血，24 小时出血量约 800ml。

91. 该患者的咯血程度属于
A. 痰中带血丝　　B. 微少量咯血
C. 少量咯血　　D. 中等量咯血
E. 大量咯血

92. 目前患者饮食应选
A. 流质饮食　　B. 禁食
C. 半流质饮食　　D. 软质饮食
E. 普通饮食

（93~95 题共用题干）

患者男，49 岁。右上腹痛伴高热 1 周。体格检查：体温 40℃，急性病容，可疑黄疸，右上腹压痛伴轻度肝大。化验：血白细胞计数 18×10^9/L，中性粒细胞 0.95。B 超检查和放射性核素扫描发现肝有占位病变。

93. 首先考虑的诊断是

A. 原发性肝癌　　B. 胆道感染
C. 细菌性肝脓肿　　D. 阿米巴性肝脓肿
E. 急性肝炎

94. 若患者突然出现剧烈胸痛，寒战、高热，气管向左侧移位，右侧胸壁凹陷性水肿，胸闷、气急伴呼吸音减低。可能合并发生
A. 急性肝炎　　B. 急性胆囊炎
C. 急性胆管炎　　D. 膈下脓肿
E. 急性脓胸

95. 为预防脱水，一般应保证每天至少摄入的液体量是
A. 500ml　　B. 1 000ml　　C. 2 000ml
D. 3 000ml　　E. 4 000ml

（96~98 题共用题干）

患者男，50 岁。因肝硬化腹水入院治疗。放腹水后出现昏睡状态，但可唤醒。

96. 此患者处于肝性脑病的时期为
A. 前驱期　　B. 深昏迷期　　C. 浅昏迷期
D. 昏睡期　　E. 昏迷前期

97. 该患者的饮食应该是
A. 低蛋白　　B. 无蛋白高热量
C. 低脂肪低热量　　D. 高蛋白
E. 限制含钾食物

98. 该患者首要的护理诊断或合作性问题是
A. 疼痛　　B. 体温过高
C. 有体液不足的危险　　D. 恐惧
E. 潜在并发症：昏迷

（99~100 题共用题干）

患者男，40 岁。糖尿病病史 5 年，近来因血糖控制不住，自感心前区疼痛入院治疗，遵医嘱给予三餐前速效胰岛素、睡前长效胰岛素的“三短一长”治疗方案。某日夜间，患者突然感到心慌，出虚汗，全身无力，继而神志恍惚。

99. 值班护士首先判断患者可能发生了
A. 心绞痛　　B. 胰岛素过敏
C. 低血糖反应　　D. 心律失常
E. 高渗性昏迷前兆

100. 此时应首先采取的措施是
A. 端坐位吸氧
B. 找专人陪护患者
C. 测血压
D. 测血糖，确认是否发生了低血糖
E. 嘱咐患者立即进食甜食

（101~103 题共用题干）

患者女，26 岁。反复发作肾绞痛 3 年，X 线检查示右肾输尿管连接处有一 1.2cm×1.9cm 结石，右肾明显积水，功能受损。入院后行右肾切开取石、肾盂造瘘术。

101. 通常肾盂造瘘管留置的时间至少为
A. 24 小时　　B. 3 天　　C. 1 周
D. 2 周　　E. 1 个月

102. 以下有关肾盂造瘘管的护理，**不妥**的是
A. 若冲洗，每次 5ml 左右
B. 导管留置 1 周以上
C. 拔管前做肾盂造影
D. 拔管前 2~3 天应夹管观察
E. 拔管后向患侧卧位

103. 该患者术后卧床时间至少为
A. 24 小时　　B. 3 天　　C. 10 天
D. 2 周　　E. 1 个月

（104~105 题共用题干）

患者女，40 岁。发热、腰痛、尿频、尿急 3 天就医。尿常规白细胞增多，中性粒细胞 0.85，尿沉渣检查白细胞满视野/HP，诊断为急性肾盂肾炎。

104. 此患者最可能的致病菌是
A. 肺炎球菌　　B. 金黄色葡萄球菌
C. 支原体　　D. 大肠埃希菌
E. 链球菌

105. 预防此病的主要措施为
A. 保持会阴部清洁　　B. 增强营养
C. 预防性服用抗生素　　D. 经常冲洗膀胱
E. 增加营养

（106~107 题共用题干）

患者女，32 岁。主诉阴道分泌物增多 2 个月余，伴有外阴瘙痒、灼热感。妇科检查：外阴充血，见抓痕，阴道黏膜见散在的红色斑点，后穹隆见大量稀薄泡沫状分泌物，有臭味，子宫正常大小，双附件(-)。

106. 考虑首先做的实验室检查是
A. 盆腔 B 超
B. 宫颈刮片
C. 悬滴法找滴虫
D. 分泌物涂片做革兰氏染色检查
E. 分段诊断性刮宫

107. 向患者做健康教育时，尤其要让患者懂得，并最需要患者配合的是
A. 保持外阴清洁、干燥
B. 尽可能避免抓挠外阴部
C. 勤换内裤
D. 配偶同治且禁止性生活
E. 按医嘱正规治疗

（108~111题共用题干）

患儿，女，10个月，足月儿。反复腹泻1个月余，每天5~6次，时稀时稠。出生后混合喂养，未添加辅食。查体：神志清醒，表情呆滞，体重4.8kg；腹软，腹壁脂肪消失。

108. 应首先考虑该患儿为
   A. 轻度营养不良，慢性腹泻
   B. 中度营养不良，慢性腹泻
   C. 重度营养不良，迁延性腹泻
   D. 中度营养不良，迁延性腹泻
   E. 重度营养不良，慢性腹泻

109. 该患儿变化最为显著的血清学指标是
   A. 血清白蛋白浓度　B. 淋巴细胞计数
   C. 白细胞计数　D. 红细胞计数
   E. 血红蛋白浓度

110. 关于该患儿的补液原则，叙述正确的是
   A. 补液总量适当减少，滴速宜稍慢
   B. 补液总量适当减少，滴速宜稍快
   C. 补液总量适当减少，保持正常滴速
   D. 补液总量适当增加，滴速宜稍慢
   E. 补液总量适当增加，保持正常滴速

111. 患儿住院第2天晨起突然神志不清，面色苍白，脉搏细弱，呼吸表浅，出冷汗。首先应静脉注射的是
   A. 氨茶碱　B. 洛贝林　C. 地西泮
   D. 葡萄糖　E. 地高辛

（112~114题共用题干）

患者女，40岁。因"无明显诱因出现乏力伴胸闷、气急，活动后症状加重3周"就诊。实验室检查：血红蛋白77g/L，白细胞61.8×10^9/L，血小板183×10^9/L，异常细胞88%。为进一步诊治收入血液科病房。

112. 为明确诊断，需行骨髓穿刺术。护士向患者解释穿刺的注意事项时，**错误**的内容是
   A. 目的是帮助明确诊断
   B. 穿刺后可能会有酸胀的感觉
   C. 穿刺时需采取膝胸卧位
   D. 穿刺后2~3天不宜洗澡
   E. 可以正常活动，不影响生活规律

113. 患者被确诊为急性单核细胞白血病，即予DAH方案化疗（D-柔红霉素、A-阿糖胞苷、H-三尖杉酯碱）。应用化疗药物后，护士应重点观察的是
   A. 膀胱毒性表现　B. 骨髓抑制表现
   C. 注射部位局部表现　D. 心脏毒性表现
   E. 神经毒性表现

114. 患者病情缓解拟于近日出院，护士为其进行健康教育，告知注意监测血常规指标，血小板开始低于一定程度时应限制活动，该数值是
   A. $<300\times10^9$/L　B. $<100\times10^9$/L
   C. $<50\times10^9$/L　D. $<20\times10^9$/L
   E. $<10\times10^9$/L

（115~116题共用题干）

患者女，48岁。车祸致骨盆部肿胀、疼痛4小时。4小时前被相向而行的汽车撞伤，伤后感到左胯部疼痛、肿胀、活动受限。护理检查发现，右腹股沟处肿胀明显，可见瘀斑，骨盆挤压及分离试验均为阳性。

115. 此患者可能发生了
   A. 右髋关节脱位　B. 右股骨颈骨折
   C. 骨盆骨折　D. 右腹股沟区血肿
   E. 右股静脉损伤

116. 首选的辅助检查是
   A. 腹部B超　B. CT
   C. X线摄片　D. MRI
   E. 同位素扫描

（117~118题共用题干）

患者女，43岁。因急性梗阻性化脓性胆管炎（AOSC）入院2天。今晨查房发现其皮肤上有瘀点、瘀斑，神志不清、脉搏细速、呼吸浅促，血压70/50mmHg，尿量250ml/24h。立即抽血进行实验室检查，结果血小板40×10^9/L，纤维蛋白原1.0g/L，凝血酶原时间延长，3P试验阳性。

117. 患者可能发生了
   A. 急性肝衰竭　B. 急性肾衰竭
   C. DIC　D. ARDS
   E. 急性心力衰竭

118. 为了控制病情，应立即使用
   A. 肝素　B. 维生素K
   C. 糖皮质激素　D. 氨甲苯酸
   E. 肝素加6-氨基乙酸

（119~120题共用题干）

患者女，44岁。患子宫肌瘤10年余。近5年月经增多，经期延长达12天，B超提示多发性肌壁间肌瘤和黏膜下肌瘤。贫血容貌，血红蛋白50g/L。

119. 患者问为何出现月经过多，护士解释，与月经过多关系最密切的因素是
   A. 肌瘤大小　B. 肌瘤多少
   C. 肌瘤生长部位　D. 患者体质
   E. 有无并发症

120. 护士告诉患者**不属于**子宫肌瘤继发变性的是
   A. 玻璃样变性　B. 囊性变
   C. 红色变　D. 肉瘤变
   E. 纤维性变

模拟试卷二

专 业 实 务

一、以下每一道题下面有 A、B、C、D、E 五个备选答案。请从中选择一个最佳答案。

1. 如图 2-1-1 所示，其浸泡溶液面最少为

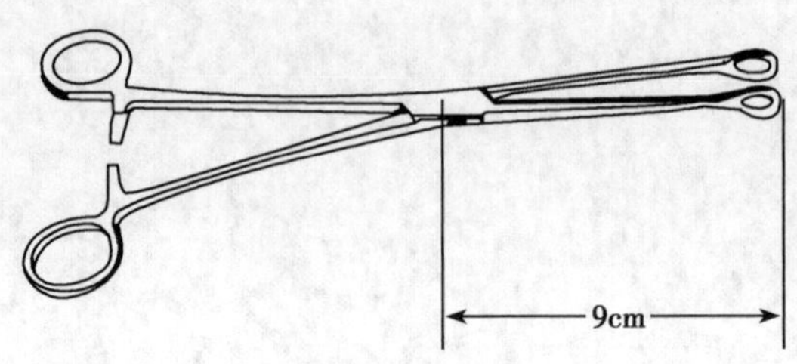

图 2-1-1　执物钳

A. 6cm　B. 9cm　C. 12cm
D. 15cm　E. 16cm

2. 护士在体温单上绘制肛温的符号为
A. ⊙(蓝色)　B. ●(蓝色)　C. ●(红色)
D. ×(蓝色)　E. ○(蓝色)

3. 护士取无菌溶液 300ml，操作正确的是
A. 拿无菌溶液瓶标签朝下
B. 用无菌纱布包裹瓶口倾倒溶液
C. 拿无菌纱布填塞瓶口
D. 用过的无菌溶液不用标注开瓶日期和时间
E. 倾倒前要用少量无菌溶液清洗瓶口

4. 测口温体温计破裂，护士首先采取的措施是
A. 嘱咐患者喝牛奶
B. 嘱咐患者进食粗纤维食物排出
C. 用生理盐水洗胃
D. 清理口腔玻璃碎片
E. 漱口

5. 患者男，55 岁，体重 70kg。诊断为中度等渗性缺水。估计失水量为
A. 2 500ml　B. 3 000ml　C. 3 500ml
D. 4 000ml　E. 4 500ml

6. 我国的《人体器官移植条例》对依法施行器官移植行为提供了法律依据。活体器官接受人与捐献人应有特定的法律关系，其中**错误**的是
A. 配偶关系
B. 直系血亲
C. 三代以内旁系血亲关系
D. 由于帮扶等形成的亲情关系
E. 血型匹配的好友关系

7. 为死亡患者护理，以下选项**错误**的是
A. 清洁全身，为其穿衣
B. 把枕头取出，头部放平
C. 清洁面部，必要时堵塞孔道
D. 为其装上义齿
E. 将尸体卡系在腕部

8. 查痰中癌细胞，固定标本所采用的溶液是
A. 5%甲酚　B. 5%苯酚
C. 10%甲醛　D. 1%甲苯
E. 0.2%苯扎溴铵

9. 房间隔缺损患儿易反复发生呼吸道感染的主要原因是
A. 体循环血流量减少　B. 继发孔未闭
C. 肺循环血流量增多　D. 原发孔未闭
E. 哭闹、活动过度

10. 通过利尿作用达到降压效果的药物是
A. 氢氯噻嗪　B. 氯沙坦
C. 硝苯地平　D. 普萘洛尔
E. 卡托普利

11. 关于硝普钠的主要药理作用，正确的叙述是
A. 扩张动、静脉以减轻心脏负荷
B. 减慢心率
C. 增加心排血量
D. 增强心肌收缩力
E. 利尿

12. 单纯的肠系膜血管栓塞引起的肠梗阻属于
A. 机械性单纯性肠梗阻
B. 机械性绞窄性肠梗阻
C. 麻痹性肠梗阻
D. 痉挛性肠梗阻
E. 血运性肠梗阻

13. 支气管哮喘特异性的血清免疫球蛋白是
A. IgA B. IgM C. IgD
D. IgG E. IgE

14. 可经血液-体液传播的传染病是
A. 乙型肝炎 B. 乙型脑炎
C. 细菌性痢疾 D. 甲型肝炎
E. 麻疹

15. 预防肺结核流行的重要措施是
A. 接种卡介苗
B. 预防性服药
C. 增强机体免疫力
D. 隔离和有效治疗排菌患者
E. 患者用物及时进行消毒灭菌处理

16. 肾衰竭少尿期发生的最严重的电解质紊乱是
A. 低钠血症 B. 高磷血症
C. 低钙血症 D. 高氯血症
E. 高钾血症

17. 治疗外阴炎时,使用 1∶5 000 高锰酸钾溶液坐浴的最主要作用是
A. 杀菌 B. 止痒 C. 止痛
D. 消肿 E. 除臭

18. 护理专业应届毕业生甲已经完成了国务院教育主管部门和卫生主管部门规定的全日制 3 年护理专业课程学习,本人拟申请护士执业注册。以下**不属于**申请护士执业注册条件的是
A. 年龄 18 周岁以上
B. 护理专业学历证书
C. 健康证明
D. 户籍证明
E. 护士执业资格考试成绩合格证明

19. 传染病隔离区域属于半污染区的是
A. 处置室 B. 配膳室
C. 护士站 D. 患者浴室
E. 病房

20. 心动过缓是指安静状态下成人脉率每分钟少于
A. 40 次 B. 50 次 C. 60 次
D. 70 次 E. 80 次

21. 下列骨盆径线测量值正常的是
A. 髂棘间径 22cm B. 髂嵴间径 24cm
C. 骶耻外径 17cm D. 坐骨结节间径 9cm
E. 骶耻内径 14cm

22. 临床上需避光使用的药物是
A. 两性霉素 B. 氟康唑
C. 多潘立酮 D. 氨茶碱
E. 疫苗

23. 属于疫苗接种异常反应的是
A. 心因性反应 B. 偶合发病
C. 原有疾病加重 D. 一般反应
E. 变态反应

24. 下列**不属于**中医养生内容的是
A. 顺应自然规律 B. 早期诊治
C. 注意饮食起居 D. 加强身体锻炼
E. 重视精神调摄

25. 护士的标准防护措施中**不包括**
A. 进行免疫接种 B. 穿隔离衣
C. 戴口罩 D. 戴手套
E. 洗手

26. 属于乙类传染病,但按照甲类传染病管理的疾病是
A. 伤寒 B. 破伤风 C. 鼠疫
D. 霍乱 E. 肺炭疽

27. 尸斑开始出现的时间是死亡后
A. 2~4 小时 B. 4~6 小时
C. 7~8 小时 D. 6~12 小时
E. 24 小时以上

28. 患者在诊疗活动中受到损害,医疗机构及其医务人员有过错的,承担赔偿责任的是
A. 医务人员
B. 医疗机构负责人
C. 医疗机构
D. 医务人员和医疗机构
E. 医务人员及其家属

29. 患儿,男,5 岁。因“肾病综合征”以肾上腺皮质激素治疗 5 个月,出现水肿减轻,食欲增加,双下肢疼痛。最应关注的药物副作用是
A. 高血压 B. 骨质疏松

C. 白细胞减少　　D. 消化性溃疡
E. 库欣综合征

30. 患者男，65 岁。因家中煤气开关关闭不紧，被人发现时神志不清，口吐白沫，嘴唇呈樱桃红色，现送至急诊，该患者最首要的护理问题是
A. 煤气中毒，与煤气使用不当有关
B. 呼吸困难，与口吐白沫有关
C. 急性意识障碍，与一氧化碳中毒有关
D. 缺氧，与体内碳氧血红蛋白浓度高有关
E. 气体交换功能受损，与体内碳氧血红蛋白浓度高有关

31. 患者女，48 岁。因急性胃肠炎入院。护士观察发现患者每日排便次数至少 5 次，粪便呈水样，听诊肠鸣音亢进。对此情况的护理目标，正确的陈述应是
A. 禁食 24 小时
B. 给予口服止泻药每日 3 次
C. 卧床休息 3 天
D. 2 日后排便次数减少为每日 1~2 次
E. 了解急性胃肠炎的发生机制

32. 患者男，63 岁。胃癌行胃大部切除术，术中生命指征正常，术后回病房。护士应遵医嘱给予该患者
A. 特级护理　　B. 一级护理
C. 二级护理　　D. 三级护理
E. 四级护理

33. 如图 2-1-2（见文末彩图）所示，护士小李进行下列操作，可有效预防锐器损伤的操作是
A. ①　　B. ②　　C. ③
D. ④　　E. ⑤

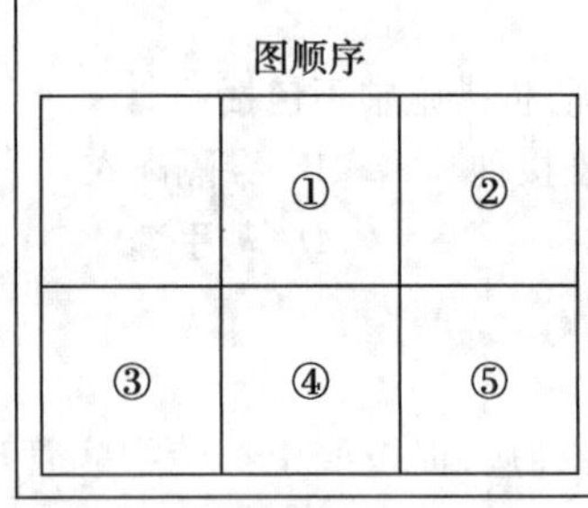

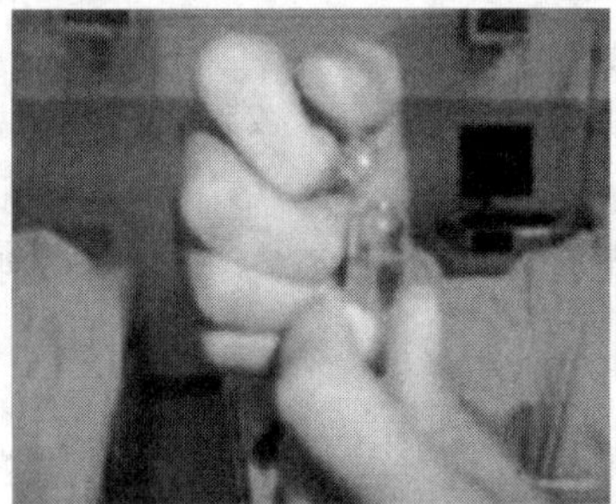
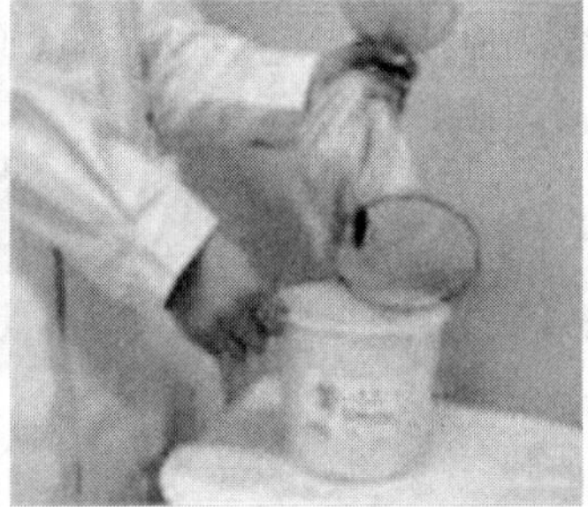
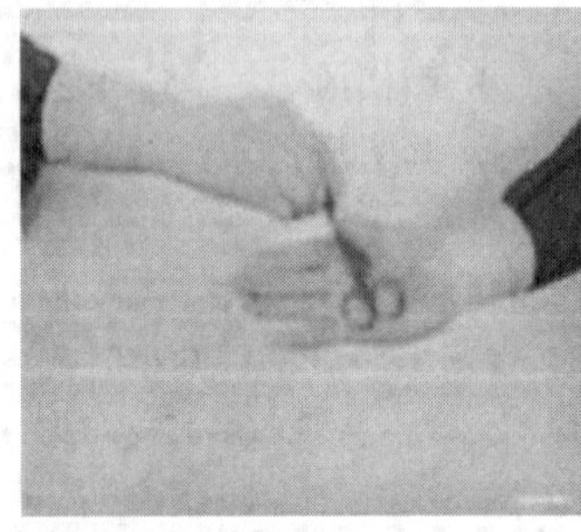
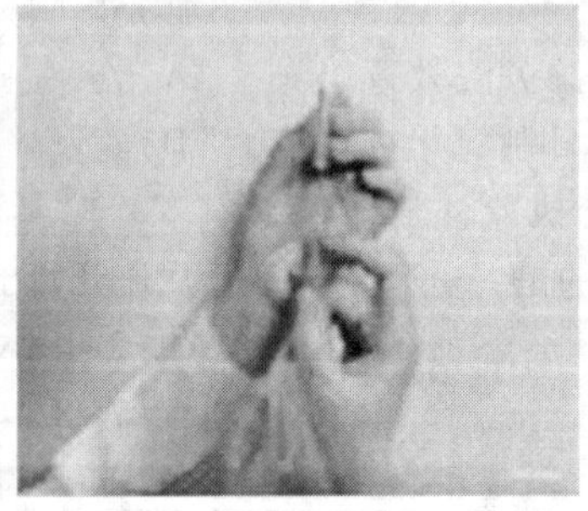
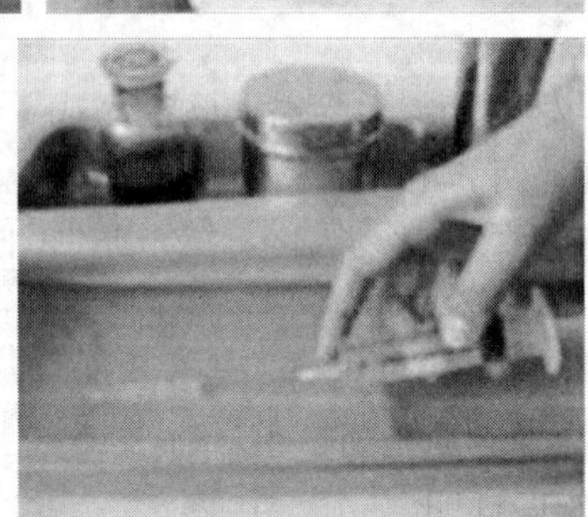

图 2-1-2　护理操作示意图

34. 患者女，24 岁。因上消化道出血经急诊以平车推入病房。患者烦躁不安，面色苍白，四肢厥冷，血压 75/45mmHg，脉搏 110 次/min。入院护理的首要步骤是
A. 热情接待，耐心介绍环境和制度
B. 询问病史，了解护理问题
C. 填写各种表格，完成护理入院评估单
D. 准备急救物品，等待值班医生
E. 置于休克卧位，建立静脉通道，通知医生

35. 患者男，30 岁。身高 170cm，体重 56kg，双下肢瘫痪。护士于 6 时 40 分为其翻身，检查见全身皮肤状况良好。该患者下一次翻身的时间是
A. 8 时 40 分　　B. 10 时 40 分
C. 9 时 40 分　　D. 10 时 10 分
E. 9 时 10 分

36. 患者男，43 岁。全身 90% 烧伤，为其使用保护器具时，患者的肢体应处于
A. 治疗性强迫位置　　B. 生理性运动位置
C. 容易变换的位置　　D. 患者愿意的位置
E. 保持功能的位置

37. 患者男,52 岁。晚期肝硬化患者。对顽固性腹水治疗较好的方法是
A. 应用利尿药
B. 腹腔穿刺放腹水
C. 甘露醇导泻
D. 输新鲜血液
E. 腹水浓缩后回输

38. 患者男,47 岁。咳嗽、咳痰 3 年,在门诊对其肺部进行纤维支气管镜检查。浸泡该患者用过的支气管镜的消毒液宜用
A. 70% 乙醇
B. 2% 戊二醛
C. 2 倍浓度器械消毒液
D. 碘伏
E. 0.2% 过氧乙酸

39. 某护士在急诊科工作 13 年,由于工作长期处于紧张状态,在患者行动不便时还要协助搬运患者,劳动强度较大,经常感到身心疲惫。近期腰部不适加重,检查为腰椎间盘突出。导致其损伤的行业因素属于
A. 化学性因素
B. 生物性因素
C. 放射性因素
D. 心理因素
E. 机械性因素

40. 患者男,73 岁。心肌梗死冠状动脉旁路移植术后出院,护士对床单位进行终末消毒。使用紫外线灯管的操作正确的是
A. 照射可随时开始
B. 物品距灯管 100~150cm
C. 灯管去尘用无水乙醇纱布擦拭
D. 灯亮开始计时
E. 关灯后冷却 1~2 分钟再开

41. 患者女,66 岁。右侧肢体偏瘫。护士为其床上洗头时,发现患者面色苍白,出冷汗。应立即采取的措施是
A. 通知医生
B. 加快动作完成洗发
C. 鼓励患者坚持片刻
D. 请护工协助洗头结束
E. 停止操作

42. 患者男,76 岁。进行性排尿困难 5 年,尿闭 2 小时,门诊以急性尿潴留、前列腺增生收入院。护士为其留置导尿,如图 2-1-3 所示,导尿管终点应保留的部位是

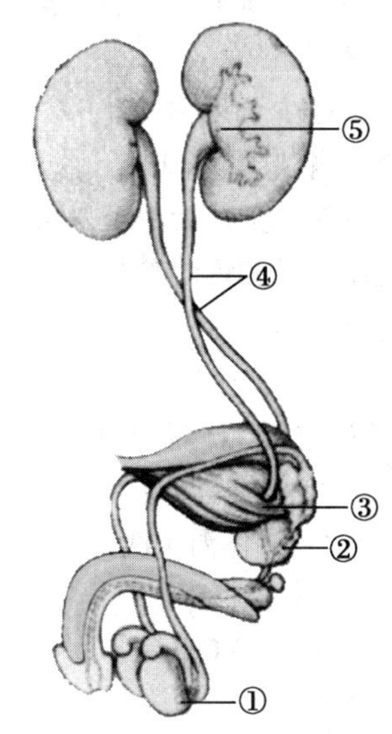

图 2-1-3　导尿管终点应保留的部位

A. ①
B. ②
C. ③
D. ④
E. ⑤

43. 患者男,34 岁。患乙型肝炎,护士对其入院时的衣服进行处理时应
A. 统一焚烧
B. 包好后存放
C. 消毒后交给患者
D. 交给家属带回
E. 消毒后存放

44. 患儿,女,3 岁。因上呼吸道感染入院。1 日前出现高热、声音嘶哑、犬吠样咳嗽、吸气性喉鸣和三凹征。为迅速缓解症状,首选的处理方法是
A. 地塞米松雾化吸入
B. 静脉滴注抗生素
C. 静脉滴注泼尼松
D. 口服化痰药
E. 以呼吸机行机械通气

45. 患者男,70 岁。高血压病史 30 年,糖尿病病史 15 年。平时血压控制在(160~170)/(100~105)mmHg。患者的高血压危险度分层属于
A. 无危险组
B. 低度危险组
C. 中度危险组
D. 高度危险组
E. 极高度危险组

46. 患者男,56 岁。食管癌胃造瘘术后,护士经造瘘口输入要素饮食。对于要素饮食护理措施**不当**的是
A. 可经口服、鼻饲或造瘘置管滴注
B. 经造瘘口注入的温度为 41~42℃
C. 每小时注入量不得超过 150ml
D. 注入速度为 60~80 滴/min
E. 4℃保存 24 小时

47. 患者男,72岁。为肺源性心脏病患者,心功能Ⅱ级。其饮食**错误**的为
A. 每日进食盐少于2g
B. 每日进食酱油少于20ml
C. 食物中钠盐含量每天少于0.5g
D. 禁食腌制食品和糖醋食品
E. 多进食海产品

48. 患者男,14岁。外伤致体温中枢受损,体温41℃居高不下。现采用冰帽降温,以下做法正确的是
A. 每10分钟测量体温1次
B. 体温最好维持在35℃
C. 体温不可低于33℃
D. 注意观察患者的心律
E. 测体温以腋温为准

49. 患者男,32岁。手术后麻醉尚未清醒,手足厥冷,全身发抖,欲用热水袋。下列热敷操作方法中**不恰当**的是
A. 热水袋套外再包裹大毛巾
B. 热水袋水温应控制在60℃以内
C. 密切观察局部皮肤颜色
D. 及时更换热水
E. 交接班时应着重交代

50. 患者女,52岁。因高热急诊入院,体温39.9℃。应采取的物理降温措施是
A. 嘱患者多饮冰水
B. 前额、头顶部置冰袋
C. 全身冷水擦浴
D. 心前区乙醇擦浴
E. 冰敷60分钟后测体温

51. 某患者自行排便1次,灌肠后又排便2次,在体温单上正确的记录是
A. $3\frac{2}{E}$　B. $\frac{1}{2E}$　C. $\frac{2}{E}$
D. $\frac{1}{E}$　E. $1\frac{2}{E}$

52. **不属于**功能性便秘发生机制的是
A. 食物中缺乏维生素
B. 长期滥用泻药
C. 活动量少
D. 精神紧张
E. 腹腔肿瘤压迫

53. 患者男,48岁。失血性休克,行留置导尿的目的是
A. 保持床单位整洁干燥
B. 观察尿量及监测尿比重,了解肾灌注情况
C. 避免尿潴留
D. 留取无菌尿液进行培养
E. 引流尿液,减轻腹部压力

54. 患儿,男,8个月,患佝偻病。医嘱:鱼肝油4滴p. o. q. d.,喂药前护士在药杯中放少量温开水的目的是
A. 保证剂量准确
B. 促进药物溶解
C. 减轻鱼腥味
D. 便于喂服
E. 便于服药后清洗消毒药杯

55. 患者女,38岁。长期吸烟,患有滴虫性阴道炎。近来月经不规则,前来咨询避孕措施。护士应指导其选用
A. 口服避孕药　B. 长效避孕针
C. 阴茎套　D. 安全期避孕
E. 宫内节育器

56. 患者女,18岁。因手足抽搐就诊。护士遵医嘱为患者行10%葡萄糖酸钙10ml缓慢静脉推注,推注约5ml后护士发现推注稍有阻力,局部略肿胀,抽无回血。此次静脉注射失败的原因可能是
A. 针刺入过深,穿破对侧血管壁
B. 静脉痉挛
C. 针头斜面一半在血管外
D. 针头斜面紧贴血管内壁
E. 针头刺入皮下

57. 患者男,22岁。因高处坠落导致颅脑外伤。开放性脑损伤的主要表现**不包括**
A. 硬脑膜破裂　B. 脑积水
C. 头皮裂伤　D. 脑脊液漏
E. 颅骨骨折

58. 患者女,69岁。急性心力衰竭,需要限制输液量和输液的速度,遵医嘱给予10%葡萄糖400ml静脉滴注,20滴/min(滴系数为15),可维持的时间是
A. 3小时　B. 4小时　C. 5小时
D. 6小时　E. 8小时

59. 患者男,22 岁。在静脉输液 30 分钟后感到发冷,护士测体温 38.5℃。患者最有可能发生了
A. 发热反应　B. 静脉炎
C. 过敏反应　D. 急性肺水肿
E. 空气栓塞

60. 患者男,35 岁。患胃、十二指肠溃疡住院治疗,午餐后突然呕血,需输入血液。以下输注血液的做法,**不正确**的是
A. 从血库取血回来后应立即输注
B. 输注前需 2 位护士进行三查八对
C. 输注前后需输入少量生理盐水
D. 调节输血速度应先慢后快
E. 取血后勿剧烈振荡血液

61. 患者女,24 岁。作为供血者,护士对其进行健康指导。下列食物中供血者在采血前 4 小时内可以吃的是
A. 红糖水　B. 皮蛋瘦肉粥　C. 煎鱼
D. 煮鸡蛋　E. 炖肉

62. 患者女,25 岁。乙型肝炎,抽血检测肝功能,采集血标本的最佳时间是
A. 任何时间均可　B. 清晨空腹
C. 早上 7 时　D. 饭后 2 小时
E. 临睡前

63. 患儿,男,4 岁。因"急性扁桃体炎"来诊,医嘱要求采集咽拭子标本进行化验,如图 2-1-4(见文末彩图)所示。咽拭子标本采集的部位是

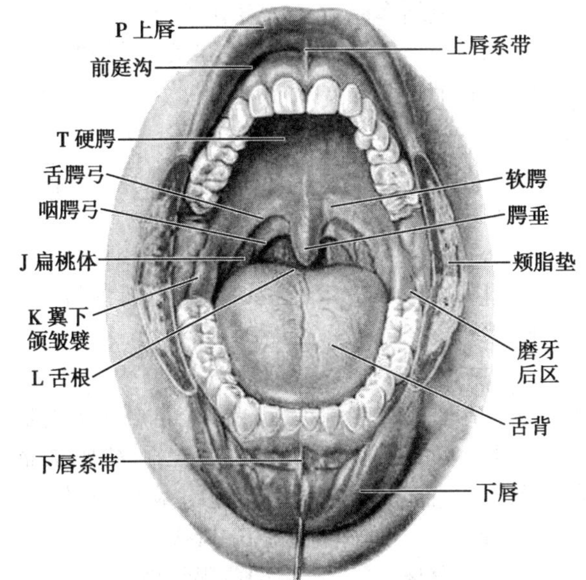

图 2-1-4　咽拭子标本采集部位

A. P　B. T　C. J
D. K　E. L

64. 患者男,29 岁。剧烈运动后突然倒地。早期诊断心搏骤停的最重要指标是
A. 意识丧失、瞳孔散大
B. 意识丧失、呼吸停止
C. 意识丧失、测不到血压
D. 意识丧失、面色苍白、口唇发绀
E. 意识丧失、颈动脉搏动消失

65. 患者女,65 岁。因"冠心病"入院治疗。入院后需吸氧。用氧准备中,需调节氧流量,正确的方法是
A. 先关总开关,再调节流量
B. 先关流量表,再调节流量
C. 先分离接管,再调节流量
D. 直接调节流量
E. 拔出鼻导管,再调节流量

66. 患者男,48 岁。以"全身皮肤黄染 20 天伴消瘦、纳差"入院,诊断为胰头癌。患者入院后情绪低落,思想负担较重。责任护士对其采取的较为适宜的护理措施是
A. 介绍同病种术后康复期病友与其交流
B. 注意强调手术治疗的效果
C. 尽量避免谈及患者的病情
D. 对患者隐瞒病情以取得配合
E. 为了避免患者术前情绪波动,尽量减少探视

67. 患者女,45 岁。有风湿性心脏病病史。现患者体力活动轻度受限,日常活动引起乏力、心悸、气急。其心功能属于
A. 心功能Ⅰ级
B. 心功能Ⅱ级
C. 心功能Ⅲ级
D. 心功能Ⅳ级
E. 重度心力衰竭

68. 患者男,48 岁。目前在心内科进行治疗。图 2-1-5(见文末彩图)是护士为患者测脉搏后所绘制的体温单,患者的脉搏类型应是
A. 心动过速　B. 脉搏短绌
C. 交替脉　D. 奇脉
E. 水冲脉

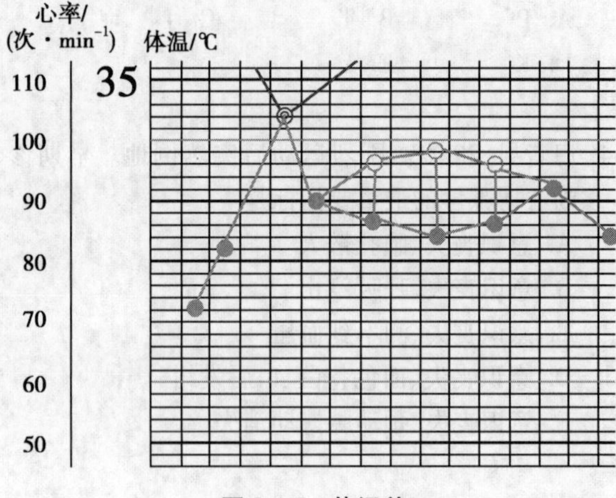

图 2-1-5 体温单

69. 患儿,2 个月。人工喂养,口腔黏膜上有白色凝乳块样物,不易拭去,不影响吃奶,临床诊断为鹅口疮。本病的病原体可能是
A. 白念珠菌　B. 单纯疱疹病毒
C. 柯萨奇病毒　D. 埃可病毒
E. 链球菌

70. 患者男,33 岁。转移性右下腹痛 8 小时。查体:体温 38℃,血压正常,右下腹固定压痛,无腹肌紧张。临床诊断为急性阑尾炎。该患者的阑尾病变属于
A. 急性单纯性阑尾炎
B. 急性化脓性阑尾炎
C. 坏疽性阑尾炎
D. 阑尾周围脓肿
E. 慢性阑尾炎

71. 患者男,6 岁。诊断为腹股沟疝。根据图 2-1-6(见文末彩图)所示,描述正确的是

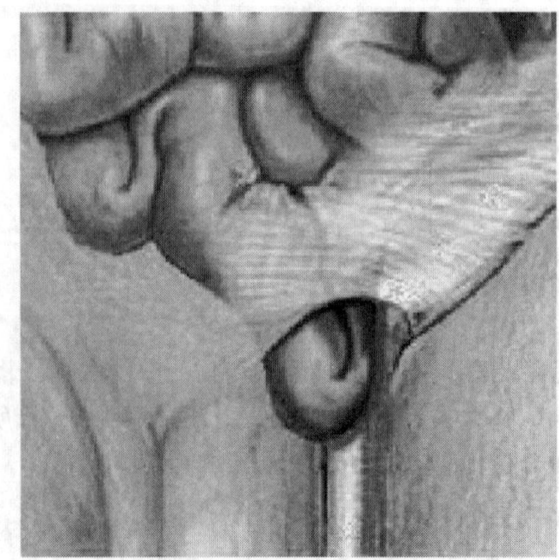
图 2-1-6 腹股沟疝

A. 好发于老年人　B. 从直疝三角突出
C. 疝形态为半球形　D. 不进入阴囊
E. 从腹股沟深环突出

72. 患者女,62 岁。剑突下刀割样疼痛 4 小时,寒战、高热伴黄疸。既往有类似发作史。查体:神志淡漠,体温 39.5℃,血压 80/60mmHg,脉搏 130 次/min,剑突下压痛,肌紧张,肝区叩击痛。白细胞 $26×10^9$/L,中性粒细胞 0.95。应考虑
A. 急性梗阻性化脓性胆管炎
B. 胆道蛔虫病
C. 急性胆管炎
D. 急性胰腺炎
E. 溃疡病穿孔

73. 患者男,29 岁。与朋友聚餐,食入大量海鲜。夜间突发剧烈刀割样腹痛,向腰背部放射。导致本患者腹痛最可能的诱因是
A. 胆道疾病　B. 饱餐
C. 应用糖皮质激素　D. 胰管阻塞
E. 气候变化

74. 患者男,43 岁。患支气管扩张症 35 年。与其发病有密切关系的婴幼儿时期的疾病是
A. 百日咳　B. 支气管炎
C. 肺结核　D. 先天性心血管病
E. 哮喘

75. 患者男,58 岁。患有肺源性心脏病。导致其肺动脉高压的最重要因素是
A. 红细胞增多症　B. 呼吸性酸中毒
C. 缺氧　D. 二氧化碳潴留
E. 水钠潴留

76. 患者男,56 岁。慢性呼吸衰竭,医嘱给予洛贝林静脉滴注。说明该患者可能存在
A. 心力衰竭　B. 外周循环衰竭
C. 肾衰竭　D. 呼吸中枢抑制
E. 严重感染

77. 患儿,2 岁。高热 4~5 天,1 天来全身出皮疹,为红色粟粒大小斑丘疹,疹间皮肤不充血,精神、食欲差,伴有流涕、畏光,咳嗽重。该患儿最可能患有
A. 麻疹　B. 风疹
C. 幼儿急疹　D. 猩红热
E. 水痘

78. 患者女，30岁。近日单位组织体检，肝功能检查发现HBsAg(+)，其余指标均(-)。说明此患者
A. 无传染性
B. 具有免疫力
C. 体内有乙型肝炎病毒侵入
D. 乙型肝炎恢复期
E. 有保护性抗体

79. 患者男，25岁。因双下肢水肿、蛋白尿收入院，查尿蛋白(+++)，入院后诊断为肾病综合征。上述疾病最主要的并发症是
A. 感染　B. 动脉粥样硬化
C. 肾功能不全　D. 水钠潴留
E. 心力衰竭

80. 患者男，41岁。患急性肾衰竭1天入院。护士在观察尿量时，关于尿量的记录，描述**错误**的是
A. 正常成人24小时尿量为1 000~1 500ml
B. 24小时尿量<400ml为少尿
C. 夜尿持续>500ml为夜尿增多
D. 24小时尿量<100ml为无尿
E. 24小时尿量>2 500ml为多尿

81. 患者女，33岁。因畏寒、发热1日，腰痛伴尿路刺激征半日入院，诊断为急性肾盂肾炎。鼓励患者多饮水的主要目的是
A. 加速退热
B. 减轻恶心、呕吐
C. 维持体液平衡
D. 减少药物不良反应
E. 促进细菌、毒素排出

82. 患者女，32岁，已婚。阴道分泌物增多伴外阴瘙痒1周。妇科检查分泌物呈豆渣样，阴道黏膜有白色膜状物，轻轻擦去后可见糜烂及浅表溃疡。该患者首选的辅助检查是
A. 应做分泌物细菌培养
B. 取分泌物前可以先做双合诊检查
C. 取分泌物前应先用0.2%碘伏消毒会阴部
D. 取分泌物进行革兰氏染色
E. 进行氨臭味试验

83. 责任护士给一患者讲解功能失调性子宫出血(简称功血)的概念，第2天评价患者对疾病的认识程度。患者的陈述**不正确**的是
A. 调节生殖的内分泌机制失调
B. 任何年龄都会发病
C. 主要是内生殖器官有器质性病变
D. 全身无器质性病变
E. 分无排卵性和有排卵性两类

84. 患者女，23岁。初产，混合喂养。产后40天，出现右侧乳房胀痛，全身畏寒、发热、脉快。体检发现双侧乳头略内陷，右侧乳头破损，右乳外下侧皮肤红肿明显。下列各项中，与此病发病原因**无关**的是
A. 初产妇　B. 混合喂养
C. 乳头内陷　D. 乳头破损
E. 产后虚弱

85. 患者男，37岁。因火灾致全身45% Ⅱ、Ⅲ度烧伤。如果发生休克，一般发生在伤后的
A. 12小时内　B. 24小时内
C. 48小时内　D. 72小时内
E. 1周内

86. 患者男，56岁。因车祸被撞，右上腹疼痛，血压90/60mmHg，呼吸36次/min，脉搏100次/min。观察期间**禁用**的药物是
A. 异丙嗪　B. 地西泮
C. 6-氨基己酸　D. 吗啡
E. 苯巴比妥

87. 破伤风患者，神志清楚，全身肌肉阵发性痉挛、抽搐。下列所住病室，**不符合**病情要求的是
A. 室温18~20℃
B. 相对湿度50%~60%
C. 门椅、脚钉、橡皮垫
D. 开门、关门动作轻
E. 保持病室光线充足

88. 患儿，男，7岁。外伤后左股骨干骨折，行股骨髁上骨牵引。在护理过程中，如牵引过度可导致的后果是
A. 肢体畸形　B. 肌肉萎缩
C. 骨愈合障碍　D. 骨质脱钙
E. 剧烈疼痛

89. 患儿，8岁。高热、寒战5小时，右下肢活动受限。右胫骨近端剧痛，且有深压痛。血白细胞计数21×10^9/L，中性粒细胞0.90。X线片未见异常。4日前有右膝部碰伤史。可能是
A. 右膝化脓性关节炎　B. 急性蜂窝织炎
C. 急性血源性骨髓炎　D. 膝关节结核
E. 创伤性关节炎

90. 患者男，53岁。类风湿病史8年，近几日无明显诱因出现关节胀痛加重，晨僵明显。类风湿关节炎急性期时采用措施**不妥**的是

A. 给予非甾体抗炎药

B. 加强关节的功能锻炼

C. 保持关节功能位

D. 增加卧床休息时间

E. 温水浴

91. 新生儿，男，出生后1天，体重3 200g。皮肤巩膜发黄，给予蓝光疗法。对于蓝光疗法的护理措施，**不妥**的是

A. 每2~4小时测量体温1次

B. 光疗同时补充维生素 B_2

C. 体温高于37.8℃应暂停光疗

D. 每4小时翻身1次

E. 遮光物品遮盖患儿会阴部及眼部

92. 乳腺癌的好发部位是图2-1-7中的

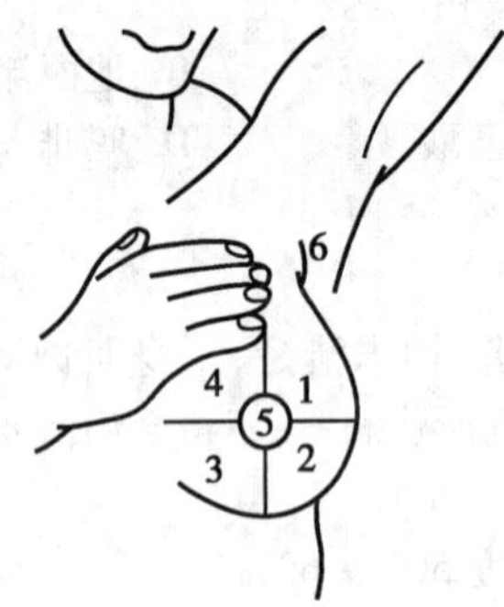

图2-1-7 乳房分区

A. 5　　B. 4　　C. 3　　D. 2　　E. 1

93. 患者女，28岁。因月经过多就医，诊断为血小板减少性紫癜。其血小板的寿命明显缩短为

A. 1~3天　　B. 3~5天

C. 5~7天　　D. 7~9天

E. 7~11天

94. 患儿，9岁。患有1型糖尿病。与其发病关系密切的因素是

A. 胰岛素抵抗　　B. 营养过剩

C. 上课久坐　　D. 肥胖

E. 病毒感染

95. 患者男，65岁。有高血压病史15年。今晨起床后突然倒地昏迷，检查右侧肢体瘫痪。此患者最可能发生了

A. 脑出血

B. 短暂性脑缺血发作

C. 癫痫发作

D. 脑血栓形成

E. 蛛网膜下腔出血

96. 患儿，10个月。每日每千克体重约需要热量

A. 377kJ(90kcal)　　B. 460kJ(110kcal)

C. 418kJ(100kcal)　　D. 502kJ(120kcal)

E. 544kJ(120kcal)

97. 患儿，2岁。肺炎住院，按病房管理特点，适宜的病房温度、湿度为

A. 16~18℃　40%~50%

B. 18~20℃　50%~60%

C. 18~22℃　50%~60%

D. 22~24℃　50%~60%

E. 24~26℃　60%~70%

98. 患者男，文化水平偏低，阑尾切除术后，伤口疼痛。护士在探视时间与患者交谈，患者主诉伤口疼痛，此时患者女儿到场，患者突然烦躁，交谈停止。针对此患者的特点，最佳的护患关系模式为

A. 指导型　　B. 被动型

C. 共同参与型　　D. 指导-合作型

E. 主动-被动型

二、以下提供若干个案例，每个案例下设若干个考题，请根据各考题题干所提供的信息，在每题下面A、B、C、D、E五个备选答案中选择一个最佳答案。

（99~100题共用题干）

某患者在就诊过程中，护士询问患者有青霉素过敏史。护士没有找医生更改医嘱，即为患者做青霉素试敏，造成患者休克死亡。

99. 护士承担的医疗事故是

A. 一级事故　　B. 二级事故

C. 三级事故　　D. 四级事故

E. 五级事故

100. 护士被吊销执照后几年内**不能**注册
A. 1年　B. 2年
C. 3年　D. 4年
E. 5年

（101～102题共用题干）
患者男，60岁。因急性心肌梗死入院，医嘱绝对卧床休息，几小时后患者主诉两侧肩胛骨处麻木无知觉，护理体检时发现有轻度红肿。

101. 患者出现局部症状的原因是
A. 心肌缺血　B. 局部受压过久
C. 缺少活动　D. 精神紧张
E. 药物反应

102. 根据局部皮肤症状，拟订护理计划，其中**不妥**的是
A. 协助翻身每2小时1次
B. 受压处行局部按摩
C. 保持床单位平整，无碎屑
D. 保持皮肤清洁干燥
E. 必要时鼓励患者增加翻身次数

（103～105题共用题干）
患者男，26岁。诊断为急性上呼吸道感染，医嘱给予青霉素80万U，肌内注射，b. i. d.。护士决定选择臀大肌为注射部位。

103. 医嘱执行的时间为
A. 临睡前　B. 隔日1次
C. 每日1次　D. 每晚1次
E. 每日2次

104. 注射时患者的正确姿势是
A. 上腿弯曲，下腿伸直
B. 上腿伸直，下腿稍弯曲
C. 两腿伸直
D. 两腿弯曲
E. 两膝向腹部弯曲

105. 臀大肌注射如采取连线定位法，下列正确的是
A. 髂嵴和尾骨连线的外上1/3处
B. 髂嵴和尾骨连线的下1/3处
C. 髂前上棘和尾骨连线的下1/3处
D. 髂前上棘和尾骨连线的中1/3处
E. 髂前上棘和尾骨连线的外上1/3处

（106～107题共用题干）
患者女，45岁。因COPD急性加重，采用机械通气。

106. 在机械通气过程中，为患者进行吸痰时**错误**的操作是
A. 抽吸期间应进行心电监护
B. 抽吸时严格无菌操作
C. 吸痰之前应给予吸入纯氧
D. 抽吸时间不得超过20～25秒
E. 使用不超过气管导管内径1/2的吸痰管

107. 为预防机械通气致患者发生呼吸机相关性肺炎，以下护理措施正确的是
A. 保持患者平卧位
B. 每天更换呼吸回路管道
C. 鼻饲后床尾抬高30°
D. 尽量减少吸痰次数
E. 严格执行无菌操作

（108～109题共用题干）
产妇刘女士，胎儿娩出20分钟后胎盘娩出，阴道持续出血，检查发现胎盘不完整。

108. 首选护理措施是
A. 按摩子宫
B. 清宫
C. 按摩子宫，同时肌内注射宫缩剂
D. 积极术前准备
E. 灌肠

109. 在清宫前**不需**进行
A. 检查子宫收缩情况，必要时使用宫缩剂
B. 膀胱充盈先导尿
C. 鼓励产妇进食
D. 吸氧
E. 监测生命体征

（110～112题共用题干）
患者女，63岁。因冠心病入院，在静脉输液过程中出现胸闷、呼吸困难、咳嗽、咳粉红色泡沫样痰。

110. 该患者发生了
A. 发热反应　B. 空气栓塞
C. 静脉炎　D. 急性肺水肿
E. 过敏反应

111. 此时，护士应为患者采取的卧位是
A. 去枕仰卧位
B. 左侧卧位
C. 端坐位，两腿下垂
D. 休克卧位
E. 头低足高位

112. 给氧时，护士应选择的吸氧流量为
A. 1～2L/min　B. 3～4L/min
C. 5～6L/min　D. 9～10L/min
E. 6～8L/min

(113~114题共用题干)

患者女,32岁。系统性红斑狼疮病史4年,近日因日晒过多,面部蝶形红斑明显。

113. 该患者皮肤护理的内容**错误**的是
   A. 用清水洗脸
   B. 忌用碱性肥皂
   C. 禁忌日光浴
   D. 可适当使用化妆品
   E. 红斑处用30℃温水湿敷

114. 对其进行健康教育,**错误**的是
   A. 合理安排休息与活动
   B. 忌食芹菜、香菜、无花果等含补骨脂素的食物
   C. 服用避孕药避孕,防止疾病恶化
   D. 避免服用诱发狼疮的药物
   E. 遵医嘱用药,勿擅自减量或停药

(115~116题共用题干)

患者女,51岁。不规则阴道流血、流液半年。检查发现子宫颈有菜花样组织,子宫体正常大小,活动差,拟诊断为宫颈癌。

115. 为确诊需做的检查是
   A. 宫颈刮片检查　B. 阴道镜检查
   C. 分段诊断性刮宫　D. 宫颈活体组织检查
   E. 碘试验

116. 其阴道排液的特征为
   A. 呈白色米泔水样
   B. 多发生在阴道出血前
   C. 黏液性分泌物
   D. 分泌物呈黄绿色
   E. 晚期排液量减少

(117~118题共用题干)

患者女,22岁。居住贵州山区,因颈部增粗,来门诊就诊。拟诊断为单纯性甲状腺肿。

117. 该患者最可能的致病因素是
   A. 青春发育　B. 碘缺乏
   C. 长期摄入圆白菜　D. 妊娠
   E. 摄碘过多

118. 符合该患者的情况是
   A. 促甲状腺激素释放激素(TRH)增高
   B. 促甲状腺激素(TSH)增高
   C. 甲状腺球蛋白降低
   D. 甲状腺激素合成过多
   E. 甲状腺激素合成不足

(119~120题共用题干)

患者男,69岁。因头痛、头晕、右半身麻木无力2个月,呕吐2日入院。体检:神志清醒,血压正常,眼底视盘模糊不清,视盘水肿。右面部感觉减退,右侧肢体不全瘫,右侧病理反射阳性。头部CT检查发现有颅内占位性病变。

119. 应首先考虑的诊断为
   A. 慢性硬脑膜下血肿　B. 脑出血
   C. 颅内肿瘤　D. 脑脓肿
   E. 急性硬脑膜下血肿

120. 此时最有效的处理措施是
   A. 持续腰椎穿刺引流　B. 使用脱水药
   C. 开颅病灶切除　D. 过度换气
   E. 去骨片减压术

实 践 能 力

一、以下每一道题下面有A、B、C、D、E五个备选答案。请从中选择一个最佳答案。

1. 为防止青紫型先天性心脏病患儿发生血管栓塞,出现高热时应采取的护理措施是
   A. 绝对卧床休息　B. 多喝水或静脉补液
   C. 吸氧　D. 减少活动量
   E. 避免哭闹

2. 最易引起原发性肝癌的疾病是
   A. 脂肪肝　B. 肝炎后肝硬化
   C. 血吸虫性肝炎　D. 肝血管瘤
   E. 肝内胆管结石

3. 主动脉瓣狭窄典型的三联征表现是
   A. 心绞痛、心律失常、晕厥
   B. 心力衰竭、心绞痛、晕厥
   C. 呼吸困难、心绞痛、晕厥
   D. 心力衰竭、心律失常、晕厥
   E. 呼吸困难、心律失常、晕厥

4. 梗阻性肥厚型心肌病患者最常见的死亡原因是
   A. 脑卒中　B. 猝死　C. 休克
   D. 心肌梗死　E. 肺栓塞

5. 除腹痛外，高位小肠梗阻最主要的症状是
A. 停止排气、排便 B. 肠腔积气
C. 呕吐频繁 D. 肠蠕动亢进
E. 腹胀明显

6. 肝性脑病患者伴有肾损害，口服抗生素应选
A. 新霉素 B. 卡那霉素
C. 氨苄西林 D. 庆大霉素
E. 甲硝唑

7. 患儿，男，2岁。由于喂养不当导致出现营养不良，其皮下脂肪最后消耗的部位如图2-2-1是

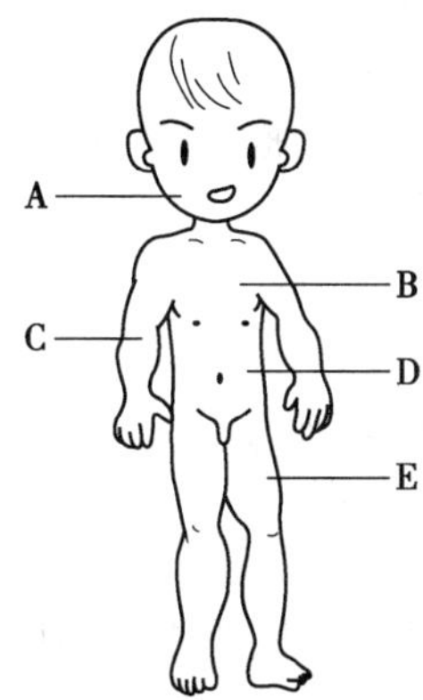

图 2-2-1 小儿营养不良皮下脂肪消耗部位

A. E B. D C. C
D. B E. A

8. 流行性脑脊髓膜炎患儿的皮疹特点是
A. 斑丘疹 B. 瘀点、瘀斑
C. 荨麻疹 D. 丘疹
E. 斑疹

9. 抑郁症患者的核心表现是
A. 情绪低落 B. 思维迟缓
C. 情感淡漠 D. 睡眠障碍
E. 自责自罪

10. 肺源性心脏病并发呼吸衰竭患者缺氧的典型表现是
A. 肺性脑病 B. 头痛
C. 三凹征 D. 发绀
E. 呼吸频率变慢

11. 流行性乙型脑炎极期最严重的三种症状是
A. 高热、意识障碍、呼吸衰竭
B. 意识障碍、呼吸衰竭、循环衰竭
C. 惊厥、呼吸衰竭、循环衰竭
D. 高热、惊厥、循环衰竭
E. 高热、惊厥、呼吸衰竭

12. 胸部X线检查心影呈梨形提示
A. 心包积液 B. 三尖瓣关闭不全
C. 二尖瓣狭窄 D. 二尖瓣关闭不全
E. 主动脉瓣狭窄

13. 双手及膝盖烫伤，有大小不等的水疱，剧烈疼痛。该患者伤及的深度达
A. 真皮全层 B. 真皮乳头层
C. 表皮浅层 D. 表皮全层
E. 皮肤全层

14. 子宫内膜异位症的典型症状是
A. 继发性渐进性痛经
B. 转移性疼痛
C. 撕裂样疼痛
D. 脐周疼痛
E. 牵拉性疼痛

15. 心室颤动患者的脉搏特征是
A. 快而规则 B. 慢而规则
C. 快而不规则 D. 慢而不规则
E. 摸不到

16. 为缓解疼痛，急性胰腺炎患者可采取的体位是
A. 仰卧位 B. 俯卧位
C. 弯腰屈膝侧卧位 D. 半坐卧位
E. 仰卧屈膝位

17. 查科(Charcot)三联征是指
A. 腹痛、恶心、高热
B. 恶心、腹胀、寒战
C. 腹痛、腹胀、寒战、高热
D. 腹痛、黄疸、恶心
E. 腹痛、寒战、高热、黄疸

18. 中暑高热时，最合适的低压灌肠溶液为
A. 4℃氯化钠溶液+冰醋酸
B. 0℃生理盐水+食醋
C. 4℃肥皂水

D. 4℃葡萄糖盐水
E. 50%硫酸镁溶液 100ml

19. 颅内肿瘤最好发的部位是
A. 大脑半球　B. 鞍区
C. 小脑　D. 脑干
E. 小脑脑桥角

20. 对于全肺切除术后患者,正确的护理措施是
A. 24 小时补液量 3 000ml
B. 输液速度为 50 滴/min
C. 取全患侧卧位
D. 取 1/4 患侧卧位
E. 胸腔引流管一般呈开放状态

21. 预防化脓性脑膜炎的健康教育应强调
A. 限制饮水量
B. 预防细菌引起的上呼吸道感染
C. 预防性使用抗生素
D. 监测基础体温
E. 限制患者户外活动

22. 1 岁 1 个月时小儿乳牙数是
A. 3~5 个　B. 5~7 个　C. 7~9 个
D. 9~11 个　E. 11~13 个

23. 关于避孕药的叙述,**不正确**的是
A. 抑制下丘脑促性腺激素释放,抑制排卵
B. 使子宫颈黏液黏稠,阻碍精子穿过
C. 属于人工合成的雌孕激素复合制剂
D. 出现不良反应主要是雌激素的作用
E. 使子宫内膜萎缩,不利于孕卵着床

24. 患者男,46 岁。患尿毒症 2 年。血常规示红细胞 $2.35\times10^{12}/L$,血红蛋白 70g/L。导致该患者贫血的最主要原因是
A. 出血
B. 低蛋白
C. 促红细胞生成素缺乏
D. 缺铁
E. 叶酸缺乏

25. 室间隔缺损患儿在剧烈哭闹屏气时,可出现暂时性发绀的原因是
A. 右心衰竭　B. 主动脉高压
C. 肺动脉高压　D. 左心衰竭
E. 肺动脉狭窄

26. 患者男,60 岁。反复发作心前区闷痛,医生诊断为心绞痛。护士指导患者用硝酸甘油缓解心绞痛的正确方法是
A. 温开水送服　B. 直接吞服
C. 置于舌下含服　D. 研碎后吞服
E. 药物与食物同服

27. 临床上较常见的甲状腺癌是
A. 乳头状癌　B. 滤泡状癌
C. 髓样癌　D. 未分化癌
E. 继发性恶性肿瘤

28. 某新生儿出生后无呼吸,全身苍白,心率 80 次/min 经初步复苏、正压呼吸气囊救治后,心率 60 次/min。下一步的抢救措施是
A. 药物治疗
B. 保暖
C. 胸外心脏按压
D. 建立呼吸,增加通气
E. 建立静脉通道

29. 患者男,36 岁。诊断为十二指肠溃疡。现疼痛节律消失,餐后腹痛伴呕吐,呕吐物为宿食。**错误**的护理措施是
A. 禁食　B. 连续胃肠减压
C. 静脉补液　D. 观察呕吐物情况
E. 餐前洗胃

30. 患儿,男,7 个月。因腹泻伴中度等渗性缺水入院。经补液治疗后,该患儿脱水体征基本消失,呼吸平稳,但精神仍差,腹胀明显,四肢软弱无力。考虑合并下列情况中的
A. 低血糖　B. 低钙血症
C. 低钾血症　D. 低镁血症
E. 代谢性酸中毒

31. 患者男,36 岁。因急性阑尾炎穿孔行“阑尾切除术”。术后 5 天,感腹部持续性胀痛,伴恶心、呕吐,未排便、排气。体检:全腹膨胀,肠鸣音消失,未触及腹部肿块。腹部 X 线检查见小肠及结肠均有大量充气及气液平面。对于该患者的处理,最适宜的是
A. 立即剖腹探查
B. 口服钡剂全胃肠道透视
C. 腹腔穿刺,灌洗

D. 钡剂灌肠
E. 胃肠减压及支持疗法

32. 患者男，33 岁。右上腹痛伴高热 7 天。B 超和 CT 检查提示肝脓肿，曾有胆道感染史。引起该疾病最可能的原因是
A. 开放性肝损伤
B. 胆道化脓性感染
C. 坏疽性阑尾炎
D. 右侧膈下脓肿
E. 肝包虫病（棘球蚴病）

33. 患者女，48 岁。因胆总管结石合并胆管炎入院。在非手术治疗期间，提示需立即做好急诊手术前准备的指征是
A. 黄疸进行性加重　B. 低血压、意识不清
C. 胆囊肿大、有压痛　D. 体温升高、脉速
E. 白细胞计数增高

34. 患者男，36 岁。十二指肠溃疡病史 3 年，喜饮酒。因工作忙加班数日，突感上腹疼痛加剧，排黑便 2 次，伴头晕、面色苍白、出冷汗、四肢乏力。首先考虑的诊断为
A. 急性胰腺炎　B. 急性肠胃穿孔
C. 急性肠梗阻　D. 肠系膜动脉栓塞
E. 上消化道出血

35. 患者女，45 岁。因餐后腹痛住院，拟诊为急性水肿性胰腺炎，行非手术治疗。护士告知患者行胃肠减压的主要目的是
A. 减轻腹胀　B. 防止恶心、呕吐
C. 减少胰液分泌　D. 预防感染
E. 防止胰液逆流

36. 患者男，71 岁。慢性咳嗽、咳痰 20 年。偶感风寒后，出现发热，呼吸困难，咳大量脓性痰，口唇发绀。查血气分析结果为 $PaCO_2$ 53mmHg，PaO_2 58mmHg，给予吸氧治疗。此时吸氧浓度和氧流量应为
A. 29%，2L/min　B. 33%，3L/min
C. 37%，4L/min　D. 41%，5L/min
E. 45%，6L/min

37. 患者女，78 岁。慢性肺源性心脏病病史 2 年。目前喘憋明显，烦躁不安。治疗应慎用镇静药是为了避免
A. 洋地黄中毒　B. 双重感染
C. 低钾血症　D. 诱发肺性脑病
E. 加重心力衰竭

38. 患者男，36 岁。损伤性气胸。遵医嘱给予胸腔闭式引流，其引流装置如图 2-2-2 所示。目前该装置给予其胸腔施压的压力是

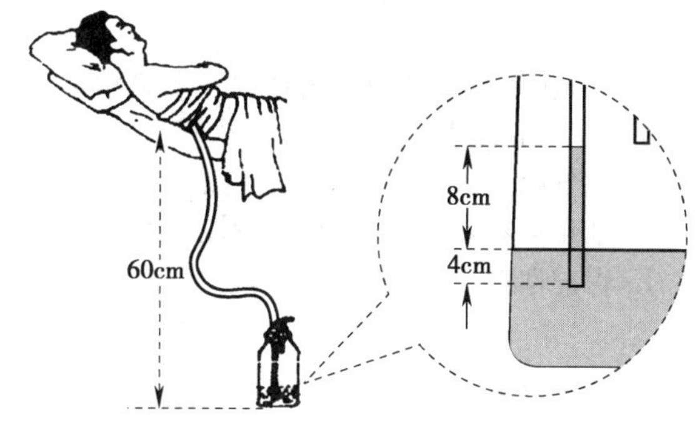

图 2-2-2　胸腔闭式引流装置

A. $-60cmH_2O$　B. $-4cmH_2O$
C. $0cmH_2O$　D. $-8cmH_2O$
E. $60cmH_2O$

39. 患者男，78 岁。肺气肿病史 5 年。近日因感染出现痰多，不易咳出，常有头痛、烦躁，神志恍惚，白天嗜睡，夜间失眠，晨间护理时发现患者神志淡漠，间歇性抽搐。查体：球结膜水肿。应考虑出现
A. 窒息先兆　B. 呼吸性酸中毒
C. 肺性脑病　D. 休克早期
E. 肺感染

40. 患者男，78 岁。诊断为急性呼吸衰竭，使用呼吸机辅助通气，病情一度好转后突然出现兴奋、多语，甚至抽搐。应警惕出现
A. 肺通气量不足
B. 窒息先兆
C. 呼吸抑制
D. 过度通气引起的呼吸性碱中毒
E. 呼吸肌麻痹

41. 患儿，8 岁。发热 3 天后头颈部出现淡红色充血性斑丘疹，体温 39.5℃。护士采取的护理措施中正确的是
A. 乙醇擦浴
B. 冰袋冷敷
C. 冷盐水灌肠
D. 阿司匹林口服
E. 卧床休息，温水擦浴

42. 孕妇,25 岁。妊娠 6 个月,乏力,食欲缺乏,腹胀半个月,黄疸进行性加深。查体:皮肤、巩膜深度黄疸,肝界不缩小,移动性浊音(+)。凝血酶原时间 29 秒(对照 11 秒)。最可能诊断为
A. 急性重型肝炎 B. 亚急性重型肝炎
C. 淤胆型肝炎 D. 急性黄疸性肝炎
E. 妊娠急性脂肪肝

43. 患者因食用不洁食物而出现皮肤黏膜黄染,诊断为甲型肝炎住院。应采取的隔离是
A. 空气隔离 B. 血液隔离
C. 消化道隔离 D. 接触性隔离
E. 保护性隔离

44. 膝关节单纯滑膜结核患者除全身治疗外,局部治疗首选的方法是
A. 膝关节加压融合术
B. 膝关节病灶清除术
C. 穿刺抽脓,注入链霉素或异烟肼
D. 石膏固定
E. 皮肤牵引

45. 患者男,32 岁。从事营销工作,有不洁性生活史。全身多部位淋巴结肿大、口腔糜烂、乏力、厌食、体重下降。诊断为获得性免疫缺陷综合征(艾滋病),正在接受抗病毒治疗。艾滋病抗病毒治疗的最终目标是
A. 杀灭患者体内的人类免疫缺陷病毒(又称艾滋病病毒)
B. 延长患者生命,提高生活质量
C. 保证患者正常的免疫功能
D. 治疗患者的机会性感染
E. 治疗恶性肿瘤

46. 患儿,3 岁。高热、昏迷、抽搐 1 天,急诊入院,疑为中毒性细菌性痢疾。为及时诊断,应立即进行的检查是
A. 粪便培养
B. 肛拭子或盐水灌肠取便镜检
C. 脑脊液常规
D. 颅脑 CT
E. 乙脑特异性 IgM 测定

47. 患者女,20 岁。干咳、发热、盗汗、右侧胸痛 1 个月。辅助检查:红细胞沉降率增快,胸透示右侧肋膈角变钝。目前最重要的治疗措施是
A. 抗结核化疗 B. 胸腔穿刺抽液
C. 应用糖皮质激素 D. 应用镇咳药
E. 应用镇痛药

48. 患者男,35 岁。患肺结核。遵医嘱长期应用链霉素可能出现
A. 肝功能损害 B. 胃肠道刺激
C. 耳毒性 D. 周围神经炎
E. 球后视神经炎

49. 患儿,12 岁。口底蜂窝织炎 3 日,伴高热、乏力、头痛、全身不适。医生决定切开引流,其目的是为了预防
A. 颅内感染 B. 呼吸困难
C. 吞咽困难 D. 脓毒症
E. 感染性休克

50. 患儿,女,足月新生儿。出生后 10 天,吃奶差,精神欠佳。脐部出现红肿、渗液,诊断为新生儿脐炎。新生儿脐炎最常见的致病菌为金黄色葡萄球菌,治疗应首选的抗生素是
A. 庆大霉素 B. 头孢呋辛
C. 林可霉素 D. 红霉素
E. 阿米卡星

51. 初孕妇,28 岁。妊娠 30 周,胎儿臀位。为减轻孕妇的焦虑情绪,护士对孕妇的指导,**不正确**的是
A. 可采用膝胸卧位矫正
B. 矫正无效时,可提前住院待产
C. 膝胸卧位需排空膀胱
D. 可行外转胎位术矫正
E. 胎位可自行转为头先露

52. 患儿,出生后 5 天,哭声低,吸吮无力,小腿、大腿外侧和面颊部皮肤硬肿。体温 32℃,腋肛温差为正值。以下护理措施中**不妥**的是
A. 放入暖箱内,逐渐调至 30~34℃
B. 6~12 小时恢复正常体温
C. 快速复温
D. 用滴管或鼻胃管喂养
E. 尽量避免肌内注射

53. 患者男,22 岁。全身重度水肿,24 小时尿蛋白 5.0g,血清蛋白 22g/L,血压 90/60mmHg,血尿素氮 8.1mmol/L,血肌酐 100μmol/L,确诊为肾病综合征。应用激素的注意事项**错误**的是
A. 始量要足
B. 减药要慢

C. 维持用药要久
D. 根据疗效自行调整剂量
E. 无效时加用细胞毒药物

54. 患者男，45 岁。尿蛋白（++++），全身水肿 1 个月，测血压 160/100mmHg。引起其水肿最主要的因素为
A. 肾小球滤过率下降
B. 血浆胶体渗透压下降
C. 继发性醛固酮增多
D. 抗利尿激素增多
E. 内分泌系统失调

55. 患者男，50 岁。患慢性肾衰竭。近日恶心、呕吐，进食明显减少，并伴有尿少，血清钾浓度增高达 8.9mmol/L。在病情观察时，须警惕可能出现
A. 周期性瘫痪　B. 心力衰竭
C. 严重心律失常　D. 昏迷
E. 抽搐

56. 患者男，35 岁。厨师，平时不爱喝水。因活动后突发腰部疼痛，向下腹、会阴及大腿内侧放射来诊。尿液检查镜下血尿，肾、输尿管及膀胱平片（KUB）示右肾盂内有多个直径 0.3～0.5cm 的结石。为促进此类结石排出，最适宜的运动方式是
A. 散步　B. 打太极拳　C. 游泳
D. 练气功　E. 跳绳

57. 产妇，23 岁。自然分娩，产后 2 小时，需严密观察宫缩及恶露情况。**无关**的观察项目是
A. 子宫底高度　B. 呼吸频率
C. 恶露量　D. 膀胱充盈
E. 子宫质地

58. 患儿，女，6 岁。全身大面积开水烫伤送来急诊。四肢、后背大面积烫伤，创面红肿，大水疱。未伤及范围包括头、面部、颈部及前胸、腹部约 8 个手掌大的皮肤。估计其烧伤面积为
A. 63%　B. 67%　C. 73%
D. 77%　E. 83%

59. 患者男，28 岁。右胸外伤后发生肋骨骨折入院。患者极度呼吸困难，发绀，右胸壁可见反常呼吸运动。首要的急救措施是
A. 加压给氧　B. 气管插管
C. 剖胸检查　D. 固定胸壁
E. 气管切开

60. 患者女，17 岁。车祸致右胫腓骨骨折。在功能锻炼时，下列选项**不妥**的是
A. 主动、被动结合
B. 动、静结合
C. 分期锻炼
D. 以被动与助力运动为主
E. 循序渐进

61. 患者男，50 岁。颅骨骨折术后，拟近期出院。护士在出院指导时应告知患者行颅骨修补术的时间宜在伤后
A. 6 个月　B. 1 年　C. 3 个月
D. 2 年　E. 10 个月

62. 患者女，25 岁。车祸致颈 4 骨折，欲行石膏颈椎固定，宜用的石膏管型是
A. 蛙式石膏管型　B. 头颈胸石膏管型
C. 长臂石膏管型　D. 肩人字石膏管型
E. 石膏背心

63. 患儿，14 岁。近年来多次发生右肩关节脱位。其主要病因是
A. 年龄较小　B. 缺少自我保护意识
C. 体质较差　D. 初次脱位未行固定
E. 初次损伤较重

64. 患者女，50 岁。确诊风湿热 3 年。引起风湿热的常见细菌为
A. 肺炎双球菌　B. 流感嗜血杆菌
C. 铜绿假单胞菌　D. 金黄色葡萄球菌
E. A 组溶血性链球菌

65. 患者男，37 岁。患胃溃疡 9 年余。行毕Ⅱ式胃大部切除术后，为预防倾倒综合征可食用的食物是
A. 蛋糕　B. 豆浆　C. 骨头汤
D. 牛奶　E. 蒸蛋

66. 患者女，56 岁。上腹部痛和饱胀不适 2 个月，伴消瘦。近 5 天出现全身皮肤发黄，皮肤瘙痒。病后自觉食欲减退，恶心，食后消化不良。考虑最可能是
A. 胆总管结石　B. 胰头癌
C. 急性肝炎　D. 胆道蛔虫病
E. 肝癌

67. 患者男，45 岁。进行性消瘦、贫血、乏力，右下腹可触及肿块，粪便隐血试验阳性。可能的诊断是
A. 直肠癌　B. 结肠息肉
C. 右半结肠癌　D. 左半结肠癌
E. 慢性痢疾

68. 患者男，54 岁。无痛性间歇性全程肉眼血尿 3 个月，左上腹部可触及肿块，随呼吸活动，轻度压痛。逆行肾盂造影发现左肾盂肾盏拉长变形。首先应考虑为
A. 肾癌　B. 肾囊肿
C. 肾积水　D. 肾盂癌
E. 肾母细胞瘤

69. 无保护性生活后，欲采取紧急避孕措施，采用药物避孕应在
A. 72 小时内　B. 48 小时内
C. 24 小时内　D. 12 小时内
E. 6 小时内

70. 患者女。因患葡萄胎收治入院。经两次清宫术后，目前子宫收缩佳，阴道出血少，连续两次人绒毛膜促性腺激素（hCG）定量小于 312U/L，近日可出院。责任护士向患者夫妇讲解出院随访的内容和方法，正确的是
A. 定期送检尿 hCG 标本，每周复查 1 次，共 3 个月
B. 自出院起每月检查 1 次，共 3 个月
C. 如出院 1 个月持续阴性，改为每半年检查 1 次
D. 第 2 年起每半年检查 1 次，共随访 2 年
E. 同时检查子宫复旧情况，了解阴道、肺部有无转移性病灶

71. 患者男，12 岁。因急性白血病入院接受化疗。今晨血常规检查结果显示：白细胞 $0.8\times10^9/L$，红细胞 $2.8\times10^{12}/L$，血小板 $40\times10^9/L$。此患者目前最主要的护理措施为
A. 绝对卧床休息　B. 输血小板
C. 应用抗生素　D. 保护性隔离
E. 输新鲜血

72. 3 岁女孩，出生史正常，喂养正常，现进行常规生长发育检查。该女孩的左手腕部 X 线摄片，可显示的骨化中心数量最多为
A. 2 个　B. 4 个
C. 0 个　D. 6 个
E. 8 个

73. 患儿，男，8 个月。因面色苍白 3 个月入院，诊断为营养性缺铁性贫血。其发病原因应**除外**
A. 单纯牛奶喂养
B. 米糊为主食
C. 母乳与牛乳混合喂养
D. 母乳喂养并按时添加辅食
E. 单纯羊乳喂养

74. 某产妇 28 岁，剖宫产术后 42 天，今天返院复查。自诉产后纯母乳喂养，现经查体，产后恢复良好，可以开始性生活。护士应指导其产后坚持纯母乳喂养的时间是
A. 6 个月　B. 4 个月
C. 10 个月　D. 2 个月
E. 8 个月

75. 患者女，22 岁。患慢性再生障碍性贫血，接受丙酸睾酮治疗。护士应指导患者定期检查
A. 血压　B. 肝功能
C. 尿常规　D. 肾功能
E. 头颅 CT

76. 患者女，20 岁。诊断为血小板减少性紫癜，检查时发现口腔黏膜有散在出血点。护士为患者做口腔护理时应特别注意
A. 用温水漱口　B. 夹紧棉球
C. 所有物品要清洁　D. 擦洗动作要轻柔
E. 先擦洗瘀斑处

77. 患者女，26 岁。甲状腺功能亢进症 1 年，服用甲巯咪唑治疗。近日出现发热、咽痛、胫前皮疹。最有可能出现了
A. 过敏性皮疹　B. 中毒性肝炎
C. 粒细胞减少　D. 甲状腺功能减退
E. 血管神经性水肿

78. 患者女，56 岁，身高 156cm，体重 71kg。退休在家，诊断为 2 型糖尿病。根据体重指数，该患者属于
A. 轻度肥胖　B. 超瘦
C. 超重　D. 正常
E. 重度肥胖

79. 患者男，45 岁。高尿酸血症病史 2 年。近日患者夜间突发足踝部剧痛，诊断为痛风。护士在做健

康教育时应告知患者,今后尽量避免食用的蔬菜是
A. 西红柿　B. 茄子　C. 菠菜
D. 青椒　E. 冬瓜

80. 该患者早期形成呼吸骤停的脑疝位于图 2-2-3 中的位置是

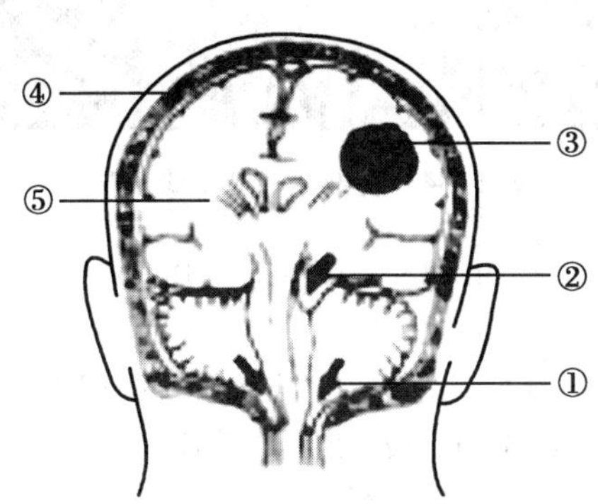

图 2-2-3　脑疝位置

A. ④　B. ①　C. ③　D. ②　E. ⑤

81. 患者男,25 岁。在与人争执中被钝器打击前额。入院检查:伤处疼痛明显,肿胀较局限、中心硬,无波动。诊断为
A. 皮下血肿　B. 帽状腱膜下血肿
C. 骨膜下血肿　D. 硬膜外血肿
E. 硬膜下血肿

82. 患者女,45 岁。交通意外入院治疗,诊断为脑挫裂伤。下面描述**不正确**的是
A. 昏迷且不超过 30 分钟
B. 可出现相应的神经功能障碍症状或体征
C. 颅内压可升高
D. 脑中线可无移位
E. CT 可有阳性体征

83. 患者女,35 岁。患风湿性心脏病后发生心房颤动 4 年,住院时突然出现偏瘫、头痛。首先考虑其发生了
A. 心力衰竭　B. 脑栓塞
C. 脑血栓形成　D. 洋地黄中毒
E. 感染性心内膜炎

84. 癫痫患者强直阵挛发作的特征性表现是
A. 某种活动突然中断
B. 机械动作持续时间长
C. 连续多次发作,且有意识障碍
D. 意识丧失和全身对称性抽搐
E. 表情呆滞,肌肉强直

85. 患儿,女,4 个月。因多汗、烦躁易惊、睡眠不安半个月余,诊断为佝偻病初期。护士指导家长对患儿进行日光照射。下列描述正确的是
A. 每天在室内关窗晒太阳 1 小时
B. 每天在室内关窗晒太阳 2 小时
C. 每天要保证 1~2 小时户外活动
D. 每天要保证 30 分钟户外活动
E. 每天要保证 8 小时户外活动

86. 患儿,男,9 个月。因发热、咳嗽 3 天,病情加重就诊。查体:患儿烦躁不安,气促,口唇发绀。体温 39.2℃,脉搏 180 次/min,呼吸 50 次/min。肺部可闻及较多细湿啰音,心音低钝,肝肋下 3cm。对该患儿的护理措施,**错误**的是
A. 加快输液速度　B. 置患儿于半卧位
C. 避免各种刺激　D. 头罩给氧
E. 备好抢救用品

87. 8 个月女婴,在社区准备接种麻疹疫苗。护士在为其进行消毒时,应采用的消毒剂是
A. 2% 碘酊　B. 0.5% 碘伏
C. 75% 乙醇　D. 0.9% 氯化钠溶液
E. 90% 乙醇

88. 女孩,18 岁。咨询青春期的相关问题,护士的说法**不正确**的是
A. 生殖系统迅速发育
B. 体格生长明显加速
C. 神经内分泌调节功能稳定
D. 第二性征出现
E. 容易出现心理问题

89. 某 27 岁初产妇,双胎妊娠 35 周。因下腹疼痛 2 小时入院。查体:宫口开大 6cm。其最可能发生的情况是
A. 胎盘早剥
B. 前置胎盘
C. 早产
D. 妊娠高血压综合征(妊高征)
E. 子宫收缩乏力

90. 某初产妇,24 岁。妊娠 39 周。妊娠糖尿病,平时饮食控制血糖,因“腹痛伴阴道流液 10 小时”入院待产。入院后遵医嘱给予缩宫素 2.5U,静脉滴注的方法是
A. 缩宫素+0.9% 氯化钠溶液 500ml 静脉滴注,以 4 滴/min 开始

B. 缩宫素+0.9%氯化钠溶液 500ml 静脉滴注，以 10 滴/min 开始
C. 缩宫素+葡萄糖盐水 500ml 静脉滴注，以 10 滴/min 开始
D. 缩宫素+5%葡萄糖 500ml 静脉滴注，以 10 滴/min 开始
E. 缩宫素+5%葡萄糖 500ml 静脉滴注，以 4 滴/min 开始

91. 患者男，60 岁。2 年前行“人工瓣膜置换术”，术后遵医嘱服用华法林。护士指导该出院患者日常生活中应使用电动剃须刀剃须，其主要目的是
A. 避免刮伤出血
B. 避免损伤皮肤引发感染性心内膜炎
C. 避免交叉感染
D. 方便老年人使用
E. 经济实用

92. 李某，30 岁。妊娠 28 周，枕先露，在图 2-2-4（见文末彩图）中听诊胎心音听得最清楚的是

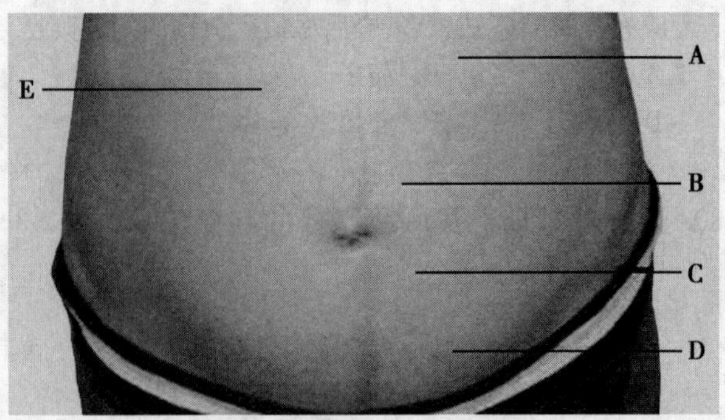

图 2-2-4　腹部胎心音听诊部位

A. A　B. B　C. C　D. D　E. E

93. 孕妇，30 岁。妊娠 35 周，主诉头晕眼花，测血压 168/112mmHg，被诊断为“重度妊高征——先兆子痫”，急诊收入母婴同室，有高血压家族史。发生妊高征有多种高危因素，属于该孕妇的高危因素是
A. 高血压家族史　B. 冬季气温骤变
C. 高龄的初产妇　D. 精神过度紧张
E. 低蛋白血症

二、以下提供若干个案例，每个案例下设若干个考题，请根据各考题题干所提供的信息，在每题下面 A、B、C、D、E 五个备选答案中选择一个最佳答案。

（94~95 题共用题干）

初产妇，24 岁。第一产程出现不协调性宫缩过强，产妇烦躁不安，不停呻吟，拒绝抚触其腹部，助产士小张考虑其为先兆子宫破裂。

94. 典型的先兆子宫破裂临床表现之一是
A. 烦躁不安　B. 呼吸、心率加快
C. 排尿困难　D. 病理性缩复环
E. 胎心率改变

95. 针对先兆子宫破裂产妇，需做的辅助检查项目之一是
A. 胎盘的位置　B. 羊水量
C. 胎盘的成熟度　D. 尿常规有无血尿
E. 胎儿双顶径

（96~98 题共用题干）

患者女，63 岁。因支气管扩张合并肺部感染、左心衰竭入院治疗，入院时体温 39℃，呼吸急促，端坐呼吸。

96. 患者经抗炎、利尿、强心治疗后，体温降至正常，可平卧，现改用地高辛口服。护士给药时特别注意
A. 应饭后服药　B. 应空腹服药
C. 用药前测脉率　D. 应准时服药
E. 服药后少饮水

97. 患者服用地高辛几天后，出现恶心、呕吐、视物模糊。护士应立即
A. 报告护士长
B. 给予止吐药
C. 做心电图检查
D. 做好患者心理护理
E. 停止服药并报告医生

98. 患者以往有骨质疏松，自行长期口服活性钙，护士应嘱咐患者
A. 立即停用
B. 自行间断服用
C. 改服其他钙剂
D. 适当减量服用
E. 在医护人员指导下服用

（99~101 题共用题干）

患儿，男，2 岁。体重 9.5kg，身高 80cm。懒动，口唇发绀，活动后加重，有蹲踞现象。临床诊断为法

洛四联症。患儿哭闹时突然出现呼吸困难，伴发绀加重，继之抽搐。

99. 该患儿可能发生了下列情况中的
A. 支气管肺炎　B. 缺氧发作
C. 中毒性脑病　D. 脑血栓
E. 脑脓肿

100. 以下紧急处理措施，**不正确**的是
A. 立即给予膝胸体位
B. 立即吸氧
C. 纠正酸中毒
D. 给予去氧肾上腺素（新福林）或普萘洛尔（心得安）
E. 应用抗菌药物

101. 该患儿的发绀程度，受图 2-2-5（见文末彩图）法洛四联症的 4 个病理改变影响最大的是

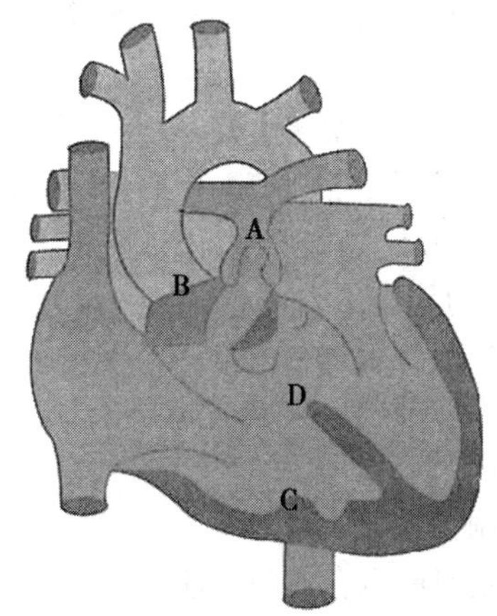

图 2-2-5　法洛四联症的病理改变

A. A　B. B　C. C　D. D　E. B 和 D

（102~104 题共用题干）

患者男，50 岁。有慢性便秘多年。近半年来发现站立时右阴囊出现肿块，呈梨形，平卧时可还纳。局部检查，触诊发现右外环扩大，嘱咐患者咳嗽，指尖有冲击感，手指压迫内环处，站立咳嗽，肿块不再出现。

102. 本病例属于
A. 腹股沟斜疝　B. 腹股沟直疝
C. 股疝　D. 脐疝
E. 切口疝

103. 为避免术后疝复发，术前主要措施是
A. 治疗便秘　B. 备皮
C. 排尿　D. 灌肠
E. 麻醉前用药

104. 术后预防血肿的措施是
A. 平卧位
B. 保持敷料清洁干燥
C. 托起阴囊，切口沙袋压迫
D. 应用抗生素
E. 不可过早下床活动

（105~107 题共用题干）

患者男，22 岁。支气管哮喘病史 10 年。近 2 天受凉后出现咳嗽、咳痰、气喘，考虑哮喘发作。今日突然出现右侧胸痛，大汗，呼吸困难加重。体检：气管向左侧移位，右胸叩诊鼓音。

105. 支气管哮喘的主要临床表现是
A. 带哮鸣音的混合性呼吸困难
B. 呼吸困难伴哮鸣音
C. 发作性呼吸困难伴窒息感
D. 反复发作带哮鸣音的呼气性呼吸困难
E. 吸气性呼吸困难伴“三凹征”

106. 该患者可能合并了
A. 右侧气胸　B. 右侧胸腔积液
C. 右侧肺梗死　D. 右侧肺纤维化
E. 右侧肺不张

107. 应用 β_2 受体激动剂控制哮喘发作时，首选的给药方法是
A. 口服　B. 吸入法
C. 静脉滴注　D. 肌内注射
E. 舌下含服

（108~110 题共用题干）

患儿，男，3 岁。发热、流涕、咳嗽 3 天。查体：咽部及眼结膜充血，畏光，口腔黏膜可见数个白色斑点，周围有红晕，心、肺听诊正常。1 周前接触过麻疹患者。

108. 此患儿可能患有
A. 麻疹　B. 流行性腮腺炎
C. 水痘　D. 风疹
E. 猩红热

109. 患儿处于该病病程中的
A. 潜伏期　B. 潜伏末期
C. 前驱期　D. 出疹期
E. 恢复期

110. 患儿，6 岁。未接种过麻疹减毒活疫苗。为预防其发病，投给被动免疫制剂的合适时间是
A. 接触后 5 日之内
B. 接触后 10 日之内
C. 接触后 14 日之内
D. 接触后 20 日之内
E. 接触后 28 日之内

（111~112 题共用题干）

患者女，61 岁。寒战、高热，左下肢皮肤表现如图 2-2-6（见文末彩图）所示。

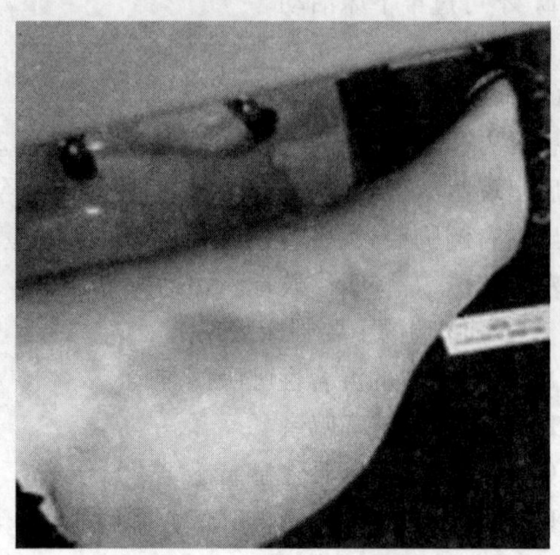

图 2-2-6 腿部皮肤感染

111. 评估患者可能是
   A. 静脉炎
   B. 动脉炎
   C. 网状淋巴管炎
   D. 管状淋巴管炎
   E. 蜂窝织炎

112. 下列有关该患者健康教育，**不正确**的是
   A. 患者使用后的敷料应及时焚毁或者严格消毒
   B. 共用衣帽、毛巾、面盆等会导致接触性感染
   C. 患病期间，应勤用自来水冲洗患处，防止炎症扩散
   D. 患病期间，应禁止饮酒或食用辛辣刺激食物
   E. 及时治疗瘙痒性皮肤病，如足癣等

（113~114 题共用题干）

患者男，25 岁。近半年来无明显诱因出现午后低热、盗汗、乏力。

113. PPD 试验结果阳性表现为
   A. ≤4mm
   B. 5~9mm
   C. 10~19mm
   D. ≥20mm
   E. <20mm，但局部有水疱

114. 对肺结核患者用过的餐具采取的消毒办法是
   A. 浸泡法　　B. 擦洗
   C. 日晒法　　D. 熏蒸法
   E. 喷雾法

（115~116 题共用题干）

患者男，73 岁。因患良性前列腺增生 5 年行前列腺摘除术，现术后 1 天。

115. 预防前列腺摘除术后前列腺窝出血最主要的措施是
   A. 使用止血药物
   B. 输新鲜血
   C. 做好气囊导尿管护理
   D. 不做肛管排气
   E. 便秘时不灌肠

116. 在进行膀胱冲洗的护理过程中，**错误**的措施是
   A. 回病房后即连接好密闭式膀胱冲洗装置
   B. 冲洗液可选用生理盐水
   C. 冲洗液常规经膀胱造瘘管注入，由导尿管排出
   D. 根据需要，冲洗液内可以加入止血药物
   E. 结合病情做持续和间断膀胱冲洗

（117~118 题共用题干）

患者女，52 岁。宫颈癌Ⅱ期，拟行手术治疗。术前行子宫动脉栓塞化疗术，注入顺铂。

117. 顺铂的药理作用为
   A. 干扰核酸生物合成
   B. 干扰转录过程和阻止 RNA 合成
   C. 破坏 DNA 结构
   D. 抑制拓扑异构酶活性
   E. 抑制蛋白质合成与功能

118. 术后穿刺点加压包扎的时间是
   A. 12 小时　　B. 3 小时
   C. 6 小时　　D. 24 小时
   E. 8 小时

（119~120 题共用题干）

患者男，54 岁。胃溃疡病史 10 年，最近 3 个月胃痛加重，上腹胀满，时有呕吐。食欲减退，体重下降 3kg。粪便隐血检查数次阳性。应用抗酸剂治疗胃痛，效果不好。

119. 做健康教育时要首先考虑该患者是
   A. 胃溃疡恶变　　B. 穿透性胃溃疡
   C. 复合溃疡　　D. 顽固性溃疡
   E. 胃后壁溃疡

120. 建议该患者首选的检查是
   A. CT　　B. B 超
   C. 纤维胃镜　　D. MRI
   E. X 线

模拟试卷三

专业实务

一、以下每一道题下面有A、B、C、D、E五个备选答案。请从中选择一个最佳答案。

1. 抢救时间的记录**不包括**
   A. 患者到达的时间
   B. 医生到达的时间
   C. 抢救措施落实的时间
   D. 病情变化的时间
   E. 家属到达的时间

2. 护士在隔离病区工作中的下列行为，正确的是
   A. 护理结核病患者后立即更换口罩
   B. 把口罩挂在胸前
   C. 身着隔离衣进入治疗室
   D. 为患者翻身后用手整理口罩
   E. 掀页撕取避污纸

3. 护士在工作中的坐姿，**错误**的是
   A. 坐在椅子的前部1/3~1/2处
   B. 上半身挺直，抬头
   C. 目视前方，下颌微收
   D. 双手交叉相握于腹前
   E. 两膝并拢，两脚并拢

4. 患儿，女，4个月。肺炎入院。医嘱给予心电监护。安静状态下患儿生命体征：心率129次/min，呼吸37次/min。护士对监测结果判断正确的是
   A. 心率、呼吸均正常
   B. 心率增快，呼吸增快
   C. 心率正常，呼吸增快
   D. 心率减慢，呼吸正常
   E. 心率减慢，呼吸减慢

5. 一般成人静脉输液的滴速是
   A. 20~40滴/min　B. 40~60滴/min
   C. 60~80滴/min　D. 80~100滴/min
   E. 100~120滴/min

6. 一名患者在输液1小时的时候，突然出现呼吸困难、咳粉红色泡沫样痰的情况。请问他发生了
   A. 发热反应　B. 空气栓塞
   C. 过敏反应　D. 循环负荷过重
   E. 肺炎

7. 肥厚型心肌病是以图3-1-1(见文末彩图)中某部位的肥厚为特征，该部位是

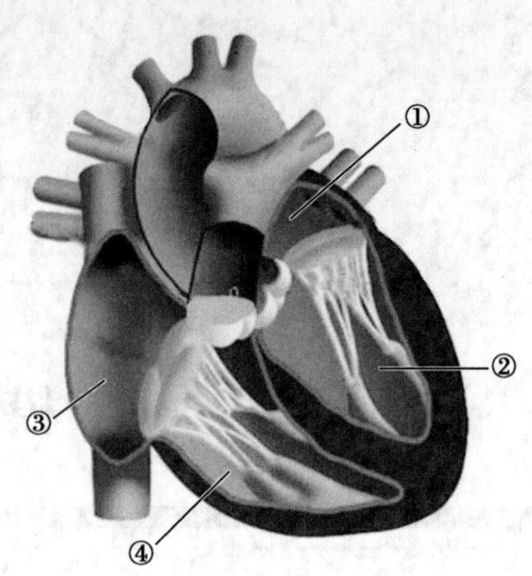

图3-1-1　肥厚型心肌病

   A. ①+③　B. ①+②　C. ②+④
   D. ①　E. ③+④

8. 某6岁女孩，按计划免疫程序来院接种流脑疫苗。护士进行健康评估时得知该女孩尚未吃早餐，此时正确的处理是
   A. 按医嘱给予肌内注射流脑疫苗
   B. 注意评估近期有无发热、感染
   C. 按医嘱给予皮下注射流脑疫苗
   D. 按医嘱给予口服流脑疫苗
   E. 建议吃完早餐后再接种

9. 原发性肾病综合征的病理生理变化**不包括**
   A. 水肿
   B. 大量蛋白尿
   C. 高脂血症
   D. 大量糖尿
   E. 低蛋白血症

10. 有助于维护和修复小儿肠道黏膜屏障功能的药物是
   A. 青霉素　B. 蒙脱石散
   C. 制霉菌素　D. 小檗碱

E. 双歧杆菌

11. 艾滋病的高危人群**不包括**
A. 暗娼、嫖客　　B. 静脉吸毒者
C. 男同性恋者　　D. 多性伴侣者
E. 无偿献血者

12. 患者女，23岁。车祸致大量失血，入院时已昏迷。为抢救患者生命，需立即手术治疗，但短期内无法联系到患者家属。此时，合理的处理措施是
A. 继续尝试联系家属
B. 联系患者单位
C. 转诊其他医疗机构
D. 请示上级卫生主管部门
E. 由医院负责人决策

13. 继发性腹膜炎的最常见病原菌是
A. 大肠埃希菌　　B. 铜绿假单胞菌
C. 溶血性链球菌　　D. 葡萄球菌
E. 肺炎链球菌

14. 抑郁症患者睡眠紊乱的特点是
A. 易醒　　B. 早醒
C. 入睡困难　　D. 睡眠过度
E. 时睡时醒

15. 女婴，4个月。足月儿，体检指标正常。此月龄最适合添加的辅食是
A. 蛋黄　　B. 饼干
C. 粥　　D. 烂面
E. 土豆泥

16. 患者男，57岁。身高178cm，体重80kg，患高血压。该患者应减少的食物摄入是
A. 豆腐　　B. 莴苣
C. 香蕉　　D. 火腿
E. 鸡蛋

17. 最易发生骨折的肋骨是
A. 第11~12肋　　B. 第7~10肋
C. 第4~7肋　　D. 第4~5肋
E. 第1~3肋

18. 在车祸成批伤员事故中，现场应先抢救的伤员是
A. 股骨干骨折者
B. 腰椎骨折合并截瘫者
C. 肢体动脉破裂大出血者
D. 腹部开放伤有肠管脱出者
E. 头部损伤及昏迷者

19. 患者男，35岁。半年前无明显诱因出现敏感、多疑，认为同事在背后说他的坏话，阻碍其工作，常出现冲动行为，诊断为“精神分裂症”入院治疗。对该患者的护理措施中，恰当的是
A. 尽量满足患者的一切要求
B. 隔离患者，避免与其他人接触
C. 避免在患者面前低声交谈
D. 协调患者与同事关系
E. 让患者认识到其感觉是疾病的症状

20. 某膀胱癌患者行保留膀胱术，术后应用膀胱灌注法预防肿瘤复发。常用的灌注药物为
A. 苯扎溴铵　　B. 硼酸水
C. 抗菌药　　D. 干扰素
E. 卡介苗

21. 治疗厌氧菌感染的急性盆腔炎最常使用的抗生素是
A. 四环素　　B. 克拉霉素
C. 万古霉素　　D. 甲硝唑
E. 阿奇霉素

22. 一位心力衰竭患者，接受服用洋地黄、呋塞米等治疗，现出现如图3-1-2所示心电图表现。此时，为治疗此心律失常，首选药是

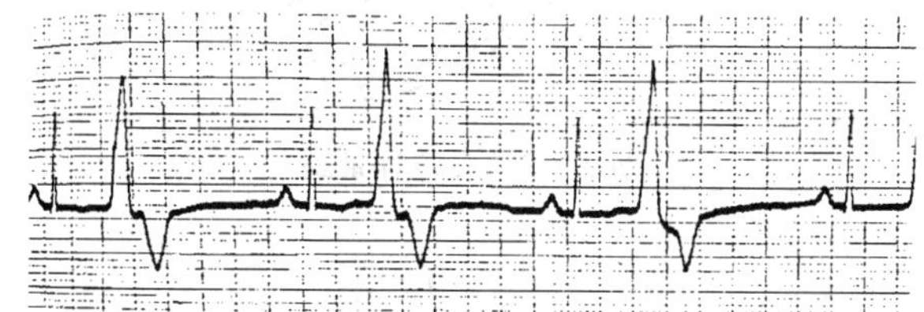

图3-1-2　心律失常心电图

A. 阿托品　　B. 利多卡因
C. 维拉帕米　　D. 硝苯地平
E. 地西泮

23. 治疗糖尿病药物阿卡波糖正确的服药时间是
A. 餐时服用　　B. 空腹服用
C. 睡前服用　　D. 饭前1小时服用
E. 饭后1小时服用

24. 代谢性酸中毒最突出的临床表现是
A. 呼吸减慢
B. 面部潮红
C. 口唇樱红
D. 心率增快
E. 呼吸中有烂苹果气味

25. 下列药物过敏试验的皮试液浓度,正确的是
A. 青霉素 500U/0.1ml
B. 链霉素 2 500U/0.1ml
C. 普鲁卡因 0.25mg/0.1ml
D. 细胞色素 C 0.75mg/0.1ml
E. 破伤风抗毒素 150U/0.1ml

26. 排卵发生在
A. 月经期 B. 增生期
C. 增生期末 D. 分泌期
E. 分泌期末

27. 在心正常传导过程中,由窦房结发出的电冲动,经过结间束后会到达图 3-1-3(见文末彩图)中的位置是

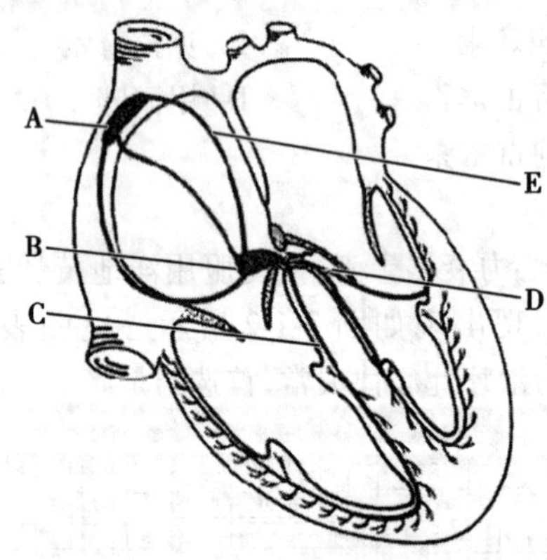

图 3-1-3 心传导系统

A. A B. B
C. C D. D
E. E

28. 给予某肝性脑病早期的患者口服乳果糖,其药理作用是
A. 补充食物纤维
B. 减少氨的形成和吸收
C. 作为肝性脑病治疗的主要能量来源
D. 纠正氨基酸代谢比例失调
E. 抑制肠道细菌生长

29. 患者女,26 岁。已婚,停经 53 天,突然下腹剧痛 1 小时来急诊。疑患“异位妊娠”入院。护理评估:急性病痛苦面容,面色稍苍白。血压 90/60mmHg,脉搏 100 次/min,下腹有压痛及反跳痛,右侧尤明显。患者自诉腹痛难忍,担心妊娠难以继续,要求尽量保胎。目前此患者首选的护理诊断/问题是
A. 疼痛
B. 焦虑
C. 知识缺乏
D. 潜在并发症:贫血
E. 潜在并发症:失血性休克

30. 孕妇,28 岁。妊娠 38 周。在上厕所蹲下的时候发现有液体从阴道流出,去医院检查诊断为胎膜早破。此时她的阴道 pH 为
A. 4.5~5.5 B. 5.5~6.5
C. 6.5~7.5 D. 7.5~8.5
E. 5.0~6.0

31. 患者女,32 岁。妊娠 39 周。护士查房时打开门窗通风,其主要目的**不包括**
A. 促进食欲
B. 减少病室内细菌含量
C. 调节室内温、湿度
D. 增加汗液蒸发及热的消散
E. 更新室内空气

32. 患者女,28 岁。因交通事故致右下肢开放性骨折,活动性出血,送至急诊室。在医生未到之前,当班护士应立即
A. 询问发生交通事故的原因
B. 向公安部门报告
C. 安慰患者,耐心等待医生
D. 给患者注射镇痛药和镇静药
E. 给患者止血,测血压,建立静脉输液通道

33. 患者男,60 岁。股骨骨折患者,护士协助其从平车向床上移动时的顺序为
A. 下肢,臀部,上身 B. 上身,下肢,臀部
C. 上身,臀部,下肢 D. 臀部,下肢,上身
E. 臀部,上身,下肢

34. 患者男,48 岁。因下肢手术后卧床发生下肢深静脉血栓,行溶栓抗凝之后出现胸痛、呼吸困难、发绀,此时出现了

A. 肺栓塞　　B. 脑栓塞
C. 冠心病　　D. 出血
E. 肺部感染

35. 患者男，38岁。因车祸后大出血导致休克。入院后测脉搏120次/min，血压75/60mmHg。护士需将其头胸和下肢分别抬高的角度是
A. 头胸5°~10°、下肢15°~20°
B. 头胸20°~25°、下肢20°~25°
C. 头胸5°~10°、下肢20°~30°
D. 头胸15°~20°、下肢10°~15°
E. 头胸10°~20°、下肢20°~30°

36. 患者男，22岁。行下肢牵引，采取头低足高位时，应将床尾抬高
A. 5~10cm　　B. 10~15cm
C. 15~30cm　　D. 30~40cm
E. 40~50cm

37. 某护士用下排气式蒸汽灭菌锅进行灭菌。上午8时35分锅内压力达到所需数值，其后一直维持在103~137kPa，结束灭菌的正确时间是
A. 上午8时45分
B. 上午8时50分
C. 上午9时05分
D. 上午9时35分
E. 上午10时

38. 烧伤伤情如图3-1-4(见文末彩图)所示，该患者的烧伤深度是

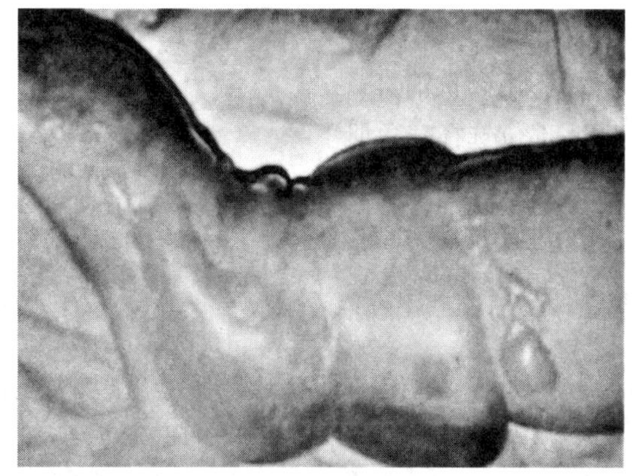

图3-1-4　烧伤深度

A. Ⅰ度　　B. Ⅲ度　　C. 深Ⅱ度
D. Ⅳ度　　E. 浅Ⅱ度

39. 患者女，49岁。诊断为乳腺癌。在全身麻醉下行乳腺癌根治术后，放置皮瓣下引流管的目的是
A. 引流气体
B. 促进伤口愈合
C. 防止感染
D. 防止皮瓣移动
E. 减轻疼痛

40. 患者女，18岁。白血病，造血干细胞移植术后，护士指导其使用避污纸，正确的是
A. 由他人传递
B. 在页面中心抓取
C. 须掀开首页抓取第2页
D. 污染的手不触及第2页
E. 掀页撕取

41. 患者女，60岁。因午饭时食用了发芽的马铃薯导致食物中毒。到急诊就诊后，医生要为其进行洗胃，首选的洗胃液是
A. 5%乙酸　　B. 1%~3%鞣酸
C. 高锰酸钾溶液　　D. 1%活性炭悬浮液
E. 硫酸镁

42. 患者男，25岁。感觉头晕不适，有发热感。测口温39.2℃，口服安乃近0.5g，半小时后，大量出汗。此阶段易出现
A. 低温　　B. 虚脱
C. 皮肤潮红　　D. 呼吸加快
E. 畏寒

43. 某甲状腺功能亢进症患者，行基础代谢率测定时间宜在
A. 下午6时，餐后和静卧
B. 清晨，空腹和静卧
C. 下午4时，静卧
D. 午间12时，餐后和静卧
E. 下午2时，静卧

44. 患者男，24岁。从建筑工地高空作业不慎坠地，患者神志清醒，面色苍白，心率139次/min，出现休克症状。此时患者的脉搏特征是
A. 强大有力
B. 细弱无力
C. 动脉管壁变硬，失去弹性

D. 单位时间内脉率少于心率
E. 每隔 1 个正常搏动后出现 1 次期前收缩

45. 患者女,10 岁。肺炎持续发热 2 天,体温 40.0℃。下列饮食适合该患者的是
A. 高热量饮食　B. 高蛋白饮食
C. 低蛋白饮食　D. 低脂肪饮食
E. 低盐饮食

46. 患者男,78 岁。长期卧床致骶尾部压疮,行红外线灯照射治疗。以下措施**错误**的是
A. 选用 500W 的大灯头
B. 照射距离 30~50cm
C. 照射时间 30~60 分钟
D. 照射完毕须让患者在治疗室休息 15 分钟
E. 照射中应以局部皮肤呈桃红色为宜

47. 某个工人长期在冷库工作,近日出现下肢肿胀、疼痛,足背动脉搏动消失,考虑血栓闭塞性脉管炎收入院。下列与血栓闭塞性脉管炎关系不大的因素是
A. 患肢曾被砸伤　B. 吸烟 30 年余
C. 饮酒 10 年余　D. 在东北居住
E. 有受寒史

48. 小李,从事理发师行业,下肢酸胀、疼痛,小腿内侧出现蚯蚓样隆起,足踝部有色素沉着。此症状是
A. 深静脉血栓形成
B. 动脉硬化导管堵塞
C. 大隐静脉曲张
D. 小隐静脉曲张
E. 血栓闭塞性脉管炎

49. 某急腹症患者,病情平稳。如图 3-1-5 所示卧位宜采用
A. ④　B. ⑤　C. ③
D. ②　E. ①

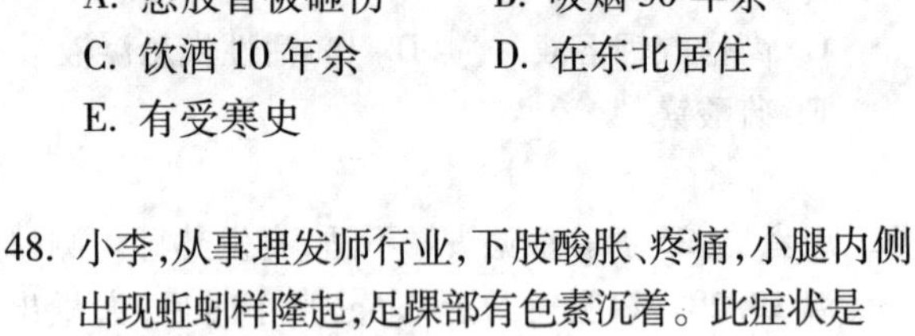

图顺序 ①② / ③④⑤		

图 3-1-5　卧位图

50. 患者女,61 岁。脊椎麻醉下行髋关节置换术,术后 24 小时导尿管拔除后出现排尿困难。下列护士采取的措施中,利用条件反射促进患者排尿的是
A. 用屏风遮挡
B. 耐心安慰,鼓励
C. 用热水袋敷下腹部
D. 用温水冲洗会阴部
E. 助患者坐起排尿

51. 患者男,56 岁。尿潴留致膀胱高度膨胀,护士长要求护士对其导尿时第 1 次放尿不应超过 1 000ml。下列原因**不正确**的是
A. 防血尿
B. 防虚脱
C. 防腹压急剧下降
D. 防导尿管脱出
E. 防膀胱黏膜急剧充血

52. 患者女,65 岁。患慢性充血性心力衰竭。医嘱:地高辛 0.25mg p. o. q. d. 。此药要求护士发药时应特别注意
A. 看患者服下后再离开
B. 给药前测脉率(心率)及节律
C. 嘱患者服药后多饮水
D. 嘱患者一定要舌下含服
E. 给药前应测患者的呼吸频率

53. 患者男,27 岁。因脚被生锈的铁钉扎穿,须注射破伤风抗毒素。在进行皮试的时候,护士操作正确的是
A. 不用碘伏消毒
B. 部位选择三角肌下缘
C. 拔针后用棉签轻轻按压
D. 进针角度为 15°
E. 针头刺入 1/3 长

54. 患者男,40 岁。因车祸致腹腔脏器破裂,失血性休克。需要紧急进行股静脉加压输液,穿刺点位于
A. 股动脉内侧 0.5cm 处
B. 股动脉内侧 1cm 处
C. 股神经外侧 0.5cm 处

D. 股动脉外侧 0.5cm 处
E. 股动脉外侧 1cm 处

55. 患者男，32 岁。诊断为阑尾炎，拟行阑尾切除术。术前进行青霉素过敏试验。皮试结果：局部皮肤红肿，直径 1.3cm，无自觉症状。护士应采取的处理方法是
A. 可以正常注射青霉素
B. 可以注射青霉素，但剂量减少
C. 注射青霉素后，再注射盐酸肾上腺素
D. 禁用青霉素
E. 在对侧肢体做对照试验

56. 患者男，50 岁。在建筑工地干活时被一铁钉扎伤，医嘱予以破伤风抗毒素（TAT）肌内注射。护士在给患者做皮试前宣教，下列关于破伤风皮试叙述**错误**的是
A. 当皮丘直径大于 1.5cm 时，红晕超过 4cm 可以判断为结果阳性
B. 试验结果为阳性时，可做破伤风脱敏注射
C. 破伤风皮试液的浓度是 1 500U/ml
D. 试验结果为阴性时，余液 0.9ml 与皮试剩余剂量做肌内注射
E. 当皮丘周围有伪足、痒感时可以判断为阳性

57. 患者男，46 岁。肝硬化导致上消化道出血，入院查血压 90/50mmHg，心率 110 次/min。为患者静脉滴注低分子右旋糖酐，其目的是
A. 供给水分和热能
B. 供给水分和电解质
C. 调节酸碱平衡
D. 利尿脱水
E. 改善微循环

58. 患者男，24 岁。以白血病为诊断入院，需要长期静脉滴注化疗药物。为了合理使用静脉，护士在选择血管时应注意
A. 由近心端到远心端
B. 由远心端到近心端
C. 先粗大后细小
D. 先细小后粗大
E. 先上后下

59. 患者男，70 岁。患高血压多年。突然剧烈头痛，伴呕吐，继而昏迷，出现脑疝症状。遵医嘱给予 20% 甘露醇 250ml，要求在 20 分钟内输完。护士应调节滴速为
A. 125 滴/min　B. 150 滴/min
C. 167 滴/min　D. 187 滴/min
E. 195 滴/min

60. 患者女，44 岁。静脉输液治疗中，护士巡视发现溶液不滴，局部无肿胀不适，挤压近针头端输液管，感觉有阻力且无回血。正确的处理方法是
A. 抬高输液瓶位置
B. 更换针头重新穿刺
C. 调整针头位置
D. 用力挤压输液管直至液体通畅
E. 热敷注射部位上端血管

61. 患者女，43 岁。在输血 20ml 后出现头胀，四肢麻木，腰背部剧痛。此时护士采取的措施**不妥**的是
A. 暂停输血
B. 保留余血便于检验
C. 热敷腰部
D. 静脉注射 10% 葡萄糖酸钙
E. 密切观察尿量

62. 患者女，46 岁。发热 2 周，伴进行性贫血、全身乏力而入院。体检：体温 39.2℃，B 超提示脾大。初诊亚急性细菌性心内膜炎，需做血培养进一步明确诊断，应采血
A. 2～3ml　B. 4～5ml　C. 6～8ml
D. 10～20ml　E. 20～25ml

63. 患者男，76 岁。脑卒中后卧床不起，患者无力咳痰且痰液黏稠。下列护理措施**错误**的是
A. 叩拍胸背部
B. 使用超声雾化吸入
C. 滴入生理盐水
D. 滴入化痰药物
E. 增加吸引器负压

64. 患者女，56 岁。服用药物后医嘱禁忌洗胃。该

患者服用的药物可能是

A. 硝酸 B. 磷化锌
C. 巴比妥钠 D. 氰化物
E. 敌百虫

65. 患者男,55 岁。因频发室性期前收缩入院。如厕时突然倒地不省人事,颈动脉扪不到搏动,未闻及呼吸音,双侧瞳孔散大。此时应立即采取的措施是

A. 平卧保暖 B. 氧气吸入
C. 心电监护 D. 心肺复苏(CPR)
E. 建立静脉通道

66. 患者女,60 岁。确诊为急性呼吸窘迫综合征,给予面罩吸氧。为了使吸入氧能够达到 53%,需将氧流量调至

A. 10L/min B. 6L/min
C. 4L/min D. 8L/min
E. 2L/min

67. 患者男,46 岁。支气管肺癌病理组织报告为鳞状细胞癌,按解剖学部位分类常见的类型是

A. 混合型 B. 周围型
C. 巨块型 D. 中央型
E. 边缘型

68. 护士小王新入重症监护室,其在书写特别护理记录单时方法正确的是

A. 眉栏填写用红色水笔
B. 日间 8 时到夜间 8 时用蓝(黑)水笔书写
C. 夜间 6 时到次日晨 6 时用红钢笔书写
D. 出入液量每班 8 小时总结 1 次
E. 总结的出入液量应记录于体温单上

69. 患者男,45 岁。因间断胸闷 1 周,1 天前于夜间突然被迫坐起,频繁咳嗽,严重气急,咳大量粉红色泡沫样痰,既往患冠心病 10 年。该患者具有特征性的脉搏是

A. 交替脉 B. 平脉
C. 水冲脉 D. 脉搏短绌
E. 奇脉

70. 患者男,88 岁。情绪激动后突感剧烈压榨样胸痛、呕吐伴窒息感 2 小时入院。护士在执行医嘱时应质疑和进一步核对的是

A. 毛花苷丙缓慢滴注 B. 吗啡静脉注射
C. 绝对卧床休息 D. 给予氧气吸入
E. 密切监护生命体征

71. 患者男,60 岁。吸烟 40 余年。因刺激性干咳 2 年,近期出现痰中带血丝,入院求诊。诊断为中央型肺癌。癌肿压迫颈部交感神经丛可出现 Horner 综合征。以下**不是**其表现的是

A. 声音嘶哑 B. 患侧眼球内陷
C. 患侧眼睑下垂 D. 患侧瞳孔缩小
E. 同侧面部无汗

72. 一高位产钳助产的新生儿,出生后 24 小时突然发生惊厥。查血常规在正常范围内,血清钙 2mmol/L,全血血糖 2. 6mmol/L,脑脊液有皱缩红细胞。该患儿的诊断为

A. 新生儿缺氧缺血性脑病
B. 新生儿低血糖
C. 新生儿颅内出血
D. 新生儿低钙血症
E. 新生儿脑膜炎

73. 患者男,25 岁。诊断为化脓性阑尾炎。患者出现腹肌紧张,说明炎症刺激了

A. 阑尾肌层 B. 阑尾腔黏膜
C. 脏腹膜 D. 壁腹膜
E. 盲肠

74. 患者男,46 岁。反复出现右上腹绞痛,伴发热,黄疸 1 年余。为明确诊断,应首先采用的检查是

A. B 超 B. 胆囊或胆道造影
C. PTC D. ERCP
E. CT

75. 患者女,29 岁。有复发性流产史。现妊娠 8 周,遵医嘱给予黄体酮肌内注射。正确的操作是

A. 选择粗长针头注射
B. 消毒范围 3cm
C. 乙醇消毒皮肤
D. 进针角度为 45°
E. 见回血后方可推药

76. 患儿，男，10个月。因“发热、咳嗽3天”诊断为支气管炎入院。入院当天患儿突然烦躁、哭闹不安，呼吸62次/min，心率182次/min，心音低钝，肝肋下3.5cm。出现上述表现的主要原因是
A. 肺动脉高压和中毒性心肌炎
B. 痰液黏稠，气管堵塞
C. 循环充血和高血压
D. 末梢循环衰竭和心肌水肿
E. 弥散性血管内凝血

77. 患者男，74岁。慢性咳嗽、咳痰20年，诊断为COPD。诊断COPD一定具备的条件是
A. 慢性支气管炎
B. 进行性呼吸困难
C. 慢性阻塞性肺气肿
D. 气流受限
E. 二氧化碳潴留

78. 患者男，36岁。右侧胸外伤后，出现极度呼吸困难、发绀，胸壁皮下气肿，右侧肺叩诊呈鼓音，听诊呼吸音消失。首先考虑为
A. 多根多处肋骨骨折　B. 闭合性气胸
C. 开放性气胸　D. 张力性气胸
E. 进行性血胸

79. 患者男，66岁。有慢性支气管炎、阻塞性肺气肿病史7年，近3年来反复双下肢水肿。近日因感染病情加重，口唇发绀，神志恍惚，双下肺闻及湿啰音，心率120次/min。为确定该患者有无呼吸衰竭，下列检查最有意义的是
A. 动脉血气分析　B. 发绀
C. 神志变化　D. 心律失常
E. 呼吸困难

80. 脓性指头炎的并发症是
A. 化脓性腱鞘炎　B. 败血症
C. 骨髓炎　D. 脓血症
E. 掌间隙感染

81. 患儿，男，诊断为流行性乙型脑炎。住院第3日血压明显升高，瞳孔不等大，颈强直，有呼吸暂停。应首先采取的急救措施是
A. 糖皮质激素　B. 镇痉
C. 呋塞米　D. 吸氧
E. 20%甘露醇

82. 患者女，50岁。既往糖尿病病史10年，近3个月来出现午后低热、颧部潮红、乏力、盗汗、易烦躁、食欲减退、消瘦，近日咯血后高热不退。提示
A. 组织破坏广泛　B. 结核病灶播散
C. 病灶继续出血　D. 出现继发感染
E. 并发结核性胸膜炎

83. 患儿，男，8岁。来医院时表情痛苦、呼吸急促、面颊潮红、鼻翼扇动。这种面容表现为
A. 甲亢面容　B. 急性面容
C. 慢性面容　D. 脱水面容
E. 贫血面容

84. 患者男，25岁。急性阑尾炎穿孔，行阑尾切除术后第6日，体温39℃，大便次数增多，伴里急后重。直肠指检：直肠前壁有触痛，并有波动感。诊断为盆腔脓肿，其特点描述**错误**的是
A. 属于最常见的腹腔脓肿
B. 体温升高，脉快
C. 脓液被包围在肠管、肠系膜及网膜之间
D. 大便次数增多、里急后重
E. 可出现尿频、尿急、尿痛

85. 患者女，35岁。急性有机磷农药中毒。使用阿托品会出现以下情况中的
A. 呼吸加快　B. 口干
C. 血压下降　D. 心率减慢
E. 皮肤潮红

86. 患者男，40岁。炎热夏天，天气闷热，在外面连续工作数小时，由于大量出汗导致失水、失钠等引起的周围循环灌注不足，体温基本正常。此种表现属于
A. 热痉挛　B. 日射病
C. 热衰竭　D. 中暑痉挛
E. 热射病

87. 患者女，25岁。外伤致左肘关节脱位。护理评估时，能与肱骨髁上骨折相鉴别的表现是
A. 合并神经损伤
B. 左肘部肿胀
C. 左肘后三点关系失常
D. 左肘部畸形
E. 活动受限

88. 7 岁发育正常的小儿,其平均身高约为
A. 122cm　B. 117cm
C. 110cm　D. 102cm
E. 87cm

89. 患者女,52 岁。自述肝区持续性钝痛来院就诊。B 超检查发现肝占位性病变 1 周,查肝功能正常。下列检查最有助于诊断原发性肝癌的是
A. CEA　B. AFP　C. γ-GT
D. CA19-9　E. AKP

90. 患者女,47 岁,G_2P_1。3 天前发现"性生活后阴道有血性白带"。子宫颈刮片细胞学检查结果为巴氏Ⅲ级。患者询问检查结果的意义,正确的解释是
A. 轻度炎症　B. 重度炎症
C. 癌症　D. 可疑癌症
E. 高度可疑癌症

91. 患者女,38 岁。完全性葡萄胎清宫术后 1 周,无阴道出血。护士行健康教育时告知患者出院后应定期监测血、尿 hCG,其主要目的是
A. 了解卵巢黄素囊肿变化
B. 指导避孕方法
C. 了解子宫复旧情况
D. 及早发现恶变
E. 及早发现妊娠

92. 初产妇,29 岁。自然分娩后第 2 天,诉下腹部阵痛。检查:子宫硬,子宫底脐下 2 横指,血性恶露,量少。护士对产妇的指导,关于产后腹部疼痛的叙述,正确的是
A. 产时应用缩宫素所致
B. 产后宫缩痛
C. 不可应用镇痛药物
D. 减少新生儿吸吮,以缓解疼痛
E. 通常 1 周后消失

93. 患者女,40 岁。被确诊患有子宫内膜癌,需要施行子宫切除术。患者得知此诊断后,不停地哭泣。护士与此患者进行沟通时适宜采取的方法是
A. 为患者准备一条冷的湿毛巾擦脸
B. 可使用沉默技巧陪伴患者
C. 尽量让患者一人独处
D. 不断询问哭泣的原因
E. 劝患者不要哭泣

94. 患者女,12 岁。1 型糖尿病 2 年。符合该患者临床特点的是
A. 发病率最高　B. 有胰岛素抵抗
C. 成人起病　D. 有酮症倾向
E. 肥胖患者多见

95. 患者男,41 岁。诊断为原发性痛风。对痛风最有诊断价值的是
A. 痛风石
B. 高尿酸血症
C. 尿路结石
D. 痛风家族史
E. 第 1 跖趾关节急性关节炎

96. 某 7 岁小儿,生长发育良好,估算其体重约为
A. 20kg　B. 12kg　C. 22kg
D. 16kg　E. 10kg

97. 患者男,45 岁。发热、头痛 2 天。医生要为他做腰椎穿刺检查,其有恐惧感。从伦理要求考虑,临床医生应向患者做的主要工作是
A. 要得到患者的知情同意
B. 告知腰椎穿刺的必要性
C. 告知做腰椎穿刺时应注意的事项
D. 动员患者先检查并做好腰椎穿刺准备
E. 动员家属做患者的思想工作

98. 患者女,20 岁。未婚,因白带过多前往妇科就诊,遇一位男性医生坐诊,遂决定要求一位女性医生来为其检查。医院正确的做法是
A. 医院拒绝了该患者的要求
B. 医院同意患者要求,尊重患者自主权
C. 医院告知患者为其保密
D. 请一位女护士为其检查
E. 医院同意患者要求并附加条件

99. 患者男,53 岁。因肺气肿并发肺部感染而急诊入院。护士在入院时的初步护理措施中做法不妥的是
A. 护士自我介绍,消除陌生感
B. 详细介绍环境及规章制度
C. 立即给患者氧气吸入
D. 安慰患者减轻焦虑
E. 通知医生给予诊治

二、以下提供若干个案例，每个案例下设若干个考题，请根据各考题题干所提供的信息，在每题下面 A、B、C、D、E 五个备选答案中选择一个最佳答案。

（100～101 题共用题干）

患者女，38 岁。患类风湿关节炎 3 年。近几天来感到关节肿胀明显且伴压痛，晨起发僵，手指近端呈梭状，但能自己吃饭、洗漱等。

100. 患者最主要的护理诊断是
    A. 关节功能障碍　与关节疼痛有关
    B. 梭状指　与关节病变有关
    C. 疼痛　与关节炎症有关
    D. 生活自理能力缺陷　与关节畸形有关
    E. 预感性悲哀

101. 其护理措施**不包括**
    A. 鼓励指导患者坚持做全身运动
    B. 晨起用热水泡手
    C. 理疗
    D. 睡眠时取合适体位
    E. 适当时候给予帮助

（102～103 题共用题干）

患者男，78 岁。因心力衰竭卧床已有 2 周，护士为其做生活护理。

102. 做好皮肤清洁护理可选用
    A. 盆浴　B. 淋浴
    C. 床上擦浴　D. 足浴
    E. 清洁头面部

103. 护士操作时应注意的内容，**错误**的是
    A. 防止患者受凉　B. 防止患者烫伤
    C. 防止患者晕厥　D. 维护患者自尊
    E. 增加患者翻身次数

（104～106 题共用题干）

患者男，38 岁。头部受重击后入院。其呼吸型态如图 3-1-6，检查发现患者口唇发绀。

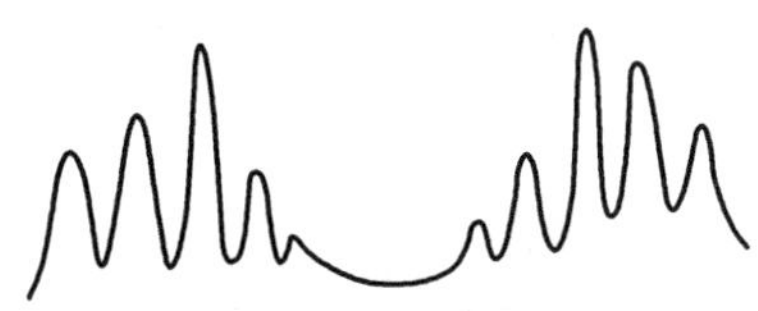

图 3-1-6　呼吸型态

104. 该患者的呼吸型态属于
    A. 蝉鸣样呼吸　B. 鼾声呼吸
    C. 潮式呼吸　D. 深度呼吸
    E. 浮浅性呼吸

105. 该患者可能患有
    A. 阻塞性肺气肿　B. 颅内压升高
    C. 胸腔积液　D. 支气管哮喘
    E. 肺不张

106. 出现上述情况的机制主要与下列因素有关的是
    A. 体内氢离子浓度
    B. 体内碳酸氢根离子浓度
    C. 体内二氧化碳浓度
    D. 体内钾离子浓度
    E. 体内氧浓度

（107～108 题共用题干）

患者女，32 岁。以高热、呼吸困难、咳嗽、咳痰为主诉入院。

107. 遵医嘱为患者采集血培养标本，下列操作**不正确**的是
    A. 标本应注入干燥的清洁容器中
    B. 取血量一般为 5ml
    C. 标本注入容器后应轻轻摇匀
    D. 采集时间最好在应用抗生素之前
    E. 如果患者已用过抗生素，应在化验单上注明

108. 如需采集痰培养标本，下列操作正确的是
    A. 应于晨起饭后收集
    B. 咳痰前用无菌生理盐水漱口
    C. 将痰咳入广口清洁容器内
    D. 用 10% 甲醛固定标本
    E. 嘱咐患者深吸气后用力咳嗽

（109～111 题共用题干）

患儿，8 岁。发热 2 天，体温 39℃，咽痛，咽部有脓性渗出物。周身可见针尖大小的皮疹，全身皮肤鲜红。

109. 该患儿最可能发生的疾病是
    A. 麻疹　B. 水痘
    C. 猩红热　D. 脓疱疮
    E. 腮腺炎

110. 该病主要的传播途径是
    A. 消化道传播　B. 呼吸道传播
    C. 血液、体液传播　D. 接触传播
    E. 蚊虫叮咬传播

111. 该患儿解除隔离的指标是
    A. 发热消退
    B. 连续咽拭子培养 3 次阴性

C. 开始脱皮
D. 临床症状消失
E. 阴性皮疹消退

(112~114 题共用题干)

患者女,30 岁。患慢性肾小球肾炎 5 年,目前蛋白尿(++),血压和肾功能正常。

112. 此患者目前护理措施**错误**的是
A. 可以妊娠
B. 预防感染
C. 从事轻工作,避免劳累
D. 避免使用肾毒性的药物
E. 优质蛋白饮食

113. 导致其病情加重,肾功能损害最常见的诱因是
A. 劳累　B. 感染
C. 高血压　D. 使用肾毒性药物
E. 贫血

114. 如果该患者出现水肿,引起的机制是
A. 大量蛋白尿导致低蛋白血症
B. 血浆胶体渗透压降低
C. 肾小球滤过率下降
D. 毛细血管通透性增加
E. 血管升压素分泌过多

(115~116 题共用题干)

患者男,32 岁。10 小时前与人发生口角,大腿根部被水果刀刺伤,随即入院。询问病史时言语错乱,烦躁不安,脉搏 120 次/min,血压 90/60mmHg。

115. 配合医生采取恰当的治疗,**不正确**的是
A. 肥皂水清洗伤口周围
B. 3%过氧化氢与生理盐水反复冲洗伤口
C. 清除坏死组织
D. 超过最佳缝合时机,暴露伤口等待二期缝合
E. 整个过程严格无菌操作

116. 术后换药时,发现创面脓液量多而稀薄,应在创面湿敷
A. 0.1%依沙吖啶溶液纱布
B. 硼酸溶液纱布
C. 3%氯化钠溶液纱布
D. 等渗盐水纱布
E. 75%乙醇溶液纱布

(117~118 题共用题干)

患者男,21 岁。因"刀刺伤 1 小时"入院,胸部 X 线显示胸腔内积液,胸腔穿刺抽出不凝固血液。经补血、补液治疗后血压不回升或回升后又迅速下降。

117. 该患者剖胸探查的指征是
A. 连续 3 小时内引出血性液 300ml
B. 连续 3 小时内引出血性液超过 100ml/h
C. 连续 3 小时内引出血性液超过 200ml/h
D. 连续 6 小时内引出血性液超过 200ml/h
E. 连续 6 小时内引出血性液超过 300ml/h

118. 胸腔穿刺抽出不凝固血液的原因是
A. 血液中凝血因子减少
B. 胸腔内渗出液的稀释作用
C. 胸膜具有去纤维蛋白作用
D. 肺和膈肌运动的去纤维蛋白作用
E. 胸膜产生抗凝物质

(119~120 题共用题干)

36 岁经产妇,妊娠 39 周。因阴道分娩后子宫收缩乏力导致阴道流血不止。给予子宫按摩及使用宫缩剂,止血效果差,阴道流血量达 1 000ml。产妇贫血貌,四肢湿冷,心率 130 次/min,呼吸 36 次/min,血压 80/50mmHg。遵医嘱行宫腔填塞无菌纱布条。

119. 无菌纱布条留置宫腔的时间是
A. 8 小时　B. 12 小时
C. 16 小时　D. 24 小时
E. 72 小时

120. 取出宫腔纱条前必须
A. 测体温
B. 观察恶露性状
C. 检查子宫底高度
D. 髂内动脉栓塞
E. 注射缩宫素

实 践 能 力

一、以下每一道题下面有 A、B、C、D、E 五个备选答案。请从中选择一个最佳答案。

1. 对急性心肌梗死急性期患者的护理措施,正确的是
A. 预防便秘
B. 低流量持续吸氧
C. 协助患者如厕
D. 高热量、高蛋白饮食
E. 指导患者尽早下地运动

2. 引起消化性溃疡患者频繁呕吐的溃疡部位是图 3-2-1(见文末彩图)中的

A. ① B. ② C. ③ D. ④ E. ⑤

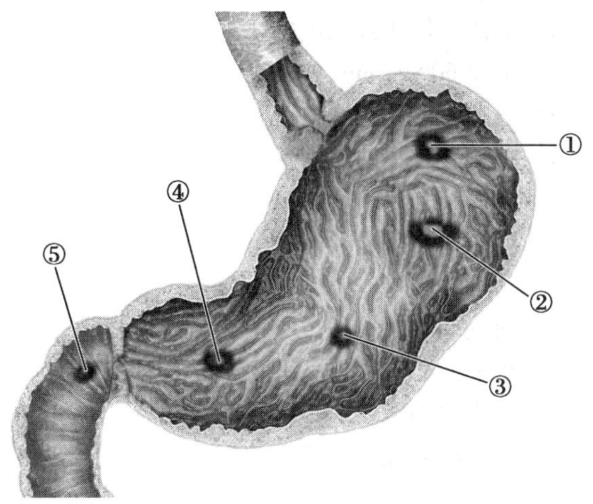

图 3-2-1 溃疡部位

3. 高钾血症引起心律失常时,静脉注射应首选的药物是

A. 10%硫酸镁溶液
B. 5%碳酸氢钠溶液
C. 5%葡萄糖溶液+胰岛素
D. 利尿药
E. 5%氯化钙溶液+等量 5%葡萄糖溶液

4. 如图 3-2-2(见文末彩图)所示,符合支气管扩张患者静置后的痰液特征的是

A. ⑤
B. ④
C. ②
D. ③
E. ①

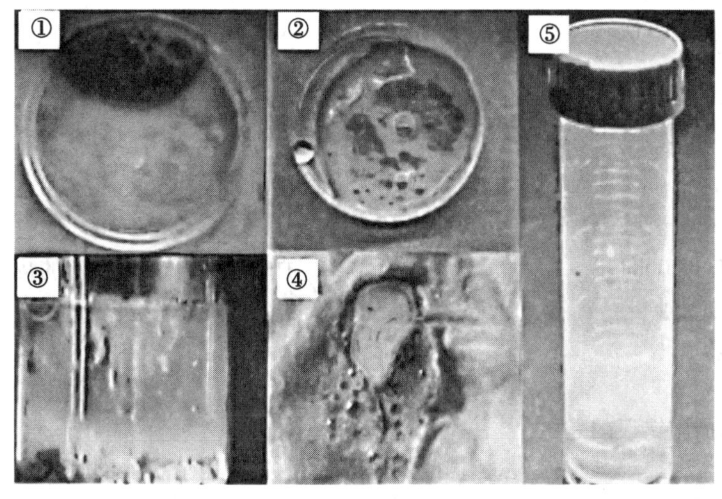

图 3-2-2 支气管扩张痰液特征

5. 慢性呼吸衰竭患者**禁用**

A. 青霉素 B. 吗啡
C. 洛贝林 D. 氨茶碱
E. β_2 受体激动剂

6. 患儿,6 岁。高热 1 天后身上出现红点,之后变成丘疹又变成小水疱,呈向心性分布,躯干多见。该患儿的诊断为

A. 麻疹 B. 猩红热
C. 水痘 D. 带状疱疹
E. 流行性腮腺炎

7. 正常小儿中性粒细胞和淋巴细胞比例相等的时间分别为

A. 出生后 4~6 个月和 4~6 岁
B. 出生后 4~6 天和 4~6 周
C. 出生后 4~6 天和 4~6 个月
D. 出生后 4~6 周和 4~6 岁
E. 出生后 4~6 天和 4~6 岁

8. 患者男,71 岁。因良性前列腺增生行前列腺切除术。术后留置气囊导尿管的主要目的是

A. 引流膀胱 B. 防止感染
C. 膀胱冲洗 D. 观察尿量
E. 压迫前列腺窝

9. 产妇,产后 8 小时发生尿潴留。以下**错误**的是

A. 立即插入导尿管 B. 诱导排尿

C. 下床排尿　D. 药物和针灸
E. 按摩热敷

10. 破伤风最先受累的肌肉是
A. 咀嚼肌　B. 肋间肌
C. 背部肌　D. 四肢肌
E. 颈部肌

11. 肱骨髁上骨折最易引起的神经损伤是
A. 腋神经　B. 正中神经
C. 尺神经　D. 桡神经
E. 肌皮神经

12. 使用硫酸镁治疗妊娠高血压综合征时监测要注意
A. 使用前应测体温、脉搏
B. 尿量每日>360ml，每小时>15ml
C. 严格控制滴注速度，以2g/h为宜
D. 膝腱反射增强提示中毒
E. 呼吸每分钟不少于16次

13. 孕妇羊水过多，放羊水配合治疗的注意事项**不包括**
A. 严密观察阴道出血
B. 速度不宜过快
C. 1次放出量小于1 500ml
D. 放羊水后腹部放置沙袋
E. 术后给予抗生素

14. 白血病患者的护理措施**错误**的是
A. 解除精神压力
B. 充分休息以减少体力消耗
C. 化疗前1小时进食
D. 加强口腔护理
E. 调整体位，缓解疼痛不适

15. 诊断葡萄胎最重要的辅助检查是
A. 血/尿hCG测定
B. 多普勒胎心听诊检查
C. B超检查
D. 腹部CT检查
E. 胸部X线检查

16. 急性特发性血小板减少性紫癜治疗首选
A. 糖皮质激素　B. 脾切除
C. 免疫抑制剂　D. 输血
E. 抗感染

17. 患者女，60岁。因粘连性肠梗阻腹痛伴呕吐2天入院，测血钾为3mmol/L，给予静脉补充钾盐。其护理**错误**的是
A. 尿量20ml/h开始补钾
B. 液体中氯化钾浓度0.25%
C. 滴速60滴/min
D. 当天补氯化钾3g
E. 禁忌静脉注射

18. 可应用^{131}I治疗的情况是
A. 活动性结核
B. 哺乳期妇女
C. 年龄在25岁以上
D. 外周血白细胞2.3×10^9/L
E. 重症浸润性突眼症

19. 当小儿血清总钙低于一定数值时可出现手足搐搦，该数值是
A. 2.2~2.7mmol/L
B. 1.0mmol/L
C. 2.7mmol/L
D. 2.2mmol/L
E. 1.75~1.88mmol/L

20. 护士评估肝硬化患者的皮肤改变时可发现蜘蛛痣。蜘蛛痣一般**不出现**的部位是
A. 腹部　B. 胸部　C. 面颈部
D. 手臂　E. 肩背部

21. 放置宫内节育器的时间是在月经干净后
A. 11天　B. 10天　C. 9天
D. 8天　E. 7天

22. 患者男，78岁。平素显著心动过缓伴不齐，经常有头晕和黑矇感。今晨起床时突然手足抽搐、意识丧失，几秒后逐渐恢复。最可能是发生了
A. 心室颤动　B. 窒息
C. 阿-斯综合征　D. 猝死
E. 呼吸、心搏骤停

23. 患者女，68岁。因“晕厥1次”入院。心电图：心率38次/min，P波与QRS波各自独立，互不相干，心房率快，QRS形态时限正常，R-R间期相等。患者最有可能的诊断是
A. 一度房室传导阻滞

B. 二度Ⅱ型房室传导阻滞
C. 交界性逸搏
D. 三度房室传导阻滞
E. 二度Ⅰ型房室传导阻滞

24. 患者男，69 岁。因头痛、头晕 1 周，加重 3 天，伴视物模糊住院。血压 180/110mmHg，脉搏 98 次/min，眼底检查现棉絮状物渗出，心电图提示心室肥大。首要采取的措施是
A. 硝酸甘油静脉注射
B. 硝酸甘油舌下含服
C. 静脉注射毛花苷丙
D. 静脉注射利尿药
E. 甘露醇快速静脉滴注

25. 患者女，50 岁。因胸闷、胸痛持续发作 6 小时急诊入院，入院诊断为急性前壁心肌梗死，1 小时后因病情严重恶化死亡。最可能的死因是
A. 脑出血　　B. 呼吸衰竭
C. 心源性休克　　D. 心力衰竭
E. 心律失常

26. 患者男，40 岁。因右下肢大隐静脉曲张行大隐静脉高位结扎加剥脱术。术后护士指导其使用弹性绷带的正确方法是
A. 包扎前应下垂下肢
B. 手术部位的弹力绷带应缠绕得更紧
C. 包扎后应能扪及足背动脉搏动
D. 由近心端向远心端包扎
E. 两圈弹性绷带之间不能重叠

27. 患者男，28 岁。工作中右手示指被电锯切割离断，立即将其送到医院行断肢再植。其断指的保存方式应该是用无菌纱布包好，放入干净的塑料袋后再置于
A. 干燥冷藏容器中
B. 碘伏中
C. 乙醇中
D. 生理盐水中
E. 与冰块直接接触的加盖容器中

28. 患者男，55 岁。患有慢性胃炎和关节炎症，服用布洛芬。近日因关节疼痛加重，自行加服布洛芬。1 天前出现恶心、腹痛，食欲减退。此时首先应采取的措施是
A. 服用抑酸剂　　B. 禁食
C. 服用硫糖铝　　D. 停用布洛芬
E. 食用流质饮食

29. 患者女，55 岁。腹痛、腹泻、消瘦 2 个月。大便呈糊状，有黏液脓血，每天 3~4 次。无发热、午后潮热及不洁食物摄入情况。腹部 X 线显示多发性浅龛影及小充盈缺损。为明确诊断，进一步要做的检查是
A. MRI 检查　　B. 粪便细菌培养
C. 粪便检查　　D. X 线钡餐检查
E. 结肠镜检查

30. 患者女，19 岁。主诉因“怕脏反复洗手，双手变得粗糙皲裂，明知没必要却无法控制”来就诊。最佳治疗方案是
A. 工娱治疗
B. 抗精神病药物治疗
C. 药物治疗+心理治疗
D. 电休克治疗
E. 精神分析治疗

31. 患者男，29 岁。因腹部疼痛来医院就诊，确诊为急性阑尾炎。如图 3-2-3(见文末彩图)所示，其腹部的压痛点在

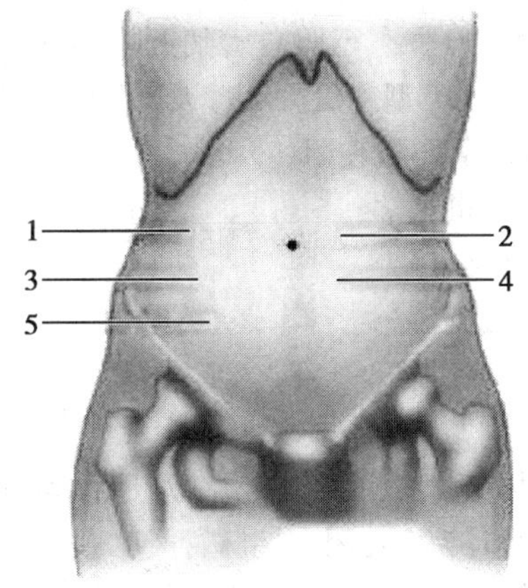

图 3-2-3　腹部压痛点

A. 1　　B. 2
C. 3　　D. 4
E. 5

32. 患者女，50 岁。近 3 个月排便时有痔块脱出，但便后能自行回纳，最可能是
A. Ⅰ期内痔　　B. Ⅱ期内痔
C. Ⅲ期内痔　　D. Ⅳ期内痔
E. 混合痔

33. 患者男,43岁。肛周肿痛4天,坐时及排便时明显。2天前疼痛加剧,轻度发热。体检:体温38.5℃,胸膝位肛门11点处见局部红肿,范围约2cm×2cm,有明显触痛,波动感(+)。考虑该患者的主要诊断是
A. 肛门周围皮下脓肿
B. 坐骨肛管间隙脓肿
C. 骨盆直肠间隙脓肿
D. 直肠后间隙脓肿
E. 直肠黏膜下脓肿

34. 患者男,32岁。因胆道蛔虫病采用纤维十二指肠镜取虫术,除术前需禁食12小时外,检查前3天应选择的饮食是
A. 低脂肪饮食 B. 高脂肪饮食
C. 禁食 D. 半流质饮食
E. 流质饮食

35. 患者男,55岁。患肝炎后肝硬化合并肝性脑病住院。经治疗后神志转清,可逐步增加蛋白质饮食,但短期内蛋白质**不能**超过
A. 20~30g/d B. 40~50g/d
C. 60~70g/d D. 80~90g/d
E. 100g/d

36. 患者女,40岁。行胆总管切开取石T型管引流术后5天,T型管引流液每天2 000ml,提示
A. 胆总管下段梗阻
B. 胆汁量正常
C. 胆汁量偏少
D. 肠液反流
E. 肝总管梗阻

37. 患者男,50岁。间歇性跛行,足背动脉搏动消失。此时为血栓闭塞性脉管炎的
A. 局部缺血期 B. 营养障碍期
C. 组织坏死期 D. 溃疡期
E. 溃烂期

38. 患者女,53岁。因突起意识障碍伴右侧肢体瘫痪入院。查体:呼之不应,压眶有痛苦表情,角膜反射及瞳孔对光反射存在。护士判断该患者的意识状态为
A. 嗜睡 B. 昏睡
C. 意识模糊 D. 浅昏迷
E. 深昏迷

39. 患者支气管扩张5年。近日病情加重,咳黄色脓性痰每日100ml,胸部X线片显示病变位于左肺下叶。体位引流时护士应指导患者采取图3-2-4中的

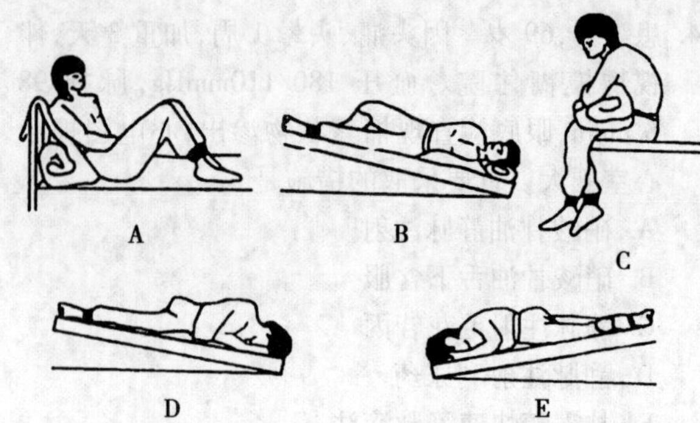

图3-2-4 支气管扩张体位引流时应采取的体位

A. A B. B
C. C D. D
E. E

40. 患者女,69岁。因慢性阻塞性肺疾病并发感染住院。下列表现可提示患者出现肺性脑病先兆的是
A. 瞳孔不等大
B. 心率加快,血压升高
C. 呼吸急促
D. 烦躁、嗜睡
E. 尿量减少

41. 患者女,在商场突然倒地,随后出现四肢痉挛性抽搐,牙关紧闭,疑为癫痫发作,急诊入院。以下检查对帮助诊断最有意义的是
A. 头部CT B. 脑血管造影
C. 脑电图 D. 脑磁共振
E. 脑多普勒彩色超声

42. 患者男,68岁。因呼吸衰竭急诊入院,给予尼可刹米3.75g加入500ml液体中静脉滴注。在护理过程中患者出现恶心、烦躁、颜面潮红、肌肉颤动等现象。护士应采取的措施是
A. 不予处理
B. 吸氧并提高吸氧浓度
C. 机械通气
D. 调快滴速
E. 调慢滴速并报告医生

43. 患儿,女,足月儿。因脐带绕颈,出生后1分钟

Apgar评分为1分,5分钟后2分,经窒息复苏后,目前患儿仍嗜睡、反应差、呕吐。此时对患儿**不恰当**的护理是

A. 头罩吸氧　B. 监测生命体征
C. 立即开奶　D. 配合头部低温疗法
E. 注意保暖

44. 患儿,女,6岁。患流行性腮腺炎后第3天,高热不退,头痛、呕吐。该患儿可能出现的并发症是

A. 支气管炎　B. 喉炎
C. 支气管肺炎　D. 脑膜脑炎
E. 心肌炎

45. 患者男,65岁。在住院期间因持续咳黏痰,经X线和痰菌检查,诊断为真菌性肺炎。在护理评估时,需要考虑的发病因素**不包括**

A. 是否使用免疫抑制剂
B. 是否长期使用广谱抗生素
C. 是否使用过糖皮质激素
D. 是否有鼻导管吸氧史
E. 是否有口腔念珠菌感染

46. 患者女,30岁,已婚。发热、咳嗽、食欲减退、半年内明显消瘦,拟诊断为艾滋病。护士给予其健康教育时应**除外**

A. 不能与别人共用牙刷
B. 不能受孕
C. 不能献血
D. 过夫妻生活时使用避孕套
E. 不能与别人共同进餐

47. 早产儿,32周。出现神经系统症状,诊断为新生儿颅内出血。护理措施正确的是

A. 保持头低足高位　B. 惊厥时晃动患儿
C. 每小时测1次体温　D. 每2小时喂奶1次
E. 避免搬动患儿

48. 孕妇,28岁。产前检查臀先露。下列**不属于**臀先露的表现是

A. 耻骨联合上方可触及胎臀
B. 衔接后胎心听诊脐上最清楚
C. 自觉肋下圆硬的胎头
D. 肛查可触及胎臀、足、膝
E. 子宫底部触及圆而硬的胎头

49. 孕妇,26岁。妊娠30周,妊娠高血压综合征,因腹痛难忍,被送来医院,确诊"胎盘早剥"。其可能的病因是

A. 子宫腔内压力骤变　B. 营养不良
C. 机械性因素　D. 血管病变
E. 子宫静脉压骤升

50. 孕妇,36岁。产前检查漏斗骨盆,现足月妊娠,胎膜早破来诊。查体:胎头未入盆。医嘱:入院行各项检查,次日拟行剖宫产术。护士对其进行健康教育,**不正确**的内容是

A. 讲明产道异常对胎儿的影响
B. 说明剖宫产的必要性
C. 鼓励术前适当下床活动
D. 嘱其保持会阴清洁
E. 解释剖宫产术前、术后的注意事项

51. 患儿,7个月。腹泻,排黄绿色稀水样便2天,每日4~5次,精神状态好,为预防脱水给予口服补液盐(ORS)。其张力是

A. 1/5张　B. 1/4张
C. 1/2张　D. 1/3张
E. 2/3张

52. 患儿,男,9岁。自幼发现心脏杂音,易感冒,诊断为先天性心脏病。肺动脉口狭窄,听诊其心脏可发现的是

A. 胸骨左缘第3~4肋间舒张期杂音
B. 心尖区收缩期吹风样杂音
C. 胸骨左缘第2肋间连续性机器样杂音
D. 胸骨左缘第2肋间收缩期杂音,肺动脉瓣第二音减退
E. 胸骨左缘第2肋间收缩期杂音,肺动脉瓣第二音亢进

53. 胎龄为32周出生的新生儿,出生后第2天出现哭声低弱、颤抖、震颤,查全血血糖为2mmol/L。该患儿的诊断为

A. 早产儿
B. 新生儿低镁血症
C. 新生儿低血糖
D. 新生儿低钙血症
E. 新生儿肺透明膜病(新生儿呼吸窘迫综合征)

54. 患儿,8岁。患急性肾小球肾炎,经住院治疗病情明显好转,红细胞沉降率恢复正常,患儿急于

出院上学。对该患儿的健康教育正确的是
A. 出院 2 周后可正常活动
B. 低盐饮食至 Addis 计数正常后
C. 出院后可上学,但不能参加剧烈活动
D. 限制蛋白质的摄入量至 Addis 计数正常后
E. 尿红细胞<10 个/HP 可恢复正常活动量

55. 患者男,34 岁。患肾炎已 2 年,近日发现尿少,晨起眼睑肿胀,准备查内生肌酐清除率。护士嘱咐其试验前 3 天内应
A. 低蛋白饮食　B. 低脂肪饮食
C. 高蛋白饮食　D. 低钠饮食
E. 高脂肪饮食

56. 患者女,66 岁。慢性肾衰竭尿毒症期的**错误**护理措施是
A. 优质低蛋白饮食
B. 用温水擦洗皮肤
C. 口腔糜烂用甲紫涂抹
D. 用肥皂水擦洗皮肤
E. 睡前饮水 1~2 次

57. 患者男,39 岁。X 线片显示右侧输尿管上段有结石,大小约 1.2cm×0.8cm,伴右肾轻度积水。经 3 个月非手术治疗后,X 线片提示结石位置无变动,右输尿管通畅。其处理原则应为
A. 继续非手术治疗
B. 局部理疗
C. 体外冲击波碎石
D. 输尿管切开取石
E. 经膀胱镜行输尿管套石

58. 患者女,35 岁。无明显诱因出现尿频、尿急、尿痛。有助于诊断的检查是
A. 血常规　B. 尿蛋白
C. 红细胞数　D. 肾功能检查
E. 白细胞管型

59. 患者男,63 岁。因渐进性排尿困难,夜尿增多就诊。医生询问病史后给患者做检查,诊断为良性前列腺增生。下列治疗方案最适合该患者的是
A. 以药物治疗为主
B. 根据全身情况及梗阻程度、前列腺增生部位选择治疗方法
C. 手术并连同前列腺包膜一同切除
D. 经尿道前列腺切除术
E. 激光等热疗治疗

60. 患者女,35 岁。已生育,妇科检查宫颈肥大,其糜烂样改变面积大。治疗原则是
A. 以局部治疗为主
B. 以全身治疗为主
C. 以宫腔镜治疗为主
D. 静脉输入抗生素
E. 以腹腔镜治疗为主

61. 患者女,15 岁。因月经过多致晕厥被送入急诊室。以前校医务室都用止血药处理。今急诊止血方案为
A. 止血药肌内注射
B. 雌激素肌内注射
C. 急诊刮宫术
D. 孕激素肌内注射
E. 雄激素肌内注射

62. 患者女,28 岁。产后第 52 天,右乳疼痛,伴畏寒、发热。检查发现该患者右乳红肿明显,可扪及一乒乓球大小的硬结,触痛明显。下列护理措施中,**不恰当**的是
A. 定时用吸乳器吸出乳汁
B. 用胸罩托起乳房
C. 患乳用 25% 硫酸镁湿热敷
D. 停止哺乳,改为人工喂养
E. 全身使用抗生素控制感染

63. 患者男,24 岁。患有精神分裂症。第 2 次复发住院治疗后拟于明日出院。护士在对患者进行出院指导时,应首先重点强调的是
A. 规律生活　B. 维持药物治疗
C. 加强营养　D. 锻炼身体
E. 参与社会工作

64. 患者男,40 岁。因工作压力过大出现失眠、焦虑来诊。患者的下列陈述说明护士需要进一步健康指导的是
A. “无论多忙,我都要争取在晚上 11 点前睡觉。”
B. “每天吃完晚饭出去走走,散散心。”
C. “在家尽可能不去想工作,放松自己。”
D. “睡觉前洗澡。”
E. “睡觉前喝一瓶啤酒有助于睡眠。”

65. 患者男,36岁。夏天在田地里劳作时,突然出现头痛、头晕、恶心,继而出现口渴、胸闷、面色苍白、冷汗淋漓、脉搏细速、血压下降,后晕倒在地。该患者最可能发生了
A. 急性心肌梗死　B. 脑血管意外
C. 低血糖休克　D. 中暑
E. 农药中毒

66. 患者男,30岁。5天前被汽车撞伤左上腹,当时腹痛伴局部压痛。今日上厕所时突然昏倒,面色苍白,脉搏细速,可能是
A. 肝破裂　B. 脾破裂
C. 胆囊穿孔　D. 肾破裂
E. 肠穿孔

67. 患者女,68岁。头部外伤后头痛、呕吐3小时入院,血压100/70mmHg,头颅CT提示硬膜外血肿。护士告知患者要保持大便通畅,勿用力排便,其主要目的是
A. 防止血压升高　B. 缓解头痛
C. 防止出血　D. 预防脑疝
E. 预防痔

68. 患者女,26岁。破伤风患者,抽搐时引起呼吸困难、窒息。该患者急救应首先给予的措施是
A. 给予氧气吸入　B. 气管插管
C. 气管切开　D. 呼吸兴奋剂
E. 立即进手术室

69. 患者男,45岁。车祸致胫腓骨干骨折,在护理评估时,早期易出现的并发症是
A. 缺血性肌挛缩　B. 缺血性骨坏死
C. 创伤性关节炎　D. 骨筋膜室综合征
E. 愈合障碍

70. 患者男,18岁。车祸致右股骨骨折,行右股骨髁上骨牵引。在护理时,如牵引过度可引起
A. 肢体畸形　B. 肌肉萎缩
C. 骨愈合障碍　D. 骨质脱钙
E. 剧烈疼痛

71. 患者女,42岁。被汽车撞及骨盆,X线片显示骨盆环单处骨折,耻骨联合轻度分离。行骨盆兜带悬吊牵引,正确的护理措施是
A. 限水控便,减少污染
B. 臀部抬离床面
C. 排便时间可以做牵引
D. 牵引期间下肢做伸屈运动
E. 8周后可以下床行走

72. 患者男,32岁。车祸致胸12、腰1椎骨折并截瘫。最重要的处理是
A. 卧石膏床
B. 卧硬板床
C. 手法复位并石膏背心固定
D. 及早手术行椎管减压
E. 坚持腰背肌锻炼活动

73. 患者女,23岁。跌倒致右肩关节脱位,其特征性表现是
A. 活动障碍　B. 弹性固定
C. 关节肿胀　D. 关节腔积血
E. 局部疼痛

74. 类风湿关节炎最常累及的关节是
A. 颈椎关节　B. 膝关节
C. 手足小关节　D. 腕、踝、肘关节
E. 腰椎关节

75. 患者女,45岁。患类风湿关节炎,自诉最近晨僵较严重。下列缓解晨僵的护理措施正确的是
A. 早晨起床后先用冷水浸泡僵硬关节然后按摩
B. 尽量不要活动僵硬的关节
C. 夜间睡眠时戴弹力手套保暖
D. 关节内可注射透明质酸
E. 禁用镇痛药

76. 患者女,46岁。因胃癌行胃大部切除术后1周,进食后出现上腹饱胀,呕吐物为食物,无胆汁。最可能发生的并发症是
A. 十二指肠残端破裂
B. 吻合口梗阻
C. 吻合口近端空肠段梗阻
D. 吻合口远端空肠段梗阻
E. 倾倒综合征

77. 患者男,16岁。诊断为“急性淋巴细胞白血病”,用VDP方案治疗一疗程。近5日出现头痛、恶心及呕吐,上臂静脉呈条索状。实验室检查:白细胞30×10^9/L,血小板10×10^9/L。护理观察最重要的是

A. 有无中枢神经系统感染
B. 有无颅内出血
C. 药物不良反应
D. 有无贫血
E. 化疗性静脉炎进展

78. 患者男，56 岁。拟行 Miles 术，咨询结肠造瘘口的管理。下列解释**错误**的是
A. 大便成形后可不用肛袋
B. 造瘘口开放后取右侧卧位
C. 备有 3~4 个肛袋交替使用
D. 及时清除流出的粪液
E. 造口周围皮肤涂氧化锌软膏

79. 患者女，38 岁。入院行卵巢癌根治术。术前 1 日，护士为其所做的准备工作**不包括**
A. 灌肠　B. 导尿　C. 备血
D. 备皮　E. 皮试

80. 患者女，18 岁。右股骨下端肿块 2 个月，表面静脉怒张，皮温略高；X 线平片显示右股骨下端有边界不清的骨质破坏区，骨膜增生呈放射状阴影。最可能的诊断是
A. 骨髓炎　B. 骨结核
C. 骨肉瘤　D. 骨巨细胞瘤
E. 骨转移癌

81. 患者女，62 岁。行乳腺癌根治术后第 2 天，下列护理措施中，**不正确**的是
A. 患侧垫枕，抬高患肢
B. 保持伤口引流管通畅
C. 观察患侧肢端的血液循环
D. 指导肩关节的活动
E. 禁止在患侧手臂测血压、输液

82. 患儿，一岁半。食欲差，面色渐苍白 1 年，肝脾大，血红蛋白 62g/L，红细胞 4.5×10^9/L，中性粒细胞占总数的 35%，淋巴细胞占总数的 67%，时间常数 0.02，红细胞平均体积 69fl，平均红细胞血红蛋白 24pg，平均红细胞血红蛋白浓度 27%。下列治疗最合理的是补充
A. 叶酸　B. 维生素 B
C. 维生素 C　D. 维生素 B_{12}
E. 硫酸亚铁

83. 患者女，28 岁。患血小板减少性紫癜 10 年。护士对其进行健康教育时告诉患者应避免应用的药物是
A. 糖皮质激素　B. 阿司匹林
C. 青霉素　D. 阿替洛尔
E. 卡托普利

84. 患者男，45 岁。肥胖体型，“三多一少”症状不明显，空腹血糖 6.6mmol/L，餐后 2 小时血糖 12mmol/L。治疗时应首先考虑的药物是
A. 二甲双胍　B. 格列本脲
C. 罗格列酮　D. 瑞格列奈
E. 阿卡波糖

85. 患儿，1 岁。平时户外活动少。体检：前囟约 1cm×1cm，方颅，哈里森沟明显，轻度“O”形腿。血钙、血磷低，碱性磷酸酶升高。临床分期是
A. 维生素 D 缺乏性佝偻病早期
B. 维生素 D 缺乏性佝偻病激期
C. 维生素 D 缺乏性佝偻病恢复期
D. 维生素 D 缺乏性佝偻病后遗症期
E. 维生素 D 缺乏性佝偻病缓解期

86. 患者女，70 岁。诊断为急性脑出血入院。入院后第 1 天为患者翻身时应注意的最主要问题是
A. 防止损伤皮肤
B. 保护关节
C. 防止牵动头部
D. 观察皮肤受压情况
E. 同时进行拍背

87. 患者女，22 岁。工作中不慎发生头皮撕脱伤。对该患者急救的叙述，**不正确**的是
A. 撕脱部位加压包扎止血
B. 将撕脱的头皮浸泡在 75% 乙醇中消毒
C. 保护创面，避免污染
D. 严密观察休克征象
E. 迅速送往医院进行救治

88. 帕金森病患者，出现面部表情呆板，活动笨拙，起床、翻身、步行及转身都迟缓，手指精细动作困难，拟给予药物治疗。对于药物治疗的叙述，正确的是
A. 首选抗胆碱药
B. 用足量以达到满意疗效
C. 一旦症状改善即可逐渐减量

D. 从小剂量开始，缓慢递增
E. 在晚上加用单胺氧化酶

89. 患儿，女，2 岁。因化脓性脑膜炎入院。脑脊液细菌培养显示为脑膜炎双球菌感染。进行抗菌治疗首选的抗菌药物是
A. 庆大霉素　B. 阿奇霉素
C. 青霉素　D. 氯霉素
E. 链霉素

90. 患者女，67 岁。颅内占位性病变入院 2 天，今早突然出现剧烈头痛、呕吐，左侧瞳孔散大，右侧肢体肌力减退，病理反射阳性。该患者最可能是
A. 大脑镰切迹疝　B. 小脑扁桃体疝
C. 左侧颞叶疝　D. 枕骨大孔疝
E. 右侧颞叶疝

91. 孕妇，36 岁，足月待产。因胎位异常拟行剖宫产术。护士给予健康指导，孕妇对以下剖宫产术的理解，**不正确**的是
A. 子宫下段剖宫产术是临床最常用术式
B. 胎位不正可以选择剖宫产术
C. 胎儿畸形需剖宫产快速取出胎儿，以免发生凝血功能异常
D. 产时胎儿窘迫经处理无好转，应尽快行剖宫产术
E. 术后应避孕 2 年

92. 患儿，男，5 岁。平时易患支气管炎，少活动。在门诊诊断为“房间隔缺损”，拟择期手术治疗。门诊护士对家属的下列健康教育要点中，**错误**的是
A. 本病为一种先天性心脏病
B. 术前最重要的是防止皮肤破损
C. 治疗方案以手术为主
D. 经过治疗，大多数情况下预后良好
E. 术前注意保暖，避免着凉、感冒

93. 产妇，29 岁。妊娠 39 周分娩，在左侧会阴切开下顺产一活婴。胎盘胎膜娩出完整，产后 30 分钟阴道出血增多，测血压 90/60mmHg，脉搏 90 次/min。子宫底位于脐上 3 横指，子宫软，按压子宫底排出血液及血块约 500ml。首要的处理原则是
A. 抗休克　B. 抗感染
C. 加强子宫收缩　D. 检查软产道
E. 清理子宫腔

二、以下提供若干个案例，每个案例下设若干个考题，请根据各考题题干所提供的信息，在每题下面 A、B、C、D、E 五个备选答案中选择一个最佳答案。

（94～96 题共用题干）

患者女，60 岁。剑突下持续性疼痛 6 小时，寒战、高热，伴黄疸，既往有类似发作史。查体：神志淡漠，体温 39℃，血压 80/60mmHg，脉搏 120 次/min，剑突下压痛，肌紧张，白细胞 26×10^9/L，中性粒细胞占 95%。肝区叩击痛，血清胰淀粉酶 240U/dl（Somogy 法）。诊断为急性梗阻性化脓性胆管炎。

94. 目前最关键的治疗原则是
A. 及时使用抗生素
B. 应用肾上腺皮质激素
C. 及时用升压药
D. 紧急手术治疗，解除胆道梗阻并减压
E. 及时补充血容量

95. 术后针对 T 型管引流的护理措施，**不妥**的是
A. 记录引流胆汁的量、色及性状
B. 拔管前夹管观察 1～2 天
C. 一般留至 2 周
D. 拔管前经 T 型管胆道造影
E. 每日用生理盐水冲洗 T 型管

96. 若患者出院时仍然不能将 T 型管拔除，**不妥**的出院指导是
A. 穿柔软宽松衣物，以防止引流管受压
B. 避免过度活动，以防牵拉 T 型管致其脱出
C. 避免淋浴，以防感染的发生
D. 更换引流袋注意消毒引流口
E. 出现引流异常或管道脱出应及时就诊

（97～98 题共用题干）

患者男，32 岁。10 小时前与朋友在饭店聚餐后，出现剧烈上腹痛，伴恶心、呕吐。实验室检查血清淀粉酶 660U/dl（Somogy 法），诊断为急性胰腺炎收入院。

97. 为减轻该患者的腹痛，可采取的体位是
A. 仰卧位　B. 半卧位
C. 屈膝侧卧位　D. 俯卧位
E. 坐位

98. 该患者**不可以**使用的药物是
A. 阿托品　B. 山莨菪碱
C. 哌替啶　D. 吗啡
E. 硝酸甘油片

(99~101 题共用题干)

患者男,24 岁。右侧胸壁刀刺伤 2 小时。查体:体温 36.5℃,心率 120 次/min,呼吸 28 次/min,血压 90/60mmHg。患者神志淡漠,有明显呼吸困难,口唇发绀,颈静脉怒张。右胸季肋部可见一处 1cm×2cm 外伤伤口,可随呼吸运动听到“嘶嘶”声,胸部叩诊鼓音,呼吸音消失。

99. 该患者最可能的诊断是
A. 张力性气胸　B. 闭合性气胸
C. 开放性气胸　D. 血胸
E. 肋骨骨折

100. 该患者目前应立即采取的急救措施是
A. 开放静脉,输血补液
B. 气管插管进行呼吸扶持
C. 立即剖胸探查
D. 立即清创止血
E. 立即用油纱布及敷料封闭伤口

101. 患者呼吸困难的原因**不包括**
A. 纵隔扑动　B. 静脉回流受阻
C. 肺受压萎陷　D. 残气对流
E. 纵隔移位

(102~103 题共用题干)

患儿,女,3 岁。患麻疹后第 7 日,高热不退,咳嗽加剧,气急发绀,肺部闻及细湿啰音。

102. 该患儿可能出现的并发症是
A. 支气管炎　B. 喉炎
C. 支气管肺炎　D. 脑炎
E. 心肌炎

103. 该患儿解除隔离的时间是
A. 出疹后 3 天　B. 出疹后 5 天
C. 出疹后 7 天　D. 出疹后 10 天
E. 出疹后 14 天

(104~105 题共用题干)

患者男,40 岁。发热、咳嗽、食欲减退、腹泻,2 个月内明显消瘦。体格检查:体温 38℃,全身淋巴结肿大。患者是同性恋者。

104. 为明确诊断,最有价值的辅助检查是
A. 血清抗-HIV 检测　B. 骨髓穿刺
C. 血常规　D. 血培养
E. 便培养

105. 若患者确诊为艾滋病,最主要的做法是
A. 隔离患者　B. 抗生素治疗
C. 抗病毒治疗　D. 卧床休息
E. 心理治疗

(106~107 题共用题干)

患儿,男,8 个月,体重 8kg。因严重腹泻入院治疗。医嘱:0.9% 氯化钠静脉滴注,输液速度为 20ml/(kg·h)。

106. 护士每小时为患儿输入的液体量是
A. 240ml　B. 220ml　C. 200ml
D. 180ml　E. 160ml

107. 患儿病情稳定后,护士在日常护理工作过程中,**不正确**的措施是
A. 详细记录出入液体量
B. 如再次发生急性腹泻,应早期使用止泻药
C. 腹胀时注意观察有无低钾血症
D. 加强臀部护理
E. 若患儿呕吐,应禁食、补液

(108~111 题共用题干)

患者女,25 岁。因近 1 个月脾气急躁、怕热、多汗、多食、失眠去医院就诊。查体:甲状腺 I 度肿大,两手微抖,眼球有轻度突出,心率 90 次/min。实验室检查:T_3 6.5nmol/L,T_4 263nmol/L,均高于正常水平。

108. 该患者最可能的诊断是
A. 生理性甲状腺肿
B. 甲状腺功能亢进性心脏病
C. 地方性甲状腺肿
D. 甲状腺功能亢进症
E. 甲状腺癌

109. 该患者的最佳治疗方法是
A. 手术治疗
B. 放射性 ^{131}I 治疗
C. 甲巯咪唑治疗
D. 普萘洛尔治疗
E. 复方碘化钾治疗

110. 应用此治疗期间,应观察的不良反应是
A. 红细胞减少　B. 粒细胞减少
C. 骨质疏松　D. 声音嘶哑
E. 甲状腺功能低下

111. 患者出现上述不良反应时,正确的护理措施是
A. 给予含铁丰富的食物
B. 预防感染

C. 给予含钙丰富的食物
D. 给予清咽含片
E. 补充甲状腺素

（112~114 题共用题干）

患者男，53 岁。无痛性间歇性全程肉眼血尿两个月，近期常有尿频、尿急。询问病史得知患者做油漆工 20 余年。

112. 该患者最有可能患有
A. 肾癌　B. 肾盂癌
C. 肾母细胞瘤　D. 膀胱癌
E. 前列腺癌

113. 为了确诊，最可靠的检查方法是
A. 实验室检查　B. X 线尿路造影检查
C. 膀胱镜检查　D. B 超
E. CT

114. 如患者行膀胱癌回肠膀胱成形术后，护士应指导患者在仰卧睡眠时调整尿袋底部位于图 3-2-5 中所示的位置是
A. ④　B. ⑤　C. ②　D. ①　E. ③

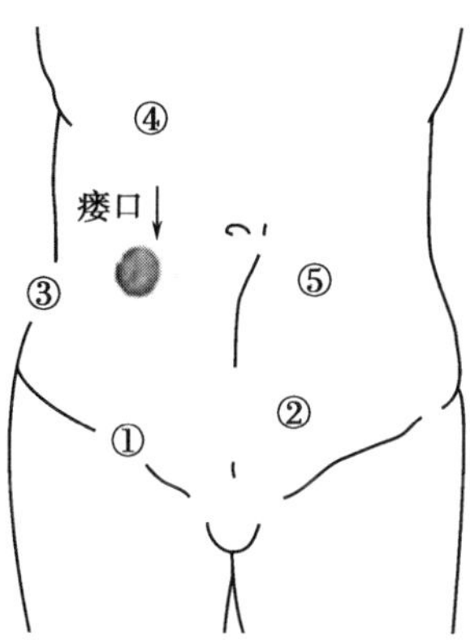

图 3-2-5　尿袋位置

（115~117 题共用题干）

患儿，4 个月。足月顺产，出生体重 2kg，单纯母乳喂养，未添加辅食。查体：皮肤巩膜无黄染，前囟平软，唇较苍白，心肺无异常，肝右肋下 3cm，脾左肋下 2cm，血红蛋白 80g/L，白细胞 8.5×10^9/L，中性粒细胞占总数的 38%，淋巴细胞占总数的 65%，时间常数 0.05，红细胞平均体积 70fl，红细胞平均血红蛋白 25pg，平均红细胞血红蛋白浓度 26%，胎儿血红蛋白 7%。

115. 最可能的医疗诊断是
A. 生理性贫血
B. 地中海贫血
C. 再生障碍性贫血
D. 营养性缺铁性贫血
E. 营养性巨幼细胞贫血

116. 引起贫血的原因最可能是缺乏
A. 铁　B. 叶酸
C. 维生素 C　D. 维生素 B_2
E. 维生素 B_{12}

117. 最主要的护理措施为
A. 注意休息　B. 补充铁剂
C. 加强教育与训练　D. 纠正不良饮食习惯
E. 注意饮食搭配合理

（118~120 题共用题干）

患者女，36 岁。已育一女，现停经 52 天，出现恶心、呕吐、厌油症状，来医院经检查诊断为“早孕”，要求终止妊娠，同时放置宫内节育器。

118. 根据检查结果，该女士选择终止妊娠的适宜措施正确的说法是
A. 药物流产适合年轻人
B. 负压吸引术适合我
C. 钳刮术太疼了
D. 乳酸依沙吖啶引产术我不喜欢
E. 水囊引产危险性大

119. 患者术中突然出现头晕、胸闷、血压下降、脉搏变慢，首先考虑的是
A. 子宫穿孔
B. 人工流产综合征
C. 术中出血
D. 羊水栓塞
E. 仰卧位低血压综合征

120. 术后护士对患者进行了健康指导，该女士提出的下列问题中说明护士还需进一步解释的是
A. 我已经向单位请假 15 天
B. 1 个月内禁止盆浴和性生活
C. 术后出现腹痛、发热会自然好转
D. 术后须在观察室休息 1~2 小时
E. 术后 1、3、6 个月及 1 年应复查节育环

模拟试卷四

专 业 实 务

一、以下每一道题下面有 A、B、C、D、E 五个备选答案。请从中选择一个最佳答案。

1. 如图 4-1-1 所示的肌内注射定位法最适合的人群是

A. 2 岁以下婴幼儿　　B. 老年人
C. 成年男性　　D. 成年女性
E. 孕妇

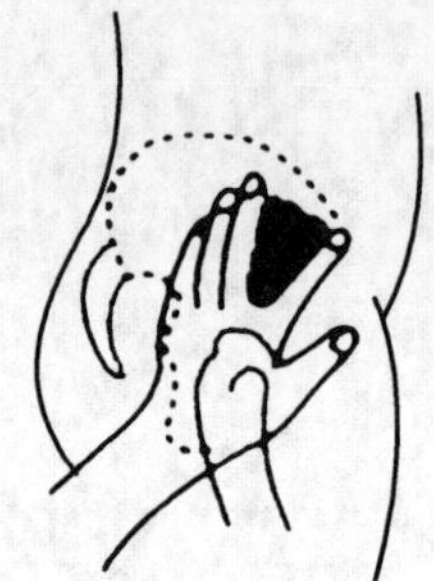

图 4-1-1　肌内注射定位法

2. 如图 4-1-2(见文末彩图)所示,护士小张进行的下列操作中属于机械性损伤的是

A. ①
B. ②
C. ③
D. ④
E. ⑤

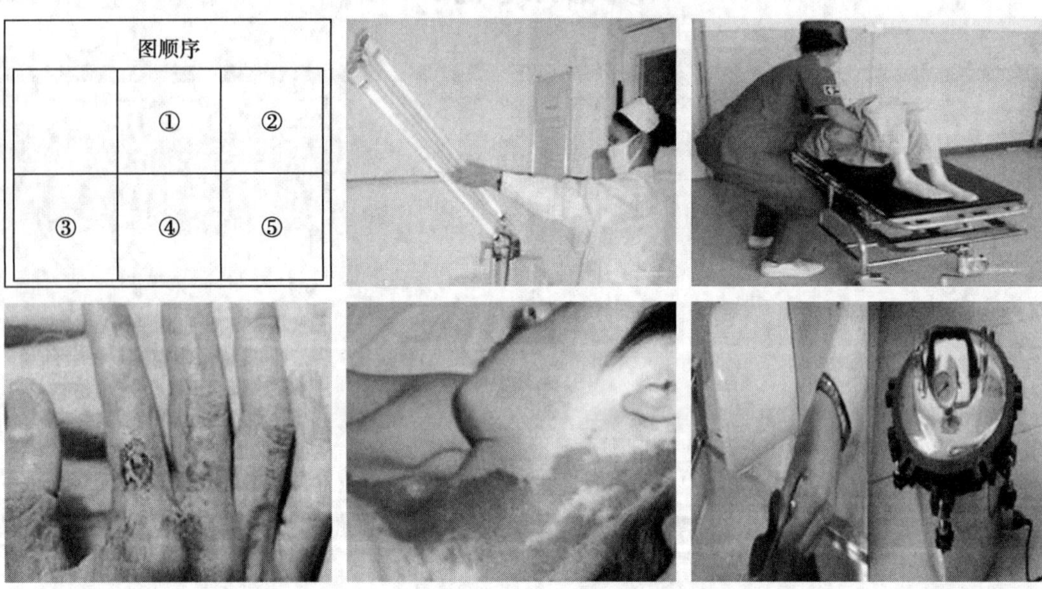

图 4-1-2　损伤示意图

3. 有关血压生理性变化的描述,不正确的是

A. 小儿血压比成人血压低
B. 中年以前女子血压比男子血压低
C. 清晨血压高于傍晚血压
D. 右上肢血压高于左上肢血压
E. 下肢血压高于上肢血压

4. 某传染病病室,长 5m,宽 4m,高 3m,用食醋进行室内消毒。食醋的用量是

A. 1 000~1 200ml　　B. 600~800ml
C. 1 300~1 400ml　　D. 300~600ml
E. 800~1 050ml

5. 查阿米巴原虫,留取粪便标本的正确方法是

A. 留新鲜粪便,立即送验,注意保温
B. 取不同部位的粪便
C. 取新鲜粪便最上部少许
D. 清晨留便少许
E. 留少许异常粪便

6. 下列不是痔形成因素的是

A. 静脉壁本身薄弱　　B. 久坐、久站
C. 长期腹泻　　D. 长期排便困难
E. 门静脉高压

7. 为敌百虫中毒患者进行洗胃时,**禁用**的洗胃液是
   A. 温开水 B. 生理盐水
   C. 蛋清水 D. 碳酸氢钠溶液
   E. 高锰酸钾液

8. 下列手部轻伤,**不属于**引起甲沟炎的原因是
   A. 擦伤 B. 刺伤
   C. 剪指甲过深 D. 小切割伤
   E. 挫伤

9. 脊椎结核最多见于
   A. 骶椎 B. 颈椎 C. 胸椎
   D. 腰椎 E. 尾椎

10. 下列选项属于抑郁症“核心症状”之一的是
   A. 患者情绪低沉,整日忧心忡忡,愁眉不展,唉声叹气
   B. 患者喜欢参加体育运动
   C. 患者头脑中一直在想 1 加 1 为什么要等于 2
   D. 患者自感思考困难,什么都想不起来
   E. 患者表现哭笑无常、叫喊吵骂、打人毁物

11. 下列患者易发生破伤风的是
   A. 列车上分娩 B. 背部大面积擦伤
   C. 痈 D. 踝扭伤
   E. 上肢挫伤

12. 类风湿关节炎患者的临床特点是
   A. 主要侵犯大关节
   B. 关节病变呈对称性改变
   C. 全身游走性疼痛
   D. 属于单系统性疾病
   E. 发病者男女之比为 1∶2

13. 下列因素与肺癌**无关**的是
   A. 长期大量吸烟
   B. 长期接触石棉、铬、镍、砷及放射性物质
   C. 城市环境污染
   D. 人体营养状态
   E. 遗传因素

14. 某患者因膀胱癌住院手术,术后接受顺铂化疗。在给药后,护士遵医嘱给患者输入大量液体急性水化,此做法是为了减少药物对患者产生
   A. 骨髓抑制 B. 肾功能损害
   C. 胃肠道反应 D. 神经毒性
   E. 肝功能损坏

15. 短暂性脑缺血发作最主要的病因是
   A. 脑动脉粥样硬化
   B. 高血压
   C. 脑血管瘤
   D. 脑动脉炎
   E. 风湿性心脏病二尖瓣狭窄

16. 癫痫发作是由于
   A. 脑代谢异常 B. 颅内压增高
   C. 脑水肿 D. 脑神经元异常放电
   E. 脑萎缩

17. 小儿乳牙萌出的时间最常见为
   A. 1~2 个月 B. 4~10 个月
   C. 11~15 个月 D. 2~3 岁
   E. 1~1.5 岁

18. 护士给某乙肝患者拔针时不小心被沾有该患者血液的针头刺伤,伤口的即刻处理方法**不妥**的是
   A. 从伤口的远心端向近心端挤压
   B. 用肥皂液和流动水冲洗
   C. 尽可能挤出损伤处的血液
   D. 消毒后包扎伤口
   E. 用 75% 乙醇或 0.5% 碘伏消毒

19. 低渗性与高渗性缺水最主要的区别是
   A. 乏力 B. 尿量
   C. 皮肤弹性差 D. 发热
   E. 不口渴

20. 护士在为新入院患者进行护理评估之后,其收集的资料中属于客观资料的是
   A. 头痛 B. 恶心
   C. 咽部充血 D. 感到头晕
   E. 睡眠不佳、多梦

21. 下列选项属于右心功能不全主要临床症状出现的病理生理基础的是
   A. 肺循环淤血 B. 心肌损害
   C. 体循环淤血 D. 心室重构
   E. 血流动力学改变

22. 腹壁静脉曲张血流方向如图 4-1-3（见文末彩图）所示，最可能的疾病是

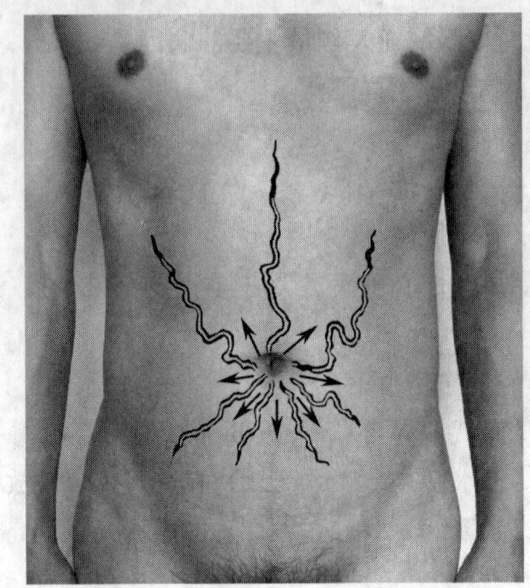

图 4-1-3　腹壁静脉曲张血流方向

A. 下腔静脉阻塞　B. 上、下腔静脉均阻塞
C. 门静脉高压　D. 正常人腹壁静脉
E. 上腔静脉阻塞

23. 《艾滋病防治条例》规定，艾滋病病毒感染者和艾滋病患者应当将其感染或者发病的事实如实告知
A. 朋友　B. 与其有性关系者
C. 亲属　D. 同学
E. 同事

24. 使用呼吸机的患者常用手势和表情与护士传递交流信息，此时的非语言行为对语言具有
A. 补充作用　B. 替代作用
C. 驳斥作用　D. 调整作用
E. 修饰作用

25. 因抢救生命垂危的患者等紧急情况，不能取得患者或者其近亲属意见时，能批准可以立即实施相应医疗措施的负责人是
A. 主治医生
B. 所在临床科室的主任
C. 医疗机构负责人或者授权的负责人
D. 医疗机构职工代表大会
E. 可以自行决定

26. 下列选项**不属于**“推定医疗机构有过错”的情形是
A. 违反法律、行政法规、规章及其他有关诊疗规范的规定
B. 拒绝提供与纠纷有关的病历资料
C. 伪造、篡改或者销毁病历资料
D. 隐匿或者销毁病历资料
E. 医务人员尚未取得执业医师证书

27. 患者男，48 岁。脑外伤，在全身麻醉下行颅内探查术，术后的床单位应是
A. 麻醉床，床中部和床上部各铺一橡胶单、中单
B. 暂空床，床中部和床上部各铺一橡胶单、中单
C. 暂空床，床中部和床尾部各铺一橡胶单、中单
D. 麻醉床，床中部和床尾部各铺一橡胶单、中单
E. 备用床，床中部和床上部各铺一橡胶单、中单

28. 患者女，60 岁。肝硬化，腹水。病室湿度过高时患者的症状是
A. 口干舌燥、咽痛
B. 闷热、难受，尿量增多
C. 头晕、食欲减退
D. 烦躁、失眠
E. 机体散热不畅、加重肾脏负担

29. 患者男，45 岁。拟诊断为腰椎骨折。拟行 X 线摄片，需平车护送患者。移送患者上平车，其适合的搬运方法是
A. 五人法　B. 四人法
C. 三人法　D. 二人法
E. 一人法

30. 患者男，63 岁。慢性胃炎，幽门螺杆菌（+），需要采用药物治疗。下列药物中均为幽门螺杆菌治疗方案药物的是
A. 多潘立酮+奥美拉唑+克拉霉素+枸橼酸铋钾
B. 硫酸镁+多潘立酮+甲硝唑+阿莫西林
C. 奥美拉唑+克拉霉素+阿莫西林+枸橼酸铋钾
D. 红霉素+奥美拉唑+阿莫西林+枸橼酸铋钾
E. 青霉素+克拉霉素+甲硝唑+枸橼酸铋钾

31. 患者男，18 岁。因腹部肿块需行胰胆管造影，检查时患者的体位应为
A. 膝胸卧位　B. 俯卧位
C. 去枕仰卧位　D. 头低足高位
E. 头高足低位

32. 患者男，28 岁。自幼好发扁桃体炎，8 年前于劳动时出现呼吸困难，后咳粉红色泡沫样痰，双下肢水肿，诊断为慢性风湿性心脏病、二尖瓣狭窄

及主动脉关闭不全。在该患者心尖区可听到舒张期杂音，其瓣膜病变是

A. 肺动脉瓣狭窄　　B. 主动脉瓣关闭不全
C. 主动脉瓣狭窄　　D. 二尖瓣狭窄
E. 二尖瓣关闭不全

33. 患者男，36 岁。HIV 感染者，门诊护士为其采集血标本时，不慎将血液滴在采血台面上。处理此台面护士应

A. 紫外线照射　　B. 清水刷洗
C. 卫生纸擦拭　　D. 清水毛巾擦拭
E. 消毒液擦拭

34. 患者女，38 岁。缩窄性心包炎 1 年，拟择日行心包切除术。夜班护士发现患者失眠，心率 120 次/min，双手颤抖。沟通中患者表示深恐手术发生意外，但又因病情重而不敢不行手术。护士采取的措施**不妥**的是

A. 向患者介绍手术成功的病例
B. 告诉患者手术没有任何风险
C. 向患者说明手术目的
D. 教会患者使用放松技术
E. 鼓励家属在探视时给予心理支持

35. 患儿，男，20 天。口腔黏膜有白色乳凝状物附着，呈小片状。经检查诊断为“鹅口疮”，为患儿清洁口腔宜使用

A. 0.45%氯化钠溶液　　B. 生理盐水
C. 甲硝唑溶液　　D. 2%碳酸氢钠溶液
E. 2%过氧化氢溶液

36. 患者女，67 岁。右膝关节置换术后，护士为其擦浴，**错误**的是

A. 关好门窗，调节室温
B. 先擦头颈部、上半身再擦下半身
C. 穿上衣服时，先健侧再患侧
D. 脱下衣服时，先健侧再患侧
E. 保护患者的自尊，注意遮挡

37. 患者男，34 岁。因车祸而致右下肢开放性骨折，大量出血，被送来急诊。在医生未到之前，接诊护士应立即

A. 详细询问车祸发生的原因
B. 向医院有关部门报告
C. 给患者注射镇静药
D. 给患者使用止血药
E. 给患者止血、测量血压，建立静脉通道

38. 患者女，65 岁。因脑出血致右侧肢体瘫痪。护士为其梳头，**错误**的操作是

A. 协助患者抬头，将治疗巾铺于枕头上
B. 将头发从中间分为两股，分股梳理
C. 梳发时由发梢梳向发根
D. 脱落的头发置于纸袋中
E. 打结的头发用甘油湿润后慢慢梳理

39. 患者女，30 岁。持续发热，体温在 24 小时中变化不规律，持续时间不定。这种热型常见于

A. 败血症　　B. 流行性感冒
C. 肺炎球菌性肺炎　　D. 伤寒
E. 疟疾

40. 患者男，18 岁。淋雨后感冒，1 天后出现寒战、高热，痰液为铁锈色，诊断为肺炎链球菌肺炎，体温单如图 4-1-4 所示。患者的热型呈

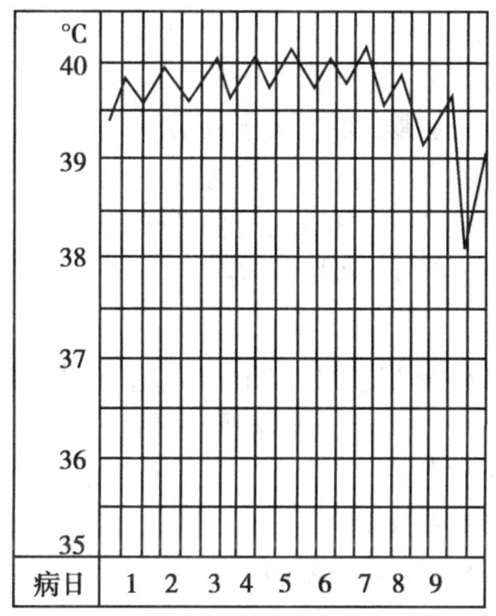

图 4-1-4　热型体温单

A. 间歇热　　B. 弛张热
C. 波浪热　　D. 稽留热
E. 不规则热

41. 患者男，得知自己患上淋巴瘤后情绪易怒，且有时会拒绝治疗。此时，护士与患者沟通时应避免的行为是

A. 为患者提供发泄的机会
B. 倾听了解患者的感受
C. 当拒绝治疗时对患者进行批评
D. 及时满足患者的合理需求
E. 对患者的不合理行为表示理解

42. 患者男，40 岁。发热 38.3℃，行物理降温，如图 4-1-5 所示部位中**不适合**放置冰袋的是

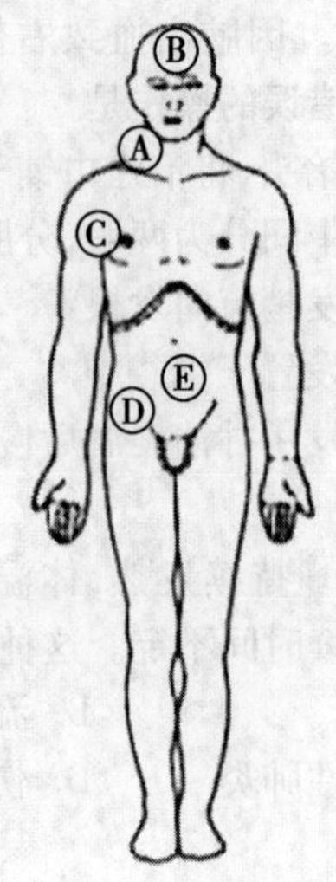

图 4-1-5 冰袋放置部位

A. A　B. B　C. C　D. D　E. E

43. 患者女,12 岁。肺炎引起高热,浑身大汗。护士给予温水擦浴操作,正确的方法是
A. 擦拭腋窝、腹股沟等处时,应适当延长时间
B. 擦至胸腹部时,动作轻柔
C. 发生寒战时,应加快速度
D. 以向心方向拍拭,每侧 3 分钟
E. 擦浴后 1 小时测体温

44. 患者男,66 岁。肝性脑病前期,表现为意识思维错乱,行为失常,此时灌肠忌用
A. 生理盐水　B. 高渗盐水
C. 33% 硫酸镁　D. 0.1% 肥皂溶液
E. 小檗碱(黄连素)溶液

45. 患者男,64 岁。慢性细菌性痢疾,医嘱 0.5% 新霉素保留灌肠。以下操作不妥的是
A. 嘱患者自行排便、排尿
B. 患者取右侧卧位
C. 用小垫抬高臀部 10cm
D. 插入肛管 15~20cm
E. 最后注入温开水 10ml

46. 患者男,30 岁。诊断为急性阑尾炎,行阑尾切除术。术后回病房,医嘱:哌替啶 50mg i. m. q. 6h. p. r. n. 。正确的执行时间是
A. 术后每 6 小时使用 1 次
B. 术后每 6 小时 1 次,限用 4 次
C. 术后每 6 小时 1 次,限用 3 天
D. 每 6 小时使用 1 次,长期有效
E. 必要时用,每 6 小时使用 1 次,长期有效

47. 患者女,32 岁。高热,遵医嘱给予口服对乙酰氨基酚以退热。护士嘱其服药时要多饮水,其目的是
A. 促药物吸收
B. 减少药物副作用
C. 提高药物疗效
D. 防止在肾脏析出结晶
E. 减少对消化道的刺激

48. 对无症状 HIV 携带者进行免疫学检查的建议是
A. 每 2 年检查 1 次
B. 每 6~12 个月检查 1 次
C. 每年检查 1 次
D. 每 2 个月检查 1 次
E. 每 3~6 个月检查 1 次

49. 患者女,55 岁。诊断为宫颈癌,需行子宫切除术。术前进行青霉素过敏试验,皮试后 5 分钟患者出现胸闷、气急、皮肤瘙痒、面色苍白、脉搏细弱、血压下降、烦躁不安。针对该患者的处理方法,下列选项最佳的是
A. 停药、平卧、注射盐酸肾上腺素、保暖、吸氧
B. 停药、平卧、吸氧、注射抗组胺药物
C. 停药、平卧、测血压、注射呼吸兴奋剂
D. 平卧、吸氧、保暖、注射间羟胺
E. 停药、吸氧、保暖、注射地塞米松

50. 患者女,40 岁。患风湿性心脏病二尖瓣狭窄 10 年。近 1 个月常于夜间憋醒,呼吸深快,伴有哮鸣音,端坐后可稍缓解。对夜间易发生喘憋的机制,正确的叙述是
A. 交感神经张力增加　B. 膈肌抬高/下降
C. 平卧使回心血量增加　D. 小支气管舒张
E. 全身小动脉痉挛

51. 患者男,27 岁。在做青霉素皮试时发生过敏性休克,遵医嘱给予 10% 葡萄糖 500ml 加多巴胺 20mg 静脉滴注,护士应将滴速调节为
A. 20 滴/min　B. 40 滴/min
C. 60 滴/min　D. 80 滴/min
E. 100 滴/min

52. 患者女,33 岁。输血 15 分钟后感觉头胀,四肢麻木,腰背部剧痛,继而出现黄疸、血红蛋白尿。护士遵医嘱为患者静脉注射碳酸氢钠,其目的主要是
A. 补充血容量　B. 碱化尿液

C. 纠正酸中毒　　D. 补充水分和电解质
E. 维持静脉通道

53. 患者男,35 岁。诊断为肝硬化,采集血清标本检测肝功能。为了防止溶血,下列叙述**错误**的是
A. 选用干燥试管、注射器及针头
B. 抽血后快速注入试管内
C. 标本及时送检
D. 标本避免过度振荡
E. 血中泡沫请勿注入试管内

54. 患者女,20 岁。患病毒性心肌炎后未注意休息,近来出现呼吸困难、胸闷、心悸、乏力症状。拟诊断为扩张型心肌病收住院治疗。扩张型心肌病的最常见病因是
A. 柯萨奇病毒 B 感染　　B. 细菌
C. 家族史　　D. 酒精中毒
E. 神经激素受体异常

55. 患者男,75 岁。因肺源性心脏病入院,呼吸困难,发绀明显,氧分压为 6.9kPa,二氧化碳分压为 7.8kPa。立即给患者吸氧,吸氧流量应是
A. 1~2L/min　　B. 2~4L/min
C. 4~6L/min　　D. 6~8L/min
E. 8~10L/min

56. 患者男,80 岁。脑血管意外昏迷,呼吸道有分泌物不易咳出。使用电动吸引器吸痰,其原理是
A. 空吸作用　　B. 虹吸作用
C. 正压作用　　D. 负压作用
E. 电动作用

57. 患者女,56 岁。癌症晚期,有骨转移症状,入院行临终关怀治疗。以下原则**错误**的是
A. 以对症照料为主
B. 延长患者的生存时间
C. 提高患者的生命质量
D. 维护患者的尊严和权利
E. 注重对家属的心理支持

58. 护士小王,大夜班,需书写交班报告,按照顺序首先应写
A. 危重患者　　B. 转入患者
C. 新入院患者　　D. 手术患者
E. 出院患者

59. 患儿,女,6 岁。诊断为法洛四联症,当患儿缺氧发作时,使用普萘洛尔进行治疗的目的是
A. 减慢心率　　B. 抑制呼吸中枢
C. 纠正代谢性酸中毒　　D. 控制惊厥
E. 减轻水钠潴留

60. 患者女,62 岁。心前区压榨样疼痛 3 小时伴冷汗、恐惧来院急诊,疑为急性心肌梗死。为明确诊断首选心电图检查。心电图检查结果:常规心电图平均 P-P 间隔为 15 小格。护士为其计算心率为
A. 100 次/min　　B. 95 次/min
C. 90 次/min　　D. 85 次/min
E. 75 次/min

61. 患者男,63 岁。患有关节炎,长期服用布洛芬缓释片。近日因疼痛加剧,擅自加大用药剂量,导致胃部疼痛,恶心、呕吐,呕吐物有咖啡样物质。此类药物导致消化性溃疡的机制是
A. 损伤胃黏膜,刺激胃酸分泌
B. 损伤胃黏膜,抑制前列腺素合成
C. 刺激胃酸分泌,抑制前列腺素合成
D. 刺激胃酸分泌,增加胆汁反流
E. 抑制前列腺素合成,增加胆汁反流

62. 患儿,10 个月。突然出现发热、流涕、水样便,大便每日 10 余次,无明显中毒症状。最可能的病原体是
A. 真菌
B. 人类轮状病毒
C. 金黄色葡萄球菌
D. 空肠弯曲菌
E. 侵袭性大肠埃希菌

63. 患者男,40 岁。突起阵发性腹痛,伴腹胀、呕吐 2 天。体温 38℃,脉搏 93 次/min,血压 100/60mmHg。腹部饱满、胀气,除右下腹部有压痛外,余腹无压痛、反跳痛和肌紧张,肠鸣音亢进。腹部 X 线平片检查发现小肠高度胀气、扩张,并有多个液气平面,未见结肠胀气。应诊断为
A. 麻痹性肠梗阻　　B. 高位性肠梗阻
C. 低位性肠梗阻　　D. 绞窄性肠梗阻
E. 急性胃炎

64. 患者男,28 岁。8 年来站立或腹压增高时反复出现右腹股沟肿物,平卧安静时肿块明显缩小或消失。10 小时前因提重物而肿块又出现,伴

腹痛、呕吐,肛门停止排气和排便。体检示右阴囊红肿,可见一梨状肿块,平卧后肿块不消失。最有可能的诊断是

A. 嵌顿性腹股沟斜疝　B. 嵌顿性腹股沟直疝
C. 绞窄性股疝　D. 睾丸鞘膜积液
E. 睾丸扭转

65. 患者女,61 岁。近 2 年干家务活时,容易出现心悸、气喘。近期发生感染,患者脚踝出现如图 4-1-6(见文末彩图)所示表现。此时,所患疾病最可能是

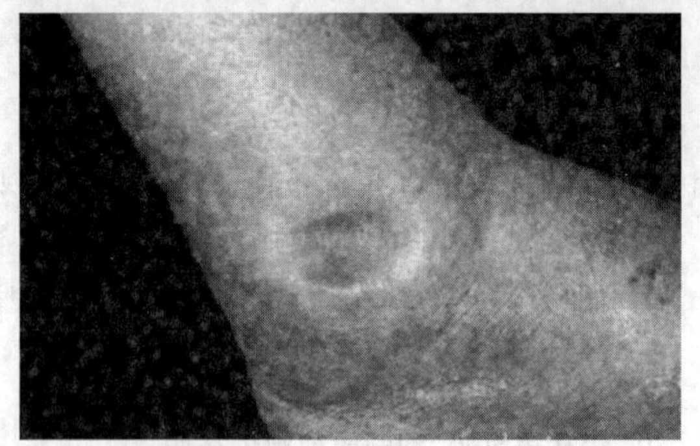

图 4-1-6　下肢水肿

A. 左心衰竭　B. 右心衰竭
C. 肝硬化　D. 甲状腺功能减退症
E. 肾病综合征

66. 患儿,7 岁。因阵发性剑突下钻顶样疼痛伴恶心、呕吐半天入院。查体:剑突下压痛,无腹肌紧张。急诊护士应首先考虑

A. 肝内胆管结石　B. 胆道蛔虫病
C. 急性阑尾炎　D. 急性胰腺炎
E. 肝外胆管结石

67. 患儿,8 岁。1 个月前被家里的宠物狗咬伤,当时感觉自家小狗一切正常,不会有什么事情,未去接种疫苗。现在患儿极度恐惧,烦躁,对水声、风声等刺激非常敏感,饮水能引起咽肌痉挛、呼吸困难等。该患儿可能患有

A. 破伤风　B. 急性感染性喉炎
C. 狂犬病　D. 上呼吸道感染
E. 百日咳

68. 患儿,男,6 个月,发热、憋喘 2 天。体检:体温 38℃,呼吸 64 次/min,心率 160 次/min,面色苍白,烦躁,呻吟。双肺可闻及大量哮鸣音,少量中、细湿啰音。肝右肋下 2cm,质软。X 线胸片示双肺透亮度增加,双下肺纹理增粗。诊断为毛细支气管炎。若考虑病毒感染,很可能的病毒是

A. 腺病毒　B. 呼吸道合胞病毒
C. 副流感病毒　D. 鼻病毒
E. 柯萨奇病毒

69. 患者女,34 岁。因子宫内膜异位症收治入院。护士在向患者健康教育时,告知预防子宫内膜异位症的发生,月经期正确的做法是

A. 保持外阴清洁　B. 热敷下腹部
C. 禁食刺激性食物　D. 禁止性生活
E. 避免寒冷刺激

70. 关于艾滋病的说法,**不正确**的是

A. 感染了艾滋病病毒的母亲给婴儿哺乳可以传播艾滋病
B. 医疗器械消毒不彻底容易传播艾滋病病毒
C. 人感染艾滋病病毒后,立即就能通过血液检查出来
D. 共用注射器静脉吸毒可以传播艾滋病病毒
E. 男性同性恋者更容易感染艾滋病病毒

71. 患儿,10 岁。发热 2 天,体温 40℃,咽痛,咽部有脓性渗出物。周身可见针尖大小的皮疹,全身皮肤鲜红。该病的病原体是

A. 金黄色葡萄球菌　B. A 组溶血性链球菌
C. 柯萨奇病毒　D. 腺病毒
E. 沙门菌

72. 患者男,16 岁。上唇疖挤压后出现寒战、高热、头痛、昏迷的症状。首先应考虑

A. 败血症　B. 菌血症
C. 脓毒血症　D. 蜂窝织炎
E. 海绵状静脉窦炎

73. 患者女,40 岁。患慢性肾炎已 5 年,目前蛋白尿(+++),明显水肿、尿少,血压正常,血肌酐正常。目前其主要护理诊断为

A. 营养失调:低于机体需要量
B. 有感染的危险
C. 生活自理缺陷
D. 体液过多
E. 知识缺乏

74. 手术前一天的下午,护士来到患者的床前,发现他情绪低落,便问道:"苏先生,你好像心情不太好?"患者回答:"我担心明天的手术。"此时,护

士的最佳反应应该是

A. 保持沉默

B. 悄然离开病房

C. 对患者说:"能告诉我您担心的问题是什么吗?"

D. 对患者说:"您不必担心,手术一定会成功的。"

E. 对患者说:"如果您不去想这件事,您的心情很快就会好起来的。"

75. 患者男,32 岁。因肾盂结石行体外冲击波碎石,为预防结石复发,医生根据尿液中排出碎石进行结石成分分析。需要碱化尿液的结石类型是

A. 磷酸盐结石　　B. 草酸钙结石

C. 黄嘌呤结石　　D. 尿酸结石

E. 碳酸钙结石

76. 王女士,28 岁。因"不孕"来医院就诊,并带来自测的基础体温记录单,如图 4-1-7(见文末彩图)所示。考虑患者不孕的原因是

A. 下丘脑异常　　B. 垂体微腺瘤

C. 卵巢无排卵　　D. 子宫内膜结核

E. 输卵管粘连

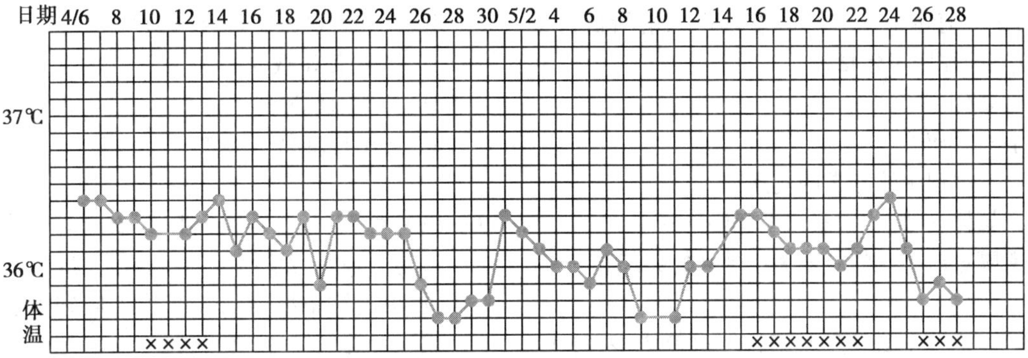

图 4-1-7　基础体温单

77. 初孕妇,31 岁。妊娠 41 周,电子胎心监护结果见图 4-1-8。应采取的措施是

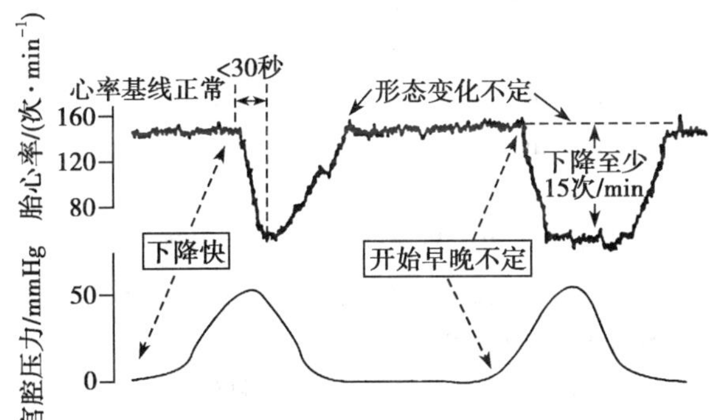

图 4-1-8　变异减速

A. 尽快结束妊娠　　B. 等待自然分娩

C. 静脉滴注缩宫素　　D. 继续观察

E. 尽早人工破膜

78. 患者男,65 岁。其腹部伤口换药时发现脓液稠厚,坏死组织较多。应选择外敷的是

A. 生理盐水　　B. 凡士林油纱布

C. 3%~5% 氯化钠　　D. 30% 硫酸镁

E. 硼酸溶液(优琐)

79. 患者男,50 岁。误服高浓度氢氧化钠溶液后被发现,立即送往医院。此时最佳的处理方法是

A. 高锰酸钾溶液洗胃　　B. 口服蛋清水

C. 盐水洗胃　　D. 口服稀盐酸

E. 碳酸氢钠溶液洗胃

80. 患者女,38 岁。被汽车撞伤右上腹,伤后腹痛。查体:血压 75/45mmHg,腹部无伤口,腹肌稍紧张,右上腹有深压痛,轻度反跳痛,移动性浊音阳性。腹腔穿刺为不凝鲜血,诊断为肝破裂。输液时应首选

A. 5% 葡萄糖液　　B. 平衡盐溶液

C. 10% 葡萄糖液　　D. 血浆

E. 全血

81. 患者男,7 岁。不慎溺水,检查发现该男童面部发绀,首要的处理措施是

A. 通知医生

B. 清除口鼻分泌物和异物

C. 吸氧

D. 心肺复苏

E. 大声呼救

82. 患者女,48岁。因月经周期紊乱4个月,伴潮热、睡眠差就诊。诊断为围绝经期综合征,给予激素治疗。激素治疗的目的是

A. 恢复正常的月经周期
B. 纠正与性激素不足有关的健康问题
C. 促进卵巢功能的恢复
D. 用于心理治疗
E. 预防癌变

83. 27岁产妇,因双胎妊娠行剖宫产术娩出两活婴。新生儿均因轻度窒息转儿科治疗。该产妇因患有活动型乙型肝炎,护士告知其需要退奶。产后第2天值班护士查房时发现产妇情绪低落,其可能的原因**不包括**

A. 母婴分离
B. 手术后疲劳
C. 生产过程中缩宫素的使用
D. 产妇体内雌、孕激素水平急剧下降
E. 家属对新生儿的高度关注带来的失落感

84. 患者男,45岁。近3个月来排便次数增多,每天3~4次,黏液脓血便,有里急后重感。首选的有助于确诊的检查方法是

A. B超　　B. X线钡剂灌肠
C. 直肠指检　　D. 纤维结肠镜
E. 血清癌胚抗原

85. 患者女,28岁。行剖宫产手术,术后第1天医生告知患者晚上可能拔除导尿管,但未开具医嘱。次日晨,护士因未给患者拔除导尿管而受到患者及其家属的抱怨,护士因此指责该医生。导致这次医护关系冲突的原因是

A. 角色心理差位　　B. 角色权力争议
C. 角色压力过重　　D. 角色理解欠缺
E. 角色期望冲突

86. 患者女,25岁。应每月自查乳房1次,其自检时间宜在

A. 月经前1周
B. 月经期中间
C. 月经周期的7~10天
D. 月经周期的10~15天
E. 两次月经中间

87. 患者女,55岁。行乳腺癌根治术后,患者化疗期间,白细胞降至$3.0\times10^9/L$,处理应首选

A. 加强营养　　B. 减少用药量
C. 输血　　D. 改变用药方案
E. 暂停用药,服生血药

88. 痛风发生的关键原因是血液中

A. 血脂长期升高　　B. 血糖长期升高
C. 尿酸长期升高　　D. 血胆固醇长期升高
E. 尿素氮长期升高

89. 患者男,63岁。肝硬化病史多年,经常牙龈出血,主要是由于

A. 血小板减少
B. 某些凝血因子合成减少
C. 维生素K减少
D. 抗凝血酶减少
E. 血中抗凝物质增加

90. 患者女,62岁。今晨起床穿衣时发现右侧身体活动不灵活来院诊治。医生诊断为脑血栓形成,决定给予溶栓治疗。护士应知道脑血栓形成患者的最佳溶栓时机是

A. 病后6小时内　　B. 病后10小时
C. 病后12小时　　D. 病后24小时
E. 病后48小时

91. 根据小儿身长公式推算,5岁小儿身长约为

A. 100cm　　B. 105cm
C. 110cm　　D. 115cm
E. 120cm

92. 患者男,42岁。胃大部切除术后出现严重贫血,表现为外周巨幼红细胞增多。其主要原因是缺乏下列物质中的

A. 盐酸　　B. 黏液
C. 胃蛋白酶原　　D. HCO_3^-
E. 内因子

93. 某医院护理部要求各科室提交的工作计划需根据医院的总体工作目标制订护理工作的总目标,内容清晰明确,高低适当。这体现的是护理管理组织原则中的

A. 管理层次的原则
B. 集权分权结合原则
C. 任务和目标一致原则
D. 等级和统一指挥的原则
E. 专业化分工与协助原则

二、以下提供若干个案例，每个案例下设若干个考题，请根据各考题题干所提供的信息，在每题下面 A、B、C、D、E 五个备选答案中选择一个最佳答案。

（94～95 题共用题干）

某医院手术室护士长在例行的护理质量检查中，发现一个外科手术包过期，随即召集科室护士开会，分析问题，查找原因，制订整改计划，并对直接责任人进行了批评和相应的处罚。

94. 保证无菌物品的合格率属于质量控制中的
A. 过程控制　B. 同期控制
C. 后馈控制　D. 反馈控制
E. 前馈控制

95. 关于手术室质量管理标准内容，**不正确**的叙述是
A. 手术室有定期清扫制度
B. 无菌手术感染率小于 0.5%
C. 三类切口感染有追踪登记制度
D. 对感染手术严格执行消毒隔离制度
E. 不需要对无菌物品进行细菌培养

（96～98 题共用题干）

患者女，56 岁。因尿路感染入院。

96. 患者的症状应包括
A. 尿频、尿急、尿痛
B. 尿潴留
C. 多尿
D. 少尿
E. 尿失禁

97. 其排出的尿液应表现为
A. 尿液呈棕色　B. 尿液呈酱油色
C. 尿液呈黄褐色　D. 尿液呈白色混浊
E. 尿液呈乳白色

98. 因增加尿量可对尿道起到冲洗作用，护士可建议患者
A. 大量运动　B. 使用利尿药
C. 适量饮酒　D. 大量喝水
E. 多喝咖啡

（99～101 题共用题干）

患者男，22 岁。因醉酒驾车发生交通事故，导致肝破裂大出血。入院后输大量库血后出现心率缓慢、手足搐搦、血压下降。

99. 患者可能出现了
A. 出血倾向　B. 溶血反应
C. 发热反应　D. 过敏反应
E. 枸橼酸钠中毒反应

100. 患者出现手足搐搦的原因是
A. 血钙升高　B. 血钙降低
C. 血钾升高　D. 血钾降低
E. 酸中毒

101. 为缓解症状应给予的药物是
A. 葡萄糖酸钙　B. 盐酸肾上腺素
C. 凝血因子　D. 碳酸氢钠
E. 地塞米松

（102～104 题共用题干）

患者男，33 岁。因车祸致颅脑损伤，检查时发现患者呼吸突然停止。

102. 为提高复苏质量，下述治疗措施正确的是
A. 持续高流量给氧
B. 及早进行呼吸功能支持
C. 立即胃肠内营养支持
D. 大量输液，恢复有效血容量
E. 离开现场呼叫

103. 应用简易呼吸器辅助呼吸，挤压、放松呼吸气囊的频率是
A. 6～7 次/min　B. 8～9 次/min
C. 10～12 次/min　D. 13～14 次/min
E. 16～20 次/min

104. 每次挤压的气体量为
A. 60～80ml　B. 100～150ml
C. 150～200ml　D. 200～400ml
E. 500～600ml

（105～106 题共用题干）

患者女，38 岁。因胸闷、心悸 1 个月余来诊，医生医嘱检查心电图。

105. 心电图机探查电极置于左锁骨中线第 5 肋间的导联是
A. Ⅱ导联　B. V_4 导联　C. aVR 导联
D. V_1 导联　E. V_3 导联

106. 心电图显示心律不规则，某些心动周期无 P 波，QRS 波提早出现且宽大畸形。判断为
A. 室性期前收缩　B. 房性期前收缩
C. 交界区性期前收缩　D. 房室传导阻滞
E. 窦性心律不齐

（107~109 题共用题干）

患者女，40 岁。咳嗽、低热、乏力月余，昨日咯血来诊，患者情绪紧张。X 线胸片示左肺上部片状模糊阴影，边缘不清。诊断为肺结核。

107. 患者咯血时嘱其**不要**

A. 咳嗽　　B. 屏气
C. 绝对卧床　　D. 少交谈
E. 禁食

108. 大咯血后发生窒息，护士应采取的首要护理措施是

A. 保持呼吸道通畅
B. 补充血容量
C. 静脉注射止血药物
D. 吸氧
E. 患侧卧位

109. 首要的护理问题是

A. 营养失调：低于机体需要量
B. 焦虑
C. 体温过高
D. 清理呼吸道无效
E. 有传染的危险

（110~112 题共用题干）

患者男，35 岁。车祸致右大腿畸形、疼痛 4 小时。检查发现右大腿中段明显肿胀、青紫，患处有反常活动。X 线检查示右股骨干中段粉碎性骨折。其他检查未见明显异常。医生给此患者做了骨牵引。

110. 现场急救最有价值的是

A. 传呼专科医师来处理
B. 夹板临时固定
C. 提供一副担架
D. 给服用镇痛药
E. 送去一杯水，做好安慰

111. 入院后首先要注意观察的并发症是

A. 内脏损伤　　B. 感染
C. 休克　　D. 骨筋膜室综合征
E. 愈合障碍

112. 住院后行牵引术，正确的护理是

A. 保持床体向左倾斜
B. 保持床体向右倾斜
C. 保持床体平置
D. 保持床头（头端）抬高
E. 保持床尾（足端）抬高

（113~114 题共用题干）

患者女，45 岁。诊断为 2 型糖尿病。

113. 与该患者临床特征相符的表现是

A. 青少年起病
B. 与自身免疫有关
C. 酮症酸中毒倾向
D. 消瘦体型
E. 有胰岛素抵抗

114. 与其发病**无关**的环境因素是

A. 病毒感染　　B. 人口老龄化
C. 体力活动不足　　D. 内脏性肥胖
E. 高盐、高糖饮食

（115~118 题共用题干）

女婴，母乳喂养，来儿保门诊常规检查。体检：体重 8.5kg，身高 70cm，乳牙 4 个，腹部皮下脂肪 1.1cm，会爬，会认妈妈。

115. 可初步认为该女婴的发育情况的是

A. 体重超出标准
B. 乳牙数萌出正常
C. 动作发育迟缓
D. 不能伸手取物
E. 拥抱反射应该存在

116. 该女婴的月龄是

A. 4 个月　　B. 5 个月　　C. 6 个月
D. 7 个月　　E. 8 个月

117. 如其妈妈无法再母乳喂养，应指导每天给 8% 糖牛乳

A. 550ml　　B. 650ml　　C. 750ml
D. 850ml　　E. 950ml

118. 此时该女婴应接种的疫苗是

A. 麻疹减毒活疫苗
B. 破伤风抗毒素
C. 卡介苗、乙肝疫苗
D. 乙脑疫苗
E. 百白破疫苗

（119~120 题共用题干）

患者女，42 岁。从高处跌下，头部着地，当时昏迷约 10 分钟后清醒，左耳道流出血性液体，被家属送来急诊。

119. 护士首先应采取的措施是

A. 安慰患者慢行　　B. 测量生命体征
C. 建立静脉通道　　D. 清洁消毒耳道
E. 查看有无合并伤

120. 提示合并颅内血肿的症状是

A. 高热　　B. 寒战　　C. 失语
D. 胸闷　　E. 气短

实 践 能 力

一、以下每一道题下面有 A、B、C、D、E 五个备选答案。请从中选择一个最佳答案。

1. 急性心包炎患者 1 小时前呼吸困难突然加重，不能平卧，血压 64/42mmHg，颈静脉怒张，心音遥远。最有效的抢救措施是
   A. 强心剂应用　B. 端坐位
   C. 快速利尿　D. 心包穿刺
   E. 停用抗凝剂

2. 确诊消化性溃疡的首选检查方法是
   A. X 线钡餐检查　B. 幽门螺杆菌检测
   C. 粪便隐血试验　D. 纤维胃镜
   E. CT 检查

3. 我国缩窄性心包炎最常见的病因是
   A. 创伤　B. 结核分枝杆菌感染
   C. 肿瘤　D. 化脓性细菌感染
   E. 非特异性感染

4. 最能提示急性胰腺炎病情严重与预后不良的征兆是
   A. 腹痛剧烈
   B. 手足搐搦
   C. 血糖增高
   D. 代谢性碱中毒
   E. 血清淀粉酶显著升高

5. 患儿，男，5 岁。前一日出现低热、不适、厌食等症状，次日出现皮疹，继而头面颈部的皮疹迅速发展为如图 4-2-1（见文末彩图）所示的清亮、椭圆形水疱。对于该疾病说法，正确的是

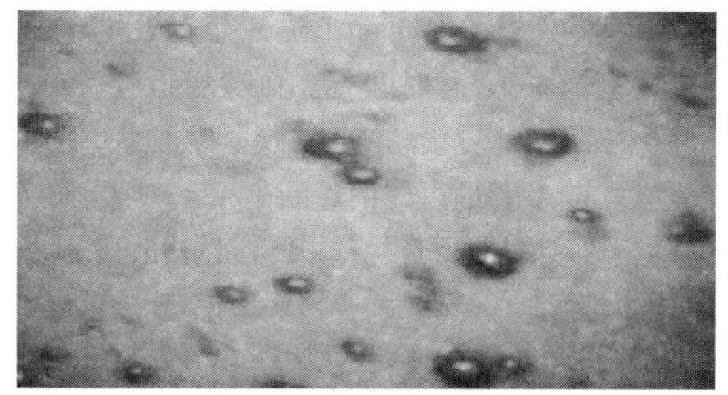

图 4-2-1　皮肤改变

   A. 主要损害部位为内脏
   B. 该病的病原体与麻疹的病原体是同一种病毒
   C. 该皮疹愈后留有瘢痕
   D. 应用肾上腺皮质激素治疗的儿童，感染往往成为重症
   E. 该病的病原体与带状疱疹的病原体是不同种病毒

6. 能保护人体防止感染乙型肝炎的是
   A. 表面抗体　B. 核心抗体 IgM
   C. HBV DNA　D. 核心抗体 IgG
   E. e 抗体

7. 肺结核患者如高热可在有效抗结核药物治疗的同时加用
   A. 抗生素　B. 解热药
   C. 糖皮质激素　D. 止血药
   E. 增强免疫力药物

8. 对上呼吸道感染患儿发热的护理措施，**不正确**的是
   A. 保持室内温度适宜，空气清新
   B. 保证营养和水分的摄入
   C. 体温升至 38℃时，给予乙醇擦浴
   D. 松解衣被，及时更换汗湿的衣物
   E. 注意观察是否有热性惊厥的发生

9. 慢性肾衰竭尿毒症期一般**不出现**
   A. 高钠血症　B. 高钾血症
   C. 高钙血症　D. 高磷血症
   E. 水肿

10. 豆渣样白带见于
    A. 细菌性阴道炎
    B. 滴虫性阴道炎
    C. 老年性阴道炎
    D. 外阴阴道假丝酵母菌阴道炎
    E. 萎缩性阴道炎

11. 肢体出血时使用止血带止血要注意的是
    A. 每隔 1~10 分钟放松止血带 1 次
    B. 每隔 10~20 分钟放松止血带 1 次
    C. 每隔 30~60 分钟放松止血带 1 次
    D. 每隔 15~25 分钟放松止血带 1 次
    E. 每隔 70~90 分钟放松止血带 1 次

12. 为临产后产妇进行胎心听诊应选择在
A. 宫缩刚开始时　B. 宫缩极期
C. 宫缩快结束时　D. 宫缩间歇期
E. 宫缩任何时间

13. 左向右分流型先天性心血管病最常见的并发症是
A. 脑脓肿　B. 感染性心内膜炎
C. 支气管肺炎　D. 脑膜炎
E. 脑栓塞

14. 患者已有数年怕热、多汗,心率110次/min,食量大但渐瘦。经查FT_4及FT_3升高,昨天突然体温达40℃,心率150次/min,恶心、呕吐、腹泻,大汗持续而昏睡,急诊为甲状腺功能亢进症伴甲状腺危象。其原因是
A. 甲状腺大量破坏
B. 机体消耗大量甲状腺素
C. 垂体功能亢进
D. 大量甲状腺素释放入血
E. 下丘脑功能亢进

15. 在小夹板固定者的护理中,**不妥**的是
A. 缚夹板的带结以不能上下移动为宜
B. 注意肢体的感觉、运动及血运
C. 抬高患肢
D. 告诉患者定时复诊
E. 可早期进行患肢功能锻炼

16. 骨恶性肿瘤的表现特点是
A. 病情发展缓慢
B. 无痛或轻度疼痛
C. 常以病理性骨折就诊
D. X线摄片就可确认
E. 肿块表面皮温高及浅静脉怒张

17. 根据乳腺癌淋巴转移的主要途径,护理评估应重点关注的部位是
A. 腹股沟　B. 颌下　C. 颈后
D. 颈前　E. 腋窝

18. 肢体感觉障碍患者**不宜**
A. 使用热水袋　B. 睡于软床上
C. 经常翻身　D. 用乙醇按摩
E. 用温水擦浴

19. 胆红素脑病患儿直接胆红素和间接胆红素的变化分别为
A. 降低,升高　B. 升高,升高
C. 降低,降低　D. 升高,降低
E. 降低,不变

20. 2周以内新生儿牛乳喂养时,鲜牛乳与水的比例应是
A. 1∶1　B. 2∶1　C. 3∶1
D. 4∶1　E. 1∶2

21. 患儿,女,3岁。法洛四联症,心功能Ⅳ级。护士建议该患儿最佳的手术时机是
A. 立即　B. 择期
C. 学龄前　D. 心功能改善后
E. 成年后

22. 孕妇,妊娠6周。阴道少量出血,子宫大小与停经史相符合,诊断为先兆流产。先兆流产与难免流产的主要鉴别点是
A. 阴道流血时间的长短
B. 子宫的大小
C. 妊娠反应的轻重
D. 妊娠试验阳性与否
E. 子宫口开大与否

23. 患者女,50岁。患风湿性心脏病20年,因合并心力衰竭卧床4个月余。医嘱每天做下肢被动运动和按摩。护士向患者解释此医嘱的主要目的是
A. 防止下肢静脉血栓形成
B. 防止肌肉萎缩
C. 促进血液循环
D. 防止压疮形成
E. 增加肌肉力量

24. 患者女,40岁。上腹部不适4年。近1个月进食后有饱胀感,有时嗳气。血清学检查:抗壁细胞抗体阴性。胃镜检查:黏膜呈颗粒状,血管网显露。该患者最可能的诊断是
A. 慢性萎缩性胃炎　B. 慢性浅表性胃炎
C. 胃溃疡　D. 胃癌
E. 自身免疫性胃炎

25. 患儿,10个月。因发热、咳嗽3天,腹泻2天,尿量明显减少1天后入院。查体:呼吸深快,前囟明显凹陷,四肢凉。血清钠125mmol/L。下列处理**不正确**的是

A. 第1天补液总量120～140ml/kg
B. 第1天补1/2张含钠液
C. 累计损失量应于12小时内补完
D. 应用碱性液纠正酸中毒
E. 缓慢滴入液体，以免引起肺水肿

26. 患者男，38岁。突发胸痛2小时，以自发性气胸诊断入院。查体：体温36.8℃，脉搏90次/min，呼吸22次/min；右侧胸部肋间隙增宽，语颤消失，叩诊鼓音。其肝浊音界的改变是
A. 下移　B. 上移　C. 左移
D. 右移　E. 不变

27. 早产儿，出生后2天，胎龄34周。因发绀给予氧气吸入。为预防其氧中毒，正确的做法是
A. 维持经皮血氧饱和度在88%～93%
B. 维持动脉血氧分压在80～90mmHg
C. 连续吸氧时间不超过7天
D. 吸氧浓度在70%～80%
E. 给予机械正压通气

28. 患者男，33岁。腹股沟斜疝术后取仰卧位，腘窝部垫枕，最主要的目的是
A. 预防麻醉后头痛
B. 减少阴囊血肿发生的机会
C. 促进肠蠕动恢复，预防肠粘连
D. 减轻切口疼痛，利于切口愈合
E. 防止疝复发

29. 患者男，55岁。6年前诊断为肝硬化。近日来进行性消瘦，面色污秽，皮肤黄染，肝区疼痛，肝剑突下5cm质硬、表面可触及大结节，有腹水，下肢水肿。提示该患者可能为
A. 原发性肝癌　B. 门脉性肝硬化
C. 坏死后肝硬化　D. 肝硬化合并肝癌
E. 胆汁性肝硬化

30. 患者男，52岁。近年来常有排尿中断现象，另有尿频、尿急和终末尿痛等症状，诊断为尿道结石。行尿道取石术，术后常见的并发症是
A. 尿失禁　B. 尿道狭窄
C. 肾积水　D. 膀胱挛缩
E. 阳痿

31. 患者男，46岁。肝硬化合并上消化道出血，行三腔双囊管压迫止血治疗。留置期间突然出现呼吸困难和发绀，此时首要的处理措施是
A. 给予吸氧
B. 给予吸痰
C. 扶患者坐起
D. 将气囊放气
E. 将气囊管再插入20cm

32. 患者女，36岁，诊断为慢性宫颈炎。患者思想压力较大，护士解释**不正确**的是
A. 平时阴道分泌物会增多
B. 经常冲洗阴道
C. 宫颈可能肥大
D. 常常合并阴道炎
E. 保持外阴清洁干燥

33. 患者女，63岁。患支气管扩张。近1周来痰液增多，为促进排痰，护士为患者叩背如图4-2-2所示。叩背的基本顺序是

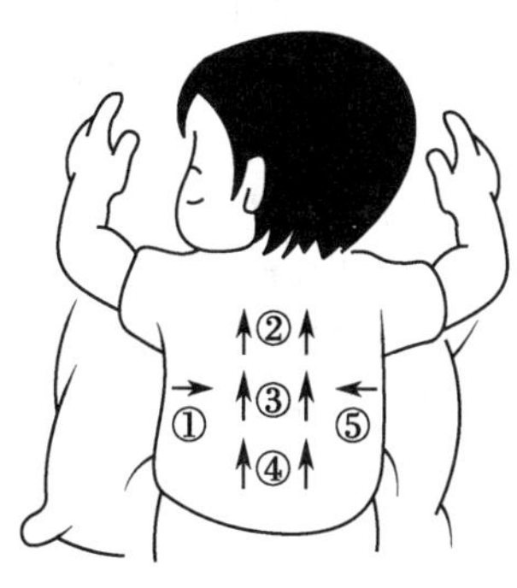

图4-2-2　叩背顺序

A. 1、2、3、4、5　B. 2、3、4、5、1
C. 4、3、2、1、5　D. 1、5、4、3、2
E. 5、4、3、2、1

34. 患者女，26岁。因稽留流产而收治入院，该流产最严重的并发症是
A. 产后抑郁　B. 继发不孕
C. 宫腔感染　D. 胎盘早剥
E. 导致DIC

35. 患者男，58岁。慢性咳嗽、咳痰15年，诊断COPD 5年。近日咳嗽加重，1天前突发左胸痛，继之出现呼吸困难、发绀，伴大汗。查体：气管右移，左肺呼吸音减低。最可能发生了
A. 急性心肌梗死　B. 肺血栓栓塞症
C. 肺不张　D. 急性肺水肿
E. 自发性气胸

36. 患者男，28岁。不慎从高处坠地后出现呼吸困难、发绀、冷汗。体检：心率120次/min，血压70/50mmHg，气管向左偏移，颈部广泛皮下气肿，右侧胸廓饱满，叩诊呈鼓音，右肺呼吸音消失。该患者首要的急救措施是
A. 胸腔穿刺抽气减压
B. 气管插管辅助呼吸
C. 立即剖胸检查
D. 补液、输血抗休克
E. 镇静、止痛等对症处理

37. 患儿，男，15岁。因发热、头痛3天，以流行性脑脊髓膜炎(普通型)入院。对于与其密切接触的妹妹，预防措施正确的是
A. 隔离观察5天　B. 隔离观察7天
C. 医学观察5天　D. 不需要观察
E. 医学观察7天

38. 患儿，5岁。双侧腮腺肿大，表面不红，有触痛。针对该患儿的护理措施，**不妥**的是
A. 肿胀处冷敷
B. 肿胀处用醋调青黛散外敷
C. 忌酸、辣、干、硬食物
D. 温盐水漱口，保持口腔清洁
E. 多进食水果、果汁

39. 患者女，33岁。因发热、食欲减退、厌油腻、右上腹疼痛、巩膜黄染就诊。初步诊断为乙型病毒性肝炎，收入传染病区。应实行
A. 接触隔离　B. 肠道隔离
C. 血液-体液隔离　D. 保护性隔离
E. 严密隔离

40. 艾滋病病毒离开人体后，常温下只可生存数小时至数天，高温、干燥或者通常用的化学消毒剂都能杀死这种病毒。若杀灭艾滋病病毒，**不正确**的做法是
A. 2.5%漂白粉液
B. 75%乙醇
C. 0.2%次氯酸钠
D. 煮沸消毒30分钟
E. 紫外线或γ射线照射

41. 护士为乙肝患者取血标本后，不小心被患者血液污染的针头刺破皮肤。该护士宜采取
A. 局部碘伏、乙醇消毒
B. 注射干扰素
C. 注射干扰素诱生剂
D. 注射胎盘球蛋白
E. 注射高效价免疫血清

42. 患者男，41岁。有消化性溃疡病史4年。1天来胃痛明显，无恶心、呕吐。今晨觉头晕、乏力、黑矇，排尿、排便1次。对于该患者，除腹痛外，护士还应重点询问
A. 排便习惯　B. 粪便颜色
C. 尿液颜色　D. 尿量
E. 有无眩晕

43. 患儿，男，4岁。今晨突然高热、头痛、呕吐、咽痛，患儿烦躁不安，第2天于医院就诊。查体：出现如图4-2-3(见文末彩图)所示的弥漫性片状红色皮疹，皮肤皱褶处皮疹密集成线，舌质淡红，其上被覆灰白色苔。对于该疾病，治疗的首选药是

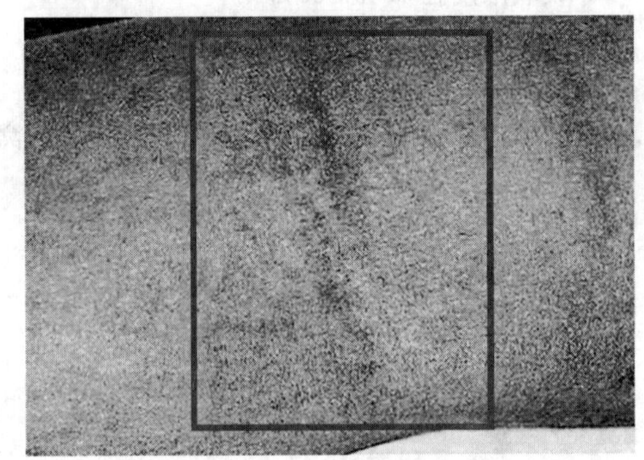

图4-2-3　红色皮疹

A. 阿奇霉素　B. 头孢菌素
C. 红霉素　D. 中药
E. 青霉素

44. 患者男，48岁。下腹部伤口感染后流脓，脓液恶臭，局部按压有捻发音，软组织感染是
A. 急性淋巴炎　B. 痈
C. 丹毒　D. 疖
E. 急性蜂窝织炎

45. 患者男，30岁，农民。患病毒性心肌炎，经治疗康复后出院。出院医嘱要求患者出院后限制活动6个月。患者认为现无不适现象，询问为何不能下地干农活。护士向患者说明此时合理休息的主要原因是
A. 减少疲劳感

B. 减轻精神压力
C. 减少心肌氧耗量
D. 恢复体力,增强体质
E. 增加战胜疾病的信心

46. 患者男,25 岁。大量蛋白尿、水肿、高血压,入院诊断为肾病综合征。肾病综合征水肿的主要原因是
A. 高血压　　B. 低蛋白血症
C. 高脂血症　　D. 水钠潴留
E. 心力衰竭

47. 患者男, 58 岁。糖尿病病史 30 余年。目前使用胰岛素治疗, 但血糖未规律监测。近 3 个月出现眼睑及下肢水肿来诊。尿常规检查: 尿糖(++), 白细胞 0~4 个/HP, 尿蛋白(+++)。应优先考虑的是
A. 胰岛素性水肿　　B. 肾动脉硬化
C. 肾盂肾炎　　D. 急性肾炎
E. 糖尿病肾病

48. 慢性阻塞性肺疾病急性发作期患者,长期卧床,咳痰无力。为促进排痰,护士给予胸部叩击,叩击方法中,**错误**的是
A. 患者取侧卧位
B. 叩击顺序由外向内
C. 叩击顺序由下而上
D. 叩击者的手扇形张开
E. 叩击者手指向掌心微弯曲

49. 患者男,34 岁。地铁工地塌方被掩埋后救出,四肢多处骨折及严重挤压。入院后在预防急性肾衰竭的措施中,**错误**的是
A. 休克患者及时扩容
B. 慎用对肾脏有损害的药物
C. 及时解除尿路梗阻
D. 术中、术后出现少尿时应利尿
E. 对挤压伤患者,尽早应用甘露醇

50. 患者男,36 岁。因采矿时矿石压砸伤 5 小时入院,伤后感觉下腹部疼痛,腹胀,不能行走,未排尿。查体:血压 120/70mmHg,心率 102 次/min,神志清醒,痛苦面容,骨盆部皮肤青紫肿胀,骨盆挤压征阳性,腹腔穿刺抽出淡血色液体,行导尿管检查能顺利插入膀胱,并有少许淡血色尿液引出。该患者最可能的医疗诊断是
A. 肾损伤
B. 尿道损伤
C. 会阴部软组织损伤
D. 骨盆骨折并膀胱破裂
E. 骨盆骨折

51. 患者男,57 岁。前列腺切除术后行膀胱冲洗时,冲洗液引流不畅。护士应首先采取的护理措施是
A. 夹闭冲洗管,暂停冲洗
B. 继续冲洗
C. 加快冲洗速度
D. 检查引流管是否通畅
E. 通知医生

52. 患者女,40 岁。诊断为外阴阴道假丝酵母菌阴道炎,久治不愈,反复发作。护士在做健康教育时应告知患者
A. 复查前 24~48 小时阴道用药
B. 平日进行阴道冲洗
C. 此种阴道炎容易在月经前复发
D. 在月经后复查阴道分泌物
E. 长期使用抗生素

53. 患者女,35 岁。现在出现呼吸困难,通过图 4-2-4 所示,可以判定该患者出现的疾病是
A. 张力性气胸　　B. 闭合性气胸
C. 肋骨骨折　　D. 血胸
E. 开放性气胸

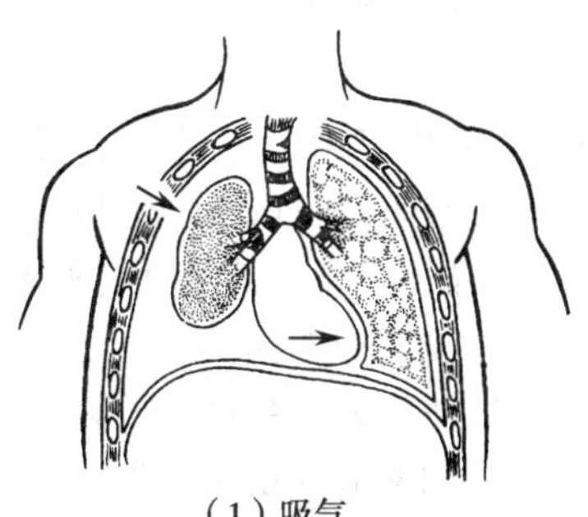
(1)吸气

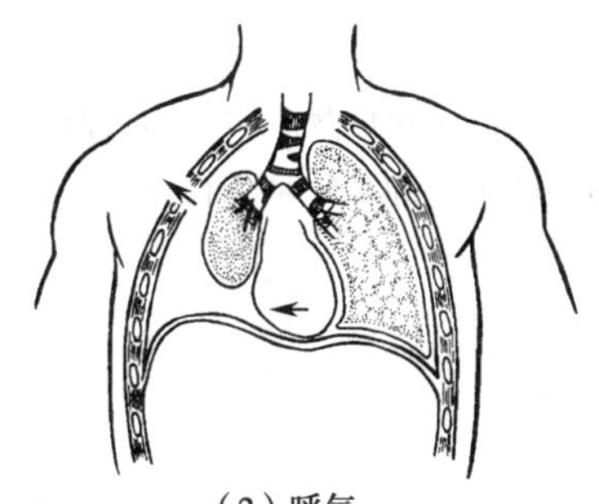
(2)呼气

图 4-2-4　气胸

54. 休克型肺炎的患者应用抗生素和补液治疗。提示患者病情好转、血容量已补足的体征**不包括**
A. 口唇红润　B. 肢端温暖
C. 尿量>30ml/h　D. 收缩压>90mmHg
E. 心率 120 次/min

55. 一健康女婴，足月顺产后 5 天，因出现阴道血性分泌物被父母送来医院。该现象最可能是
A. 假月经　B. 阴道直肠瘘
C. 尿道阴道瘘　D. 会阴损伤
E. 血友病

56. 患者女，65 岁。患类风湿关节炎半年，目前服用肠溶阿司匹林和泼尼松治疗，症状缓解。近日患者自觉胃口差，服药后明显。责任护士对患者的饮食指导**错误**的是
A. 药物应饭后服用
B. 不宜食用香菜、芹菜等食物
C. 适当补充粗粮
D. 适当补充肉、蛋、奶等优质蛋白
E. 多食用新鲜水果和蔬菜

57. 产妇，26 岁。妊娠合并心脏病，产后易发生心力衰竭，其主要的原因是
A. 对分娩经历的恐惧感
B. 分娩期摄入水分过多
C. 产褥期催乳而饮水量过多
D. 胎盘循环停止，体循环量剧增
E. 因子宫复旧欠佳而失血过多

58. 患者男，42 岁。因工程塌方右下肢被石板压迫 4 小时，伤肢严重肿胀，组织广泛坏死。该损伤属于
A. 扭伤　B. 撕裂伤　C. 挫伤
D. 冲击伤　E. 挤压伤

59. 患者男，30 岁。双下肢及胸腹部烧伤 6 小时，血压 70/50mmHg，中心静脉压 $3cmH_2O$，尿量 15ml/h。表明该患者存在
A. 血容量严重不足
B. 心功能不全
C. 血容量过多
D. 毛细血管过度收缩
E. 肾功能不全

60. 患者女，43 岁。患支气管扩张症，间断咯血。近日来因受凉咳大量黄色痰，入院治疗。医嘱进行体位引流。护士在指导患者做体位引流时，**错误**的是
A. 引流后可给予治疗性雾化吸入
B. 引流前做生理盐水超声雾化吸入
C. 引流同时做胸部叩击
D. 在饭后 1 小时进行
E. 每次引流 15~20 分钟

61. 患者男，20 岁。因“饮酒后昏迷，抽搐 3 小时”急诊入院。患者于 3 小时前饮白酒 800ml 后逐渐胡言乱语，昏睡，继之昏迷。伴有剧烈抽搐，口吐白沫，无双眼上翻，未咬破舌头。最可能的诊断是
A. 癫痫　B. 酒精中毒
C. 脑水肿　D. 卒中
E. 食物中毒

62. 患者男，32 岁。在高温环境中劳动后，出现头晕、头痛、口渴、面色苍白、脉搏细速，体温 37.6℃，血压 90/60mmHg。护理措施**不妥**的是
A. 立即移至阴凉通风处
B. 静脉补充生理盐水
C. 多饮水
D. 静脉补充电解质
E. 迅速采取各种降温措施

63. 患者女，55 岁。因直肠癌行根治术(Miles 术)，对造口周围皮肤保护的健康指导**不包括**
A. 擦干后涂上锌氧油
B. 常规使用乙醇清洁
C. 及时清洁皮肤
D. 注意有无红、肿、破溃
E. 防止被粪水浸渍

64. 患者男，73 岁。左胫腓骨骨折行皮牵引 1 周后，更换为长腿石膏管型固定，数小时后，石膏管型内肢体疼痛。**错误**的护理是
A. 调整肢体体位
B. 疼痛处石膏管型开窗
C. 向疼痛处填塞棉花
D. 抬高肢体
E. 更换石膏管型

65. 患儿,2 岁。右股骨干骨折,行双下肢悬吊皮牵引,其对抗牵引的护理是
A. 床体保持水平
B. 抬高床尾
C. 患儿臀部悬离床面
D. 抬高床头
E. 用骨盆布兜牵引

66. 患者男,34 岁。肱骨干骨折术后 3 天。护士指导患者进行功能锻炼,正确的方法是
A. 患侧运用握力器进行前臂肌肉舒缩运动
B. 患肢爬墙运动,以活动上臂肌肉
C. 用手做推墙动作,以活动胸大肌、三角肌
D. 做运篮球动作,以活动上肢各肌群
E. 提重物练习,以促进骨痂愈合

67. 患者男,70 岁。患高血压 15 年。受凉后出现剧烈头痛、头晕、呕吐。查血压 200/130mmHg。遵医嘱给予硝普钠降压。用药正确的是
A. 提前配制　B. 肌内注射
C. 静脉注射　D. 快速滴注
E. 避光滴注

68. 患者男,32 岁。意外跌倒经 CT 检查确诊为颅前窝骨折,其皮下瘀斑的典型体征是
A. 三主征
B. "熊猫眼"征
C. 三凹征
D. 墨菲征
E. 五联征

69. 关于原发性胃癌的叙述,**错误**的是
A. 手术是治疗胃癌的首选方法
B. 早期无明显症状及体征
C. 血行转移为晚期胃癌最主要的转移途径
D. 早期均出现恶心、呕吐宿食及进食梗阻感
E. 好发于胃窦部

70. 患者男,30 岁。右上腹不适 1 个月,检查发现血 AFP>500μg/L,肝左叶有一个 5cm×5cm 肿块,肝功能正常。治疗效果最好的方法是
A. 手术切除
B. 介入化疗
C. 放射治疗
D. 免疫治疗
E. 中药治疗

71. 患者男,68 岁。因腹泻、便秘交替出现 2 个月就诊,大便稀并带有黏液血便,疑患直肠癌收住院。经内镜检查明确诊断后,准备行 Miles 手术,**错误**的术前准备是
A. 术前 2 日进流质饮食
B. 术前 1 日服缓泻药
C. 术前 3 日口服肠道吸收的抗生素
D. 术日晨留置导尿管
E. 术前 3 日应用维生素 K

72. 患者男,56 岁。近期出现无痛性间歇性全程肉眼血尿。为了查清病情,首选的检查为
A. 尿路平片(KUB)
B. 静脉肾盂造影
C. CT
D. 膀胱镜检查
E. MRI

73. 患儿,女,8 岁。经常粪便出血,鲜血时见于粪便表面,每日排便 1~2 次,偶有草莓样肉团脱出肛外。直肠指检距肛门 5~6cm 处可触及葡萄状肿块,质软,指套有血迹。该患儿最可能出现了
A. 直肠癌　B. 直肠脱垂
C. 直肠息肉　D. 肛乳头肥大
E. 内痔

74. 患者女,45 岁。以左侧乳腺癌入院,乳房根治术后患者的手能达到的预期目标是
A. 触及同侧耳郭
B. 触及对侧耳郭
C. 触及头顶
D. 上举和下垂
E. 越过头顶触摸对侧耳郭

75. 患儿,女,8 岁。发热伴膝关节游走性疼痛并肿胀,诊断为风湿热。属于风湿热特殊皮肤表现的是图 4-2-5(见文末彩图)中的
A. 图④　B. 图②
C. 图③　D. 图①
E. 图⑤

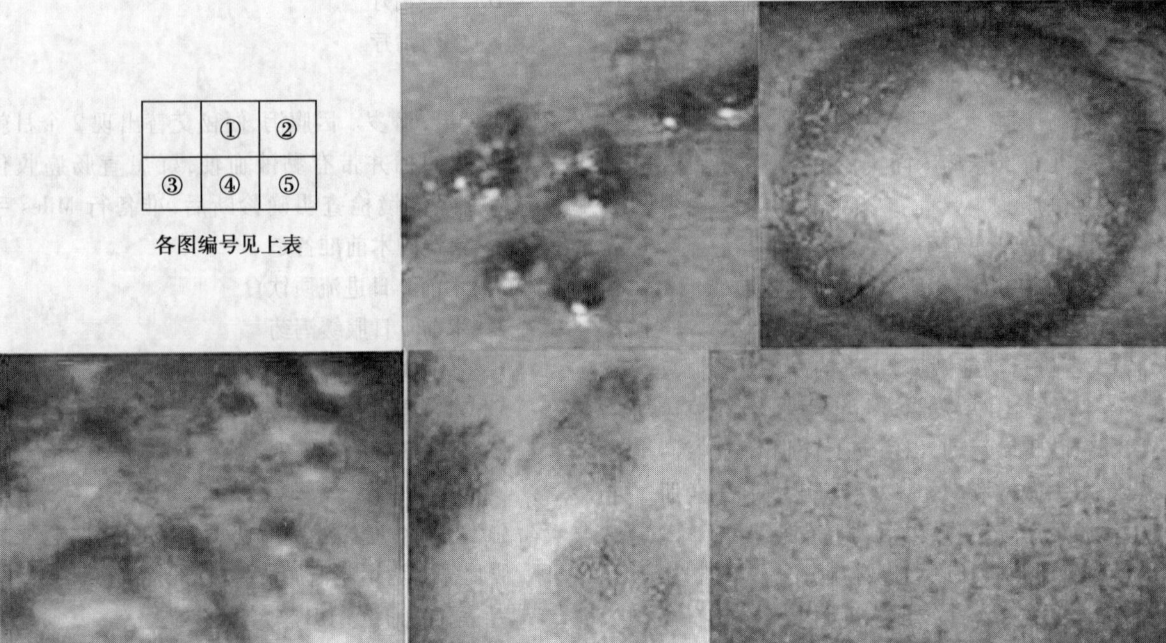

图 4-2-5 风湿热特殊皮肤表现

76. 患者女，65 岁。咳嗽、痰中带血，胸痛 2 个月，无明显发热。X 线胸片发现右下肺周边有一个直径 6cm 的结节状影，首先应考虑为

A. 肺脓肿　B. 结核瘤

C. 周围型肺癌　D. 团块状矽结节

E. 转移性肺癌

77. 患者女，24 岁。妊娠 24 周，近来头晕、乏力显著，面色苍白。实验室检查：血红蛋白 50g/L，白细胞 4.2×10^9/L，血小板 120×10^9/L。其最易发生的护理问题是

A. 有感染的危险

B. 有出血的危险

C. 有受伤的危险

D. 有早产的危险

E. 有体液不足的危险

78. 患者男，58 岁。无“三多一少”症状，空腹血糖 6.5mmol/L，有糖尿病家族史，疑似糖尿病就诊。为明确诊断，最有诊断意义的检查是

A. 空腹血糖

B. 餐后血糖

C. 24 小时尿糖定量

D. 葡萄糖耐量试验（OGTT）

E. 糖化血红蛋白

79. 患者女，28 岁。患甲状腺功能亢进症，行甲状腺大部切除术后 6 小时，突然出现呼吸困难、口唇发绀，检查颈部肿胀。首要的处理是

A. 给氧

B. 环甲膜穿刺

C. 气管切开

D. 给予呼吸兴奋剂

E. 立即拆线、清除血肿

80. 再生障碍性贫血患者，红细胞 3.0×10^{12}/L，血红蛋白 70g/L，白细胞 3.5×10^9/L，血小板 70×10^9/L。患者要求外出看电影，护士应

A. 坚决禁止

B. 让其问医生

C. 嘱咐其尽早回病房休息

D. 嘱咐家属陪同

E. 嘱咐其多带衣服

81. 患者女，60 岁。糖尿病病史 20 年余，诉视物不清，胸闷憋气，双腿及足底刺痛，夜间难以入睡多年，近来足趾逐渐变黑。护士在接诊后立即对其进行评估，发现该患者的并发症**不包括**

A. 视网膜病变　B. 足部感染

C. 神经病变　D. 肢端坏疽

E. 冠心病

82. 患者男，14 岁。停用抗癫痫药 2 天后癫痫频繁发作，缓解期仍意识不清。此时首要护理措施是
A. 静脉注射地西泮
B. 口服地西泮
C. 口服苯妥英钠
D. 静脉注射地塞米松
E. 口服苯巴比妥钠

83. 患者男，20 岁。有癫痫病史，半小时前突然尖叫倒地，全身肌肉强直收缩，牙关紧闭，青紫，瞳孔散大，对光反应消失。该患者首要的护理措施为
A. 防止脑水肿
B. 保持呼吸道通畅
C. 氧气吸入保护脑细胞
D. 防止外伤
E. 防止继发感染

84. 患儿，男，6 个月。因发热 3 天，反复惊厥 3 次入院，过去无惊厥史。入院查体：体温 38.7℃，嗜睡，醒后烦躁易激惹，心率 120 次/min，心、肺检查无异常，腹软，前囟较饱满。为明确诊断，最重要的检查是
A. 腰椎穿刺　　B. 血培养
C. 脑电图　　D. 头颅 B 超
E. 头颅 CT 扫描

85. 患儿，2 岁。晨起打喷嚏，午后发热，当晚突然抽搐，持续约 2 分钟。送医院途中惊止，神志清醒。体检：发育正常，体温 39.5℃，前囟已闭，咽充血，心、肺无异常，颈无抵抗。诊断为上呼吸道感染，热性惊厥。抗惊厥首选的药物是
A. 苯巴比妥钠　　B. 苯妥英钠
C. 地西泮　　D. 水合氯醛
E. 复方氯丙嗪

86. 患者男，70 岁。因前列腺增生症入院。行经尿道前列腺电切术（TUVP）治疗。术后健康教育措施中，**错误**的是
A. 进食高纤维食物
B. 尽早锻炼（如跑步）
C. 多饮水
D. 进行盆底肌肉锻炼
E. 3 个月后可行性生活

87. 小儿，2 个月。体检：体重 5.6kg，身长 60cm，握持反射存在，腹壁反射、提睾反射未引出，双侧巴宾斯基征阳性，属于
A. 正常
B. 化脓性脑膜炎
C. 发育迟缓
D. 病毒性脑膜炎、脑炎
E. 呆小病

88. 患者男，45 岁。因“感染性心内膜炎”入院治疗。以下有关感染性心内膜炎的叙述，正确的是
A. 心肌内部的炎症
B. 以左心室扩张为主
C. 心肌内膜表面的微生物感染
D. 心包内有赘生物形成
E. 心包的微生物感染

89. 某产妇，26 岁。宫口开全胎膜破裂后突然出现呛咳、烦躁、呼吸困难，随即昏迷，血压 50/30mmHg。应考虑为
A. 胎盘早剥　　B. 羊水栓塞
C. 产时子痫　　D. 子宫破裂
E. 胎儿窘迫

90. 某孕妇，26 岁。因重度子痫前期应用硫酸镁治疗，发生中毒现象，除停用硫酸镁外，还应立即使用
A. 肌内注射山莨菪碱
B. 静脉滴注 50% 葡萄糖
C. 静脉滴注低分子右旋糖酐
D. 静脉滴注 5% 葡萄糖
E. 静脉注射 10% 葡萄糖酸钙

二、以下提供若干个案例，每个案例下设若干个考题，请根据各考题题干所提供的信息，在每题下面 A、B、C、D、E 五个备选答案中选择一个最佳答案。

（91~93 题共用题干）

患者男，70 岁。2 年前因肛周皮下脓肿行切开引流术，之后局部皮肤反复破溃、溢脓 2 年余。局部检查：肛周右侧距肛门约 4cm 处有一个乳头状隆起，挤压后有少许脓液排出。

91. 首先考虑的诊断是

A. 血栓性外痔　B. 肛裂
C. 肛瘘　D. 内痔脱出
E. 肛门周围脓肿

92. 为该患者做直肠肛管检查，其最合适的体位是
A. 左侧卧位　B. 膝胸卧位
C. 蹲位　D. 截石位
E. 俯卧位

93. 该患者手术治疗后预防肛门狭窄的主要措施是
A. 肛管内填塞敷料
B. 保持排便通畅
C. 定期扩肛
D. 延迟进食时间
E. 早期离床活动

（94~96 题共用题干）

患者男，45 岁，肝硬化病史 5 年。上腹经常饱胀，颈部有蜘蛛痣。前日晚与朋友聚餐，进食大量烤羊肉串和烤鱼，凌晨开始呕吐暗红色液体，3 次，量约 800ml，解黑便 2 次，量约 500g，急诊入院。查体：体温 37.5℃，脉搏 120 次/min，呼吸 22 次/min，血压 85/60mmHg。神志萎靡，面色苍白，四肢湿冷，医嘱予以输血 800ml。

94. 该患者出血的最可能原因是
A. 胃溃疡
B. 十二指肠溃疡
C. 急性糜烂出血性胃炎
D. 食管-胃底静脉曲张破裂
E. 胃癌

95. 该患者最可能出现的并发症是
A. 肝肾综合征
B. 肝肺综合征
C. 肝性脑病
D. 上消化道出血
E. 水、电解质平衡失调，酸碱平衡紊乱

96. 患者呕血后，出现烦躁不安，行为异常。今晨起一直处于熟睡状态，难以叫醒，唤醒后不能正确回答问题。应**禁食**
A. 鱼罐头　B. 白菜　C. 西红柿
D. 芹菜　E. 胡萝卜

（97~99 题共用题干）

患者女，24 岁。连续熬夜加班后出现咳嗽、咳铁锈色痰伴发热入院。查体：体温 38.9℃，脉搏 102 次/min，呼吸 26 次/min，血压 125/76mmHg。患者自诉右胸痛，咳嗽或者深呼吸时更加明显。胸部 X 线检查：右下肺斑片状阴影，以“右下肺炎”收入院。

97. 患者肺部感染的病原体最可能是
A. 肺炎链球菌　B. 肺炎克雷伯菌
C. 支原体　D. 铜绿假单胞菌
E. 金黄色葡萄球菌

98. 导致该患者右胸痛最可能的原因是
A. 呼吸肌疲劳　B. 自发性气胸
C. 肋间神经痛　D. 肋软骨炎
E. 胸膜炎

99. 该患者发生胸痛时合适的卧位是
A. 健侧卧位　B. 半坐卧位
C. 平卧　D. 俯卧位
E. 患侧卧位

（100~102 题共用题干）

患者男，60 岁。恶心、呕吐、少尿 8 天，尿量约 500ml，血压 170/110mmHg，血肌酐 736μmol/L，血尿素氮 27.8mmol/L，血钾 6.8mmol/L。

100. 引起该患者高血压的最主要原因为
A. 交感神经兴奋性改变
B. 激肽系统的作用
C. 缩血管物质分泌过多
D. 胰岛素抵抗
E. 水钠潴留

101. 该患者应避免摄取的食物是
A. 黄瓜　B. 鸡蛋　C. 橘子
D. 牛肉　E. 鸡肉

102. 关于该患者每天摄入的液体量的叙述，正确的是
A. 不用限制水的摄入
B. 入量相当于前 1 天的尿量
C. 入量相当于前 1 天的尿量加 1 500ml
D. 入量相当于前 1 天的尿量加 1 000ml
E. 入量相当于前 1 天的尿量加 500ml

（103~104 题共用题干）

患者女，46 岁。无排卵性功能失调性子宫出血，门诊保守治疗 4 个月，上次月经周期过长，这次月经量明显增多，晕倒在卫生间，被同事急送医院。

103. 责任护士制订的大出血患者的护理措施，正确的是
A. 测量体重　B. 环境介绍
C. 刮宫术准备　D. 健康教育
E. 介绍病友

104. 经积极治疗，患者将出院回家休养，责任护士向她介绍居家自我护理措施，患者理解**错误**的是
A. 长年禁止性交　B. 多吃鸡蛋、大枣
C. 保持充足睡眠　D. 出血时改淋浴
E. 绝对遵医嘱服药

（105～107 题共用题干）

患者女，25 岁。产后 42 天，左侧乳房剧烈胀痛，全身畏寒、发热，食欲减退 2 天。体检发现左乳外侧皮肤红肿明显，可扪及一个鸡蛋大小的肿块，有波动感。同侧腋窝淋巴结肿大。

105. 为明确诊断，最佳检查方法是
  A. B 超检查　　B. X 线摄片
  C. 诊断性穿刺　　D. 乳汁细菌培养
  E. 血液细菌培养

106. 若诊断明确，当前最重要的处理措施是
  A. 脓肿切开引流
  B. 局部理疗
  C. 局部用硫酸镁湿热敷
  D. 定时用吸乳器吸出乳汁
  E. 大剂量应用抗生素

107. 预防该病的关键在于
  A. 防止乳房皮肤破损
  B. 保持乳房皮肤清洁
  C. 预防性使用抗生素
  D. 避免乳汁淤积
  E. 尽量采用人工喂养

（108～110 题共用题干）

患者女，18 岁。被电动车撞伤上腹部后入院，询问病史回答准确。主诉腹部有轻微疼痛。查体无阳性体征，血压 110/76mmHg，呼吸 20 次/min。

108. 观察期间护理措施**不正确**的是
  A. 嘱咐患者卧床休息
  B. 密切观察生命体征变化
  C. 每半小时检查腹部 1 次
  D. 准确记录液体出入量和性质
  E. 疼痛剧烈时，注射镇痛药物

109. 1 小时后，患者突然主诉其全腹疼痛，出现压痛、反跳痛，正确的处理是
  A. 禁食
  B. 胃肠减压
  C. 注射吗啡镇痛
  D. 注射破伤风抗毒素
  E. 急诊手术

110. 术后第 1 日，患者自述痰液较多，护理时**错误**的是
  A. 鼓励患者做深呼吸
  B. 翻身、拍背
  C. 若痰液黏稠，应用糜蛋白酶雾化吸入
  D. 切勿咳嗽，防止伤口撕裂
  E. 使用敏感的抗菌药物

（111～113 题共用题干）

患者女，27 岁。停经 10 周，阴道反复出血，hCG 异常升高，确诊葡萄胎收入院，行清宫术 2 次，hCG 降至阴性，出院。

111. 护士给患者及其家属讲解出院后的随访计划，最后请其复述 1 遍。发现理解**有误**的是
  A. 开始每月 1 次，共 6 次
  B. 接着每 3 个月 1 次，共 6 次
  C. 至少随访 2 年
  D. 3 个月内严格避孕
  E. 随访 hCG、妇科检查、肺部摄片

112. 患者向护士咨询为什么要坚持避孕，护士回答其最主要的目的是
  A. 促进子宫内膜的修复
  B. 避免再次妊娠导致疾病复发
  C. 有利于夫妇双方调整心态
  D. 近期妊娠可致子宫破裂
  E. 再次妊娠不易与疾病复发相鉴别

113. 患者第 5 次随访时发现 2 个阴道转移性结节，再次入院治疗。护士为患者制订的护理措施**不包括**
  A. 严格记录 24 小时出入量
  B. 动作轻缓以免结节破溃
  C. 尽量减少增加腹压动作
  D. 给予高蛋白、高热量饮食
  E. 严格禁止行阴道内冲洗

（114～116 题共用题干）

患者男，56 岁。近 3 个月来咳嗽，痰中带血，经抗感染、对症治疗后症状改善，但 X 线胸片示右肺门旁 3cm×3cm 左右肿块影，边缘模糊，右肺尖有钙化。吸烟，10 年前曾患右上肺结核，已治愈，平素体健。

114. 为确诊最恰当的检查方法是
  A. 再次痰液检查找癌细胞
  B. 经胸壁穿刺活检
  C. 支气管纤维镜检查
  D. 胸部 CT
  E. 纵隔镜检查

115. 该患者确诊为中央型肺癌，行右全肺叶切除术加淋巴结切除术，最**不可能**发生的并发症是
  A. 出血　　B. 感染　　C. 肺不张
  D. 肺水肿　　E. 腹泻

116. 该患者术后第 1 天，其护理措施中**错误**的是
  A. 协助患者深呼吸及咳嗽
  B. 适当给予镇痛药
  C. 24 小时补液量控制在 2 000ml 内

D. 取头低仰卧位引流排痰
E. 患者生命体征平稳后,协助其床旁站立移步

(117~118 题共用题干)

患儿,4 个月。人工喂养,未添加维生素 D 制剂,很少户外活动,平时易惊、多汗、睡眠少。近 2 日来咳嗽、低热,今晨突然双眼凝视,手足抽动。查体:枕后有乒乓球感。

117. 导致该患儿抽搐的直接原因是
A. 钙剂过量
B. 维生素 D 缺乏
C. 维生素 D 过量
D. 甲状旁腺功能减退
E. 低血钙导致神经肌肉兴奋性增高

118. 最紧急的护理措施是
A. 多晒太阳
B. 按医嘱口服维生素 D
C. 按医嘱肌内注射维生素 D
D. 及时添加富含维生素 D 的食物
E. 按医嘱用镇静药迅速控制惊厥,同时补钙

(119~120 题共用题干)

患者男,70 岁。患高血压 30 余年。突然剧烈头痛、呕吐、意识不清。护理体检发现左侧周围性面瘫,右侧肢体瘫痪,巴宾斯基征阳性,考虑为脑出血收入院。

119. 其出血部位最可能是
A. 右侧脑干　　B. 左侧脑干
C. 左侧内囊　　D. 蛛网膜下腔
E. 右侧内囊

120. 该患者突然呼吸变慢乃至停止,两侧瞳孔不等大,护士考虑其发生了
A. 窒息　　B. 脑疝
C. 呼吸衰竭　　D. 心室颤动
E. 脑神经损害

模拟试卷五

专业实务

一、以下每一道题下面有 A、B、C、D、E 五个备选答案。请从中选择一个最佳答案。

1. 关于谵妄状态的临床表现**不包括**的是
A. 言语不连贯
B. 带有恐怖性的错觉和幻觉
C. 定向力障碍
D. 注意力不集中,记忆困难
E. 病情变化具有昼重夜轻的特点

2. 急性白血病患者出血的主要原因是
A. 反复感染
B. 血小板质和量的异常
C. 弥散性血管内凝血
D. 白血病细胞浸润
E. 感染毒素对血管的损伤

3. 医生为某患者开具青霉素肌内注射。护士在核对医嘱时,注意到该患者无青霉素用药史记录,医生也未开青霉素皮试医嘱。此时,护士应首先
A. 拒绝转抄医嘱
B. 向护士长报告
C. 执行医嘱
D. 为患者行青霉素皮试
E. 向医生提出加开皮试医嘱

4. 粪便隐血试验前 3 天可以吃的食物是
A. 蔬菜　B. 羊肉　C. 牛肉
D. 豆腐　E. 内脏

5. 对青春期孩子实施心理行为指导的重点是
A. 对学校生活适应性的培养
B. 加强品德教育
C. 预防疾病和意外教育
D. 社会适应性的培养
E. 性心理教育

6. 护士遵医嘱为患者进行药物注射,注射部位如图 5-1-1 所示。请问该种注射方式为
A. i. m.　B. h.　C. i. d.
D. i. v.　E. i. v. gtt.

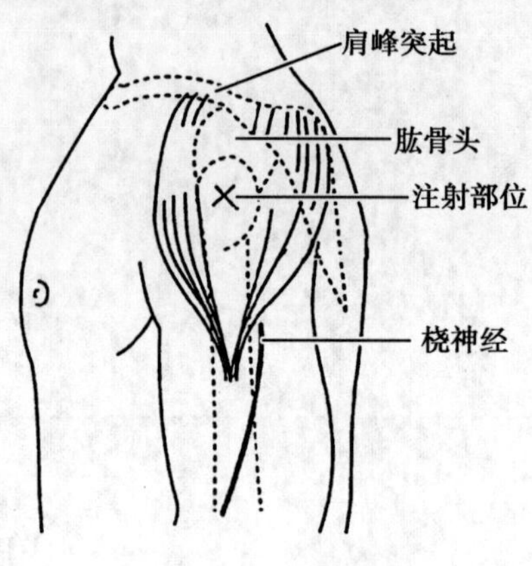

图 5-1-1　注射部位

7. 护士给血袋加温 20 分钟后输血,患者出现胸闷、腰背酸痛,此时出现的反应是
A. 发热　B. 过敏
C. 酸中毒　D. 溶血
E. 枸橼酸中毒

8. 现代医学主张死亡的依据为
A. 心脏停搏　B. 呼吸停止
C. 脑死亡　D. 心电波平直
E. 瞳孔散大

9. 医疗文件的书写要求**除外**
A. 描写生动形象　B. 记录及时、准确
C. 内容简明扼要　D. 医学术语确切
E. 记录者签全名

10. HIV 感染后对免疫系统造成损害,主要的机制是损害下列细胞中的
A. CD4 T 淋巴细胞
B. B 淋巴细胞
C. 中性粒细胞
D. CD8 T 淋巴细胞
E. 自然杀伤(NK)细胞

11. 肠结核最常见的发病部位是
A. 直肠　B. 乙状结肠　C. 回盲部
D. 回肠末段　E. 升结肠

12. 图 5-1-2(见文末彩图)展示为子宫的

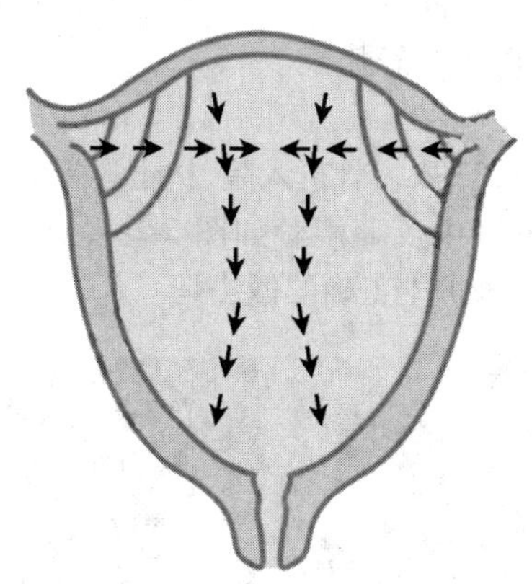

图 5-1-2　子宫收缩

A. 对称性和缩复作用
B. 节律性和对称性
C. 节律性和缩复作用
D. 对称性和极性
E. 节律性和极性

13. 肾损伤处理措施**不正确**的是
A. 输液　B. 输血　C. 镇静
D. 早期活动　E. 应用抗生素

14. 关于颅底骨折,下列选项**错误**的是
A. 颅后窝骨折可出现 Battle 征
B. 脑脊液漏时若 2 周不自行停止,即应行手术修补
C. 颅中窝骨折可出现耳漏
D. 颅前窝骨折可出现“熊猫眼”征
E. 颅前窝骨折可出现鼻漏

15. 幻觉是精神分裂症患者最常见的感知障碍,其中最常见的幻觉是
A. 幻视　B. 幻味
C. 幻嗅　D. 幻听
E. 内脏性幻觉

16. 乙脑病毒主要侵犯的人体系统是
A. 免疫系统　B. 呼吸系统
C. 循环系统　D. 骨骼肌肉系统
E. 中枢神经系统

17. 患者的压力性损伤如图 5-1-3(见文末彩图)所示。其分期为

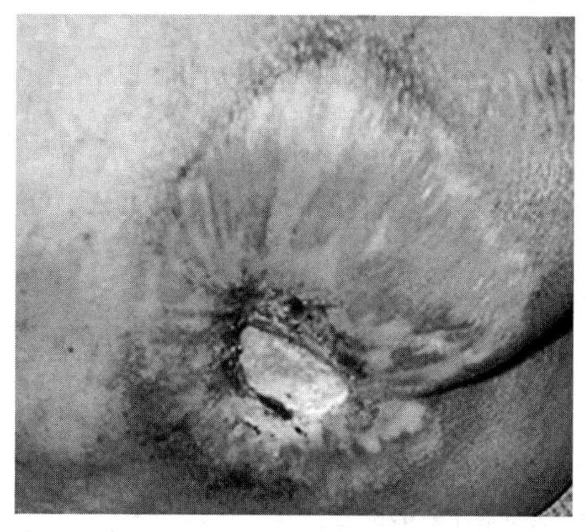

图 5-1-3　压力性损伤示意图

A. 淤血红润期　B. 炎性浸润期
C. 轻度溃疡期　D. 坏死溃疡期
E. 坏疽期

18. 硝苯地平属于
A. β 受体拮抗剂
B. 利尿药
C. 钙通道阻滞剂
D. 血管紧张素转换酶抑制药(ACEI)
E. 血管紧张素受体阻滞药(ARB)

19. 5-羟色胺重摄取抑制剂治疗抑郁症时,起效时间是开始服药后
A. 2 周　B. 5 周　C. 3 周
D. 6 周　E. 4 周

20. 癔症患者的性格特点是
A. 固执　B. 孤僻
C. 富于幻想　D. 冲动任性
E. 敏感

21. 火邪、燥邪、暑邪三者共同致病特点是
A. 伤津　B. 上炎　C. 失血
D. 生风　E. 气虚

22. 在标准预防中**不用**采取预防措施的是
A. 接触患者的血液
B. 接触患者的体液
C. 接触患者的分泌物
D. 接触患者的排泄物
E. 接触患者的药物

23. 关于血友病 A 和 B,下列关于染色体遗传病的叙述,正确的是

A. 属于常染色体显性遗传病
B. 属于 X 染色体显性遗传病
C. 属于常染色体隐性遗传病
D. 属于 Y 染色体隐性遗传病
E. 属于 X 染色体隐性遗传病

24. 最常发生异位妊娠破裂的是
A. 宫颈妊娠 B. 输卵管峡部妊娠
C. 输卵管壶腹部妊娠 D. 卵巢妊娠
E. 宫角妊娠

25. 胰岛素注射部位是
A. 上臂外侧 B. 肩胛区域
C. 大腿内侧 D. 小腿内侧
E. 前臂内侧

26. 有关人体器官移植的叙述,正确的是
A. 捐献器官是公民的义务
B. 人体器官移植包括心、肺、肾、骨髓等移植
C. 活体器官的捐献与接受需经过伦理委员会审查
D. 公民生前表示不同意捐献器官的,该公民死亡后,其配偶可以以书面形式表示同意捐献
E. 任何组织或个人不得摘取未满 20 周岁公民的活体器官用于移植

27. 血站对献血者每次采集血液量(ml)、最大量(ml)和两次采集间隔期(月)分别是
A. 200;400;3 B. 200;600;6
C. 200;400;6 D. 300;500;4
E. 200;500;3

28. 护士从患者的角度,通过倾听和提问,与患者交流,理解患者的感受。护士采取的交谈策略是
A. 沉默 B. 核对 C. 阐述
D. 移情 E. 反应

29. 患者男,33 岁。炼钢工人,工作时不慎被烧伤,Ⅲ度烧伤面积 60%,应采用的隔离方式是
A. 保护性隔离 B. 严密隔离
C. 消化道隔离 D. 接触隔离
E. 呼吸道隔离

30. 患者男,60 岁。原发性高血压病史 10 年。长期服用排钾利尿药控制血压,现因低钾血症入院。护士在患者右手背进行静脉穿刺滴入含钾溶液,4 小时后遵医嘱抽血复查血钾。不宜选择的采血部位是
A. 左股静脉 B. 右股静脉
C. 左手背静脉 D. 左肘正中静脉
E. 右肘正中静脉

31. 患者男,23 岁。骨折入院,护士巡视时发现患者静脉输液中茂菲滴管如图 5-1-4(见文末彩图)所示。该护士正确的做法是

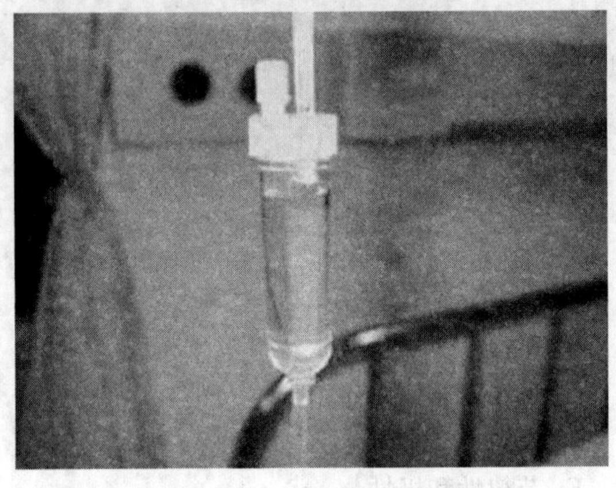

图 5-1-4 茂菲滴管示意图

A. 加快输液速度
B. 抬高输液瓶
C. 夹住滴管上端输液管,打开调节孔,待滴管内液面下降,再关闭调节孔
D. 关闭调节阀,倾斜瓶身使瓶内通气针头露出液面
E. 滴管侧壁有调节孔时,直接打开调节孔

32. 某市血站工作人员,在进行血液质量检查时发现某献血者为艾滋病患者,该血站做法为
A. 6 小时内向当地卫生防疫机构上报传染病报告卡
B. 48 小时内向当地卫生防疫机构上报传染病报告卡
C. 4 小时内向当地卫生防疫机构上报传染病报告卡
D. 24 小时内向当地卫生防疫机构上报传染病报告卡
E. 12 小时内向当地卫生防疫机构上报传染病报告卡

33. 患者女,75 岁。因"冠心病,不稳定型心绞痛"入院。为了解患者的心功能,护士需特别关注的辅助检查是
A. X 线 B. 心电图
C. 急诊生化检查 D. 心脏 CT
E. 超声心动图

34. 患者女,36 岁。车祸导致腹部闭合性损伤,疼痛剧烈。明确诊断后,护士遵医嘱给予镇痛药,其目的是
A. 便于手术
B. 减轻伤痛刺激并防止神经源性休克
C. 预防和控制感染
D. 便于观察病情
E. 有利于与患者的沟通

35. 患者女,28 岁。停经 40 天,下腹隐痛 2 天,加重 1 天入院。查体:面色苍白,四肢湿冷,体温不升,脉搏 126 次/min,血压 70/50mmHg。此时其最适宜的体位是
A. 侧卧位　B. 俯卧位
C. 中凹卧位　D. 半坐卧位
E. 去枕仰卧位

36. 患者男,65 岁。以"原发性高血压"入院,患者右侧肢体偏瘫。测量血压操作正确的是
A. 固定专人测量
B. 测量左上肢血压
C. 袖带下缘平肘窝
D. 听诊器胸件置于袖带内
E. 充气至汞刻度达 150mmHg

37. 患者既往有冠心病,活动后突发心肌梗死。应用尿激酶使冠状动脉再通后应重点观察
A. 心率　B. 出血倾向
C. 意识　D. 呼吸抑制
E. 尿量

38. 患者女,10 岁。腹痛入院。测量呼吸时护士的手不离开诊脉部位是为
A. 保持患者体位不变
B. 转移患者注意力
C. 易于计时
D. 对照呼吸与脉搏的频率
E. 观察患者面色

39. 患者女,58 岁。高血压病史 20 年。护士为患者测量血压时,若袖带太宽可使测量值
A. 偏低　B. 偏高
C. 收缩血压高　D. 舒张血压高
E. 无影响

40. 患者女,30 岁。患原发性甲状腺功能亢进症 2 年,经内科规则治疗无效,拟手术治疗而收入院。查体:眼球突出,甲状腺弥漫性肿大,甲状腺质软并可触及震颤,可闻及血管杂音。测其基础代谢率为+55%。针对上述情况,护士应告诉患者饮食中应限制
A. 海产品　B. 肉类
C. 豆制品　D. 钙剂
E. 绿叶蔬菜

41. 患者男,46 岁。因胃部手术,插有胃管一根。护士在为其进行鼻饲的操作过程中,下列选项**不妥**的是
A. 每次鼻饲量不超过 200ml
B. 应检查胃管是否通畅
C. 检查胃管是否在胃内,可注入少量温开水
D. 如灌入药物,先将药片研碎溶解
E. 拔管时将管末端夹紧拔到咽喉处宜快速

42. 患者男,70 岁。前列腺增生致膀胱过度充盈发生尿液流出,下列选项正确的是
A. 充溢性尿失禁　B. 压力性尿失禁
C. 持续性尿失禁　D. 急迫性尿失禁
E. 痉挛性尿失禁

43. 乘客男,45 岁。在机场候机室突然倒地,意识不清,触摸颈动脉无搏动。机场急救人员马上行心肺复苏术,并很快取得如图 5-1-5(见文末彩图)急救设备,其正确的做法是

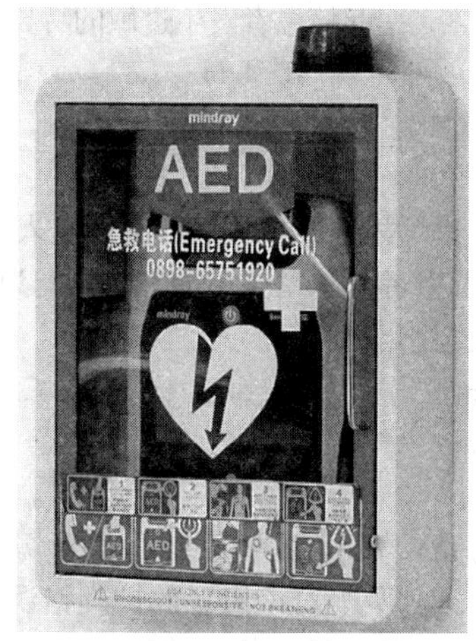

图 5-1-5　机场急救设备

A. 实施完当前的 30 次胸外按压后再使用该设备
B. 立即中断胸外按压使用该设备
C. 实施完 5 个循环胸外按压后再使用该设备
D. 开放气道后再使用该设备
E. 开放气道并实施 2 次通气后再使用该设备

44. 患者男，46岁。肠梗阻手术之后，因为一直未通气，进行肛管排气时插管深度及肛管保留时间应为

A. 7~10cm，50分钟　B. 15~18cm，20分钟
C. 10~12cm，40分钟　D. 18~22cm，10分钟
E. 12~15cm，30分钟

45. 患者男，56岁。胰腺癌致胆道完全阻塞。临床可见患者的粪便呈

A. 陶土色　B. 柏油样
C. 黄褐色　D. 暗红色
E. 果酱样

46. 患者女，50岁。G_3P_1，主诉腰骶部酸痛，有下坠感。妇科检查：患者平卧位向下用力时子宫颈脱出阴道口，子宫体仍在阴道内，其子宫脱垂程度为

A. Ⅱ度轻型　B. Ⅱ度重型
C. Ⅲ度脱垂　D. Ⅰ度重型
E. Ⅰ度轻型

47. 患者女，18岁。诊断为肺结核，用链霉素抗结核治疗。皮试时出现链霉素过敏反应，为减轻症状可应用

A. 氯化钾　B. 氯化钙　C. 碳酸钙
D. 硫酸镁　E. 乳酸钙

48. 患者男，45岁。因"足底被生锈的铁钉刺伤"就诊，医嘱注射破伤风抗毒素。患者一周前使用过破伤风抗毒素。引起该患者发生过敏的特异性抗体是

A. IgA　B. IgM　C. IgG
D. IgC　E. IgE

49. 患者女，21岁。因再生障碍性贫血入院，根据医嘱，给予患者静脉留置针输液，护士为其扎止血带应在穿刺点上方

A. 5cm　B. 6cm　C. 8cm
D. 10cm　E. 12cm

50. 患者男，58岁。因呼吸衰竭行气管切开术，接呼吸机辅助呼吸。对该患者的护理**错误**的是

A. 每周更换呼吸机各管道和螺纹管
B. 检查呼吸机各管路连接是否紧密
C. 呼吸机频率应与患者自主呼吸同步
D. 每天更换湿化液
E. 病室空气每天用紫外线照射

51. 患者女，68岁。左上肢输液后出现条索状红线，红、肿、热、痛，体温40.2℃。下列措施**错误**的是

A. 抬高左上肢
B. 多活动左上肢
C. 局部50%硫酸镁行热湿敷
D. 超短波理疗
E. 使用抗生素

52. 患者男，42岁。肝硬化食管-胃底静脉曲张，今晨突然呕血约700ml，立即给予输血。因误输入异型血，10分钟后患者出现溶血反应。为减少肾小管结晶的形成，应给予下列药物中的

A. 碳酸氢钠　B. 肾上腺素
C. 地塞米松　D. 苯海拉明
E. 异丙嗪

53. 患者男，28岁。以细菌性肝脓肿收入院，须做血培养检查，护士一般给患者采血的量是

A. 2ml　B. 5ml　C. 8ml
D. 10ml　E. 15ml

54. 患者男，34岁。因发热2周，伴进行性贫血，全身乏力而入院。在静脉输液治疗中，患者感到穿刺局部疼痛，护士检查发现溶液不滴，局部组织隆起，挤压输液管无回血。考虑该患者可能发生了

A. 针头斜面紧贴血管壁
B. 针头滑出血管外
C. 针头堵塞
D. 压力过高
E. 静脉痉挛

55. 患者男，56岁。诊断为肾病综合征，遵医嘱测定尿蛋白定量，留取24小时尿标本，应加入下列防腐剂中的

A. 甲苯5ml　B. 稀盐酸5ml
C. 甲醛5ml　D. 碳酸5ml
E. 浓盐酸5ml

56. 患者女，60岁。口腔感染铜绿假单胞菌，应选用的漱口液是

A. 0.02%呋喃西林溶液
B. 1%~3%过氧化氢溶液
C. 2%~3%硼酸溶液
D. 0.1%醋酸溶液
E. 1%~4%碳酸氢钠溶液

57. 患儿，男，3月龄。患吸入性肺炎，下列适用于婴幼儿的吸氧方法是

A. 鼻塞法　B. 氧气罩法
C. 氧气枕法　D. 头罩式
E. 鼻导管法

58. 患儿,女,10 岁。半小时前误服农药,被急送入院,现意识清醒,能准确回答问题。护士首选的处理方法是
A. 口服催吐　B. 注洗器洗胃
C. 漏斗胃管洗胃　D. 电动吸引器洗胃
E. 自动洗胃机洗胃

59. 患者男,72 岁。昏迷 3 天,眼睑不能闭合,眼部护理首选措施是
A. 按摩双眼睑　B. 热敷眼部
C. 消毒纱布遮盖　D. 滴眼药水
E. 盖凡士林纱布

60. 患者男,72 岁。吞咽困难 1 个月余,经检查后确诊为食管癌并肝转移。患者哭泣、烦躁,并且有轻生念头。目前该患者的心理反应处于
A. 否认期　B. 愤怒期　C. 协议期
D. 抑郁期　E. 接受期

61. 患者女,冠心病。今晨突然血压下降,心率为 47 次/min,即刻采取抢救措施。医生立即下达口头医嘱,护士执行口头医嘱方法正确的是
A. 边执行边核对
B. 复述 1 遍,经医生确认无误后执行
C. 复述 1 遍后立即执行
D. 立即执行,执行完后记录
E. 立即执行,执行后核对记录

62. 患者女,58 岁。因心前区闷痛反复发作而就医,医生检查心电图后诊断为心绞痛。支持其诊断的心电图改变为
A. ST 段抬高
B. ST 段压低、T 波倒置
C. QRS 波群增宽
D. 病理性 Q 波
E. T 波高尖

63. 患者男,28 岁。因触电致心搏、呼吸骤停,胸外心脏按压操作**不正确**的是
A. 按压部位在胸骨下段
B. 双手相叠按压
C. 每次按压胸骨下陷至少 5cm(小于 6cm)
D. 每分钟 100~120 次
E. 与人工呼吸配合的比率为 2∶1

64. 患者男,34 岁。上腹部不适,厌食,消瘦 3 年,诊断为慢性胃炎。现患者有严重的贫血,其主要原因是
A. 严重消化道症状
B. 长期消化道出血
C. 营养素摄入过少
D. 血液中存在抗内因子抗体
E. 胃酸分泌减少

65. 患儿,女,10 岁。发热 4 天,伴有咳嗽、全腹疼痛。查体:体温 38~39℃,右下肺有湿啰音,全腹轻度腹胀,腹肌紧张、压痛、反跳痛,肠鸣音减弱。腹腔穿刺抽出稀薄无臭味脓汁。诊断为肺内感染合并原发性腹膜炎。该患儿腹腔脓液涂片镜检最可能检出的致病菌是
A. 金黄色葡萄球菌　B. 溶血性链球菌
C. 大肠埃希菌　D. 变形杆菌
E. 厌氧类杆菌

66. 患者女,45 岁。大便干硬、排便困难多年,伴有腹胀,食欲减退。导致其便秘发生的可能原因为
A. 结肠运动功能减弱　B. 肛裂
C. 结肠肿瘤　D. 甲状腺功能减退
E. 痔

67. 患者女,34 岁。临床检查怀疑感染性心内膜炎,最重要诊断方法为
A. 心电图　B. 血培养
C. X 线摄片　D. 超声
E. C 反应蛋白检测

68. 患者男,30 岁。低热、咳嗽、咳痰、盗汗、乏力、消瘦半年余。锁骨上下区可闻及湿啰音。为了明确诊断,最有价值的检查是
A. 体温监测　B. 结核菌素试验
C. 红细胞沉降率检查　D. 胸部 X 线检查
E. 痰结核菌检查

69. 一足月新生儿,出生后 5 天,吃奶好,精神尚可。母亲触其乳腺发现有鸽蛋大肿块来诊,对于发生原因的解释**不正确**的是
A. 生理性乳腺肿大
B. 出生后 3~5 天出现
C. 多在 2~3 个月自然消退
D. 由母亲的孕酮和催乳素经胎盘传至胎儿所致
E. 出生后母体雌激素影响中断即可逐渐消退

70. 一足月新生儿,为第一胎、第一产,出生后 24 小时出现黄疸,且进行性加重,测血清胆红素为 273μmol/L,拟诊断为新生儿溶血病。该患儿和母亲的血型可能为下列选项中的
A. 母 A 型,儿 B 型　B. 母 O 型,儿 O 型
C. 母 O 型,儿 B 型　D. 母 AB 型,儿 AB 型
E. 母 B 型,儿 O 型

71. 患者女，30岁。慢性肾炎，经住院治疗病情缓解。当其咨询保健知识时，护士应指出其中**不妥**的是
A. 长期低盐饮食
B. 不宜妊娠
C. 防止受凉
D. 避免过度疲劳
E. 避免应用对肾脏有害的药物

72. 患者女，50岁。有慢性肾炎病史。厌食、恶心、呕吐伴乏力2个月，内生肌酐清除率20ml/min，血肌酐550μmol/L，尿素氮28mmol/L。诊断为慢性肾衰竭。以下处理措施正确的是
A. 高蛋白饮食
B. 对症治疗是关键
C. 出现高钾血症时给予血液透析
D. 增加磷的摄入
E. 减少钙的摄入

73. 产妇，35岁。妊娠40周，规律宫缩6小时后宫缩增强，腹形如图5-1-6。以下说法**不可能**存在的是

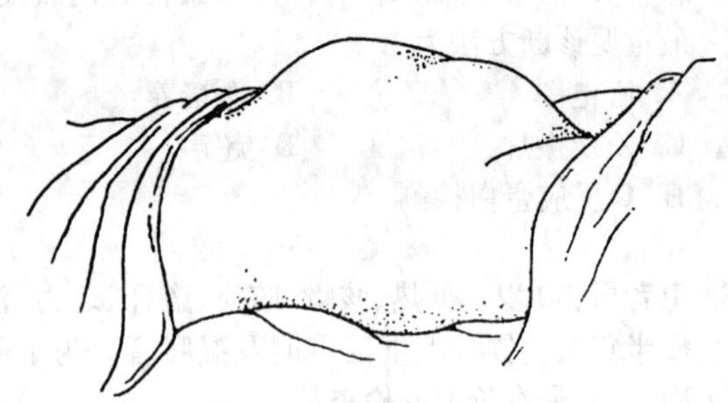

图5-1-6 腹部外观

A. 产妇理解并安静配合　B. 病理性缩复环
C. 胎儿窘迫　D. 产道梗阻
E. 产妇呼喊

74. 患者女，28岁。因发热伴尿频、尿急、尿痛5日就诊，为明确诊断应首先进行
A. 血常规检查　B. 膀胱镜检查
C. 肾脏B超　D. 阴道涂片检查
E. 尿细菌培养

75. 患者男，患良性前列腺增生多年。晚上饮酒后感觉下腹部胀满，有尿不能排出。来院后首选的处理措施是
A. 诱导排尿　B. 下腹部按摩
C. 下腹部热敷　D. 放置导尿管
E. 耻骨上膀胱造瘘

76. 患者女，36岁。左小腿有10cm×5cm的肉芽组织水肿创面，换药时，选用的湿敷药液是
A. 等渗盐水　B. 0.02%呋喃西林
C. 0.1%依沙吖啶　D. 硼酸溶液
E. 3%~5%氯化钠溶液

77. 患者女，26岁。因车祸致腹部闭合性损伤入院，左中下腹持续性剧烈疼痛伴腰背部酸痛。患者出现烦躁不安，诉口渴，血压下降，具体诊断尚未确定，医嘱X线腹平片。适宜的护理措施是
A. 布桂嗪止痛
B. 哌替啶止痛
C. 给水止渴
D. 搀扶患者去放射科做检查
E. 确诊前禁食

78. 患者男，53岁。因破伤风抽搐发作而牙关紧闭，引起发病的毒素为
A. 杀白细胞素　B. 血浆凝固酶
C. 链激酶　D. 溶血毒素
E. 痉挛毒素

79. 患者女，60岁。今晨独自上卫生间摔倒，伤后感到下肢剧烈疼痛，不能站立行走。通过图5-1-7判断该患者最有可能发生了

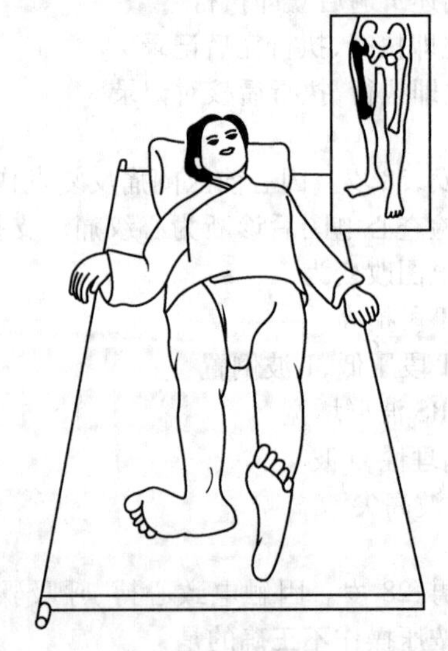

图5-1-7 下肢骨折

A. 股骨干骨折　B. 胫腓骨干骨折
C. 股骨颈骨折　D. 髋关节脱位
E. 股神经损伤

80. 患者男，45岁。干活时不慎扭伤腰部，未引起重视，半个月后出现腰痛并向右下肢放射，疑为腰4~5椎间盘突出。首选的辅助检查是
A. X线
B. B超

C. CT
D. 核素扫描
E. 发射型计算机断层成像(ECT)

81. 患儿,9 岁。发热、右小腿下段疼痛 3 天余。临床疑为右腓骨下端骨髓炎。其常见的致病菌是
A. 溶血性链球菌　B. 大肠埃希菌
C. 金黄色葡萄球菌　D. 变形杆菌
E. 厌氧菌

82. 患者男,65 岁。上腹痛半年,体重下降 10kg,上消化道钡餐检查发现在胃小弯有一个直径 1.5cm 溃疡。首选的处理是
A. 胃液分析
B. 手术切除溃疡
C. 胃镜检查并活检
D. 测空腹血清促胃液素水平
E. 内科治疗 1 个月后复诊

83. 患者女,40 岁。6 个月前无明显诱因出现粪便表面有时带血及黏液,伴大便次数增多,每日 3~4 次,时有排便不尽感,但无腹痛。曾于当地医院按“慢性细菌性痢疾”治疗无效。发病以来体重下降 3kg。经内镜检查证实为直肠癌入院。术前行直肠指诊,在距肛缘约 10cm 处触及一个肿块。应考虑采取下列术式中的
A. Miles 手术　B. 直肠息肉摘除术
C. Dixon 手术　D. 乙状结肠造口术
E. 左半结肠切除术

84. 患者男,57 岁。其父亲因肾癌去世。为预防肾癌,对其健康指导应为
A. 戒酒　B. 戒烟　C. 多喝水
D. 规律饮食　E. 控制情绪

85. 产妇,因妊娠高血压、子痫前期重度收入产科。经解痉、降压、镇静处理后分娩一活女婴。产后 24 小时阴道流血 600ml。其阴道大出血的原因是
A. 应用解痉药后凝血功能下降
B. 中度妊娠高血压综合征消耗凝血因子
C. 第四产程未严密观察
D. 应用镇静药后的宫缩乏力
E. 产前用药使凝血功能下降

86. 患者男,65 岁。刺激性呛咳 2 个月,咳白色黏痰,偶见痰中有血丝、发热和胸痛,明确诊断最可靠的方法是
A. 胸部 MRI 检查　B. 胸部 CT 检查
C. 痰脱落细胞学检查　D. 纤维支气管镜检查
E. 病史体征

87. 患儿,女,5 岁。因特发性血小板减少性紫癜入院。护士应知道其血小板破坏的主要场所是
A. 肝脏　B. 脾脏　C. 骨髓
D. 单核细胞　E. 血管内皮

88. 侵蚀性葡萄胎与绒毛膜癌最主要的区别点是
A. 阴道流血时间长短
B. 距葡萄胎排空后时间长短
C. 活组织镜下见有无绒毛结构
D. 子宫大小程度不同
E. 尿中 hCG 值高低

89. 患者男,36 岁。因外伤被诊断为小脑幕切迹疝。该患者瞳孔一侧先缩小,再进行性散大,是损伤了
A. 听神经　B. 动眼神经　C. 视神经
D. 舌神经　E. 迷走神经

90. 患儿,男,12 岁。因反复发生失神呆坐而就医,疑为癫痫病。对明确诊断最有帮助的检查是
A. 脑电图　B. 脑超声　C. 头颅 CT
D. 磁共振　E. 心电图

91. 男孩,体格检查:身长 88cm,体重 12kg,胸围大于头围,前囟已闭,乳牙 18 颗。该儿尚**不能**进行下列动作中的
A. 坐　B. 爬
C. 翻身　D. 走
E. 独脚向前蹦跳

92. 患者男,57 岁。原发性高血压 20 年病史,继发慢性肾炎加重后尿毒症 3 年,间断行肾脏透析维持,准备行肾脏移植手术。他在选择肾源时可以
A. 接受他 15 岁外孙的捐献
B. 书面要求他的妻子捐献
C. 通过中介买卖肾源
D. 直系血亲或者三代以内旁系血亲关系
E. 书面要求他的下属捐献

93. 患者女,65 岁。因股骨骨折入某省医院治疗。患者长期生活在外省的农村,现跟随在省会工作的儿子一起生活,在家只会用当地话与人沟通。为确保患者认识保持下肢牵引的方向和力度的重要性,最佳的护理措施是
A. 先向患者示范牵引的方法和注意事项

B. 将牵引的相关资料放在患者的床头柜上
C. 护士示范和解释，并请家属在一旁转达牵引的注意事项
D. 要求患者复述牵引的方法和注意事项
E. 请同病室患者示范并教会患者有关牵引的方法和注意事项

94. 患者女，78 岁。因糖尿病综合征住院治疗。其老伴早年去世，膝下有 2 个孩子照料其生活起居。住院期间主要由大女儿来照料。一天，其女儿超过规定的探视时间没有离开病房，值班护士建议其赶快离开时，她不但不听劝告，反而与值班护士争吵起来。针对本案例，关于患者的义务，以下正确的说法是
A. 积极配合治疗的义务
B. 配合医学教育的义务
C. 尊重医护人员人格的义务
D. 遵守医院规章制度的义务
E. 接受强制治疗的义务

95. 某术后化疗患者，一般状况较差。目前患者存在肺部感染和尿潴留。护士对其进行以下操作前，须充分告知并签订知情同意书的是
A. 晨间护理
B. 静脉输液
C. 锁骨下静脉穿刺置管
D. 留置导尿
E. 皮试

96. 一位刚刚失去亲人的家属扑到死者的身上号啕大哭，此时护士的最佳反应是
A. 劝家属尽快离开病房
B. 用语言劝家属不要太难过
C. 让同室的其他患者帮助安慰患者家属
D. 使用沉默的技巧让其发泄自己的情感
E. 请护士长帮忙处理

二、以下提供若干个案例，每个案例下设若干个考题，请根据各考题题干所提供的信息，在每题下面 A、B、C、D、E 五个备选答案中选择一个最佳答案。

（97~101 题共用题干）

孕妇，27 岁。妊娠 36 周，因阴道持续性流液 1 小时来院求诊。

97. 经诊断为胎膜早破，应给其安置的体位是
A. 平卧位　B. 头低足高位
C. 头高足低位　D. 截石位
E. 膝胸卧位

98. 采取上述卧位主要是为了防止出现
A. 胎儿缺氧　B. 呼吸困难
C. 宫腔感染　D. 脐带脱垂
E. 产妇休克

99. 24 小时后，产妇产下一女婴，女婴出现呼吸窘迫，医护人员进行急救。由于对此毫无思想准备，产妇容易产生的情绪是
A. 愤怒　B. 焦虑　C. 沮丧
D. 消极　E. 悲观

100. 经及时抢救，新生儿转危为安，护士及时将好消息告诉产妇，让其探望暖箱中的女儿，这是为了满足产妇的
A. 生理的需要　B. 安全的需要
C. 爱和归属的需要　D. 尊重的需要
E. 自我实现的需要

101. 3 天后，新生儿离开暖箱，护士教给产妇母乳喂养的方法，此时护士的角色是
A. 策划者　B. 教育者　C. 帮助者
D. 执行者　E. 咨询者

（102~104 题共用题干）

患者男，22 岁。羽毛球运动员，训练中踝部扭伤。

102. 立即处理的最佳措施是
A. 石膏固定　B. 热水浸泡
C. 绷带包扎　D. 冰袋冷敷
E. 自来水冲洗

103. 运用该措施的主要目的是
A. 减轻疼痛
B. 促进炎症消散
C. 控制炎症扩散
D. 加快血液吸收
E. 减轻局部充血和出血

104. 持续使用该措施的时间应**不超过**
A. 15 分钟　B. 30 分钟　C. 60 分钟
D. 12 小时　E. 24 小时

（105~107 题共用题干）

患者女，18 岁。因患急性阑尾炎需行阑尾切除术。

105. 术前准备做青霉素皮试，**错误**的做法是
A. 如果有青霉素过敏史必须做皮试
B. 停用青霉素超过 3 天需要重做皮试
C. 青霉素皮试液应现配现用

D. 青霉素更换批号时需要重做皮试
E. 皮试时应准备急救药物

106. 做皮试 2 分钟后，患者出现胸闷、气促、面色苍白、出冷汗、脉细弱、血压下降、烦躁不安。护士应立即给患者注射
A. 盐酸异丙嗪　B. 苯肾上腺素
C. 异丙肾上腺素　D. 盐酸肾上腺素
E. 去甲肾上腺素

107. 如果患者出现过敏性休克，最早出现的症状是
A. 呼吸道症状　B. 消化道症状
C. 循环衰竭症状　D. 泌尿系统症状
E. 神经系统症状

（108~110 题共用题干）
患儿，3 岁。自 6 个月起发现口唇青紫，哭闹后加重，常有蹲踞，平时懒动，杵状指（趾），临床拟诊断为法洛四联症。

108. 以下 X 线检查结果中有助于诊断的是
A. 右心房、右心室增大
B. 左心房、左心室、右心室增大
C. 左心房、左心室增大
D. 右心室增大，肺动脉段凹陷，心影呈“靴形”
E. 肺门“舞蹈”征

109. 该患儿做血常规检查，显示血红细胞计数和血红蛋白浓度明显增高。对其产生机制的描述正确的是
A. 造血物质供应过多
B. 患儿活动过少，血流缓慢
C. 缺氧刺激，骨髓代偿性产生过多红细胞
D. 与本病无明显关系
E. 含氧量高的体循环血液分流至肺循环

110. 为进一步明确诊断和决定手术，建议做下列检查中的
A. 心导管检查和心血管造影
B. 心电图
C. 红细胞计数测定
D. 血红蛋白测定
E. 血细胞比容测定

（111~114 题共用题干）
患者男，25 岁。1 天前出现中上腹和脐周疼痛。4 小时后疼痛转移并固定于右下腹，为持续性疼痛，伴恶心、呕吐；1 小时前疼痛突然减轻，很快又继续疼痛，程度较前加重。查体：体温 39℃，腹部压痛、反跳痛、腹肌紧张。诊断为急性阑尾炎。

111. 引起急性阑尾炎的常见病因是
A. 慢性阑尾炎急性发作
B. 阑尾缺血坏死
C. 阑尾管腔阻塞
D. 饱食后剧烈运动
E. 细菌侵入

112. 急性阑尾炎疼痛始于脐周或上腹部的机制为
A. 阑尾位置
B. 胃肠功能紊乱
C. 体神经反射
D. 内脏神经反射
E. 阑尾尖端指向脐周或上腹部

113. 该患者所患急性阑尾炎的病理类型是
A. 急性单纯性阑尾炎
B. 急性化脓性阑尾炎
C. 慢性阑尾炎急性发作
D. 急性穿孔性阑尾炎
E. 阑尾周围脓肿

114. 急性阑尾炎易发生缺血、坏死的原因是
A. 阑尾淋巴丰富
B. 阑尾开口小
C. 阑尾蠕动慢而弱
D. 阑尾系膜短
E. 阑尾动脉为无侧支的终末动脉

（115~116 题共用题干）
患者男，79 岁。因伤寒入院。需做大量不保留灌肠，操作方法如图 5-1-8 所示。

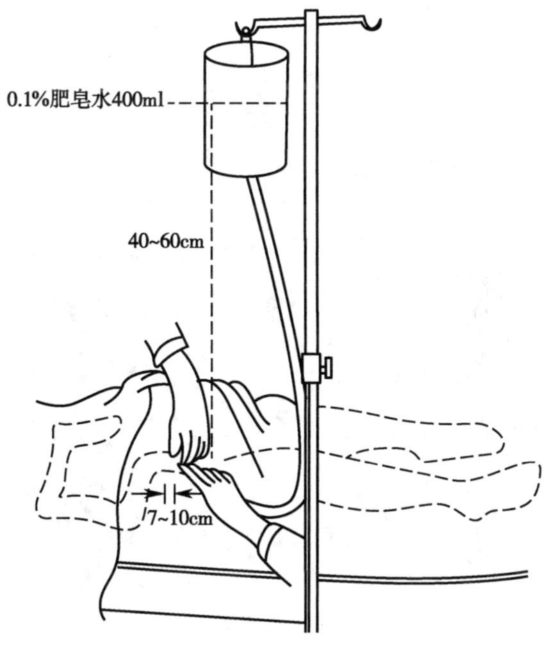

图 5-1-8　灌肠法

115. 该操作中，**错误**的是
A. 患者体位

B. 肛管插入直肠的深度
C. 灌肠溶液的名称
D. 灌肠溶液的用量
E. 桶内液面距离肛门的距离

116. 降温灌肠时应保留30分钟，排便后复测体温的时间是
A. 5分钟　B. 10分钟
C. 20分钟　D. 30分钟
E. 40分钟

（117~118题共用题干）

患者女，66岁。卵巢癌术后，拔出导尿管后7小时未能自行排尿。查体：耻骨上部膨隆，叩诊呈实音，有压痛。考虑尿潴留。

117. 为患者实施导尿时，第2次消毒的顺序是
A. 自上而下，由内向外再向内
B. 自下而上，由外向内
C. 自下而上，由内向外
D. 自上而下，由内向外
E. 自上而下，由外向内

118. 首次导出尿液不应超过
A. 500ml　B. 800ml
C. 1 000ml　D. 1 500ml
E. 2 000ml

（119~120题共用题干）

患者女，45岁。1周来体温持续39~40℃。护理查体：面色潮红，呼吸急促，口唇轻度发绀，意识清楚。

119. 为明确诊断，需查心肌酶、红细胞沉降率及血培养。应选用的红细胞沉降率标本容器是
A. 血培养瓶　B. 无菌试管
C. 干燥试管　D. 抗凝试管
E. 石蜡油试管

120. 采集上述血标本后，用注射器注入容器的先后顺序是
A. 血培养瓶、抗凝试管、干燥试管
B. 干燥试管、血培养瓶、抗凝试管
C. 干燥试管、抗凝试管、血培养瓶
D. 血培养瓶、干燥试管、抗凝试管
E. 抗凝试管、干燥试管、血培养瓶

实践能力

一、以下每一道题下面有A、B、C、D、E五个备选答案。请从中选择一个最佳答案。

1. 主动脉瓣狭窄的杂音听诊位置是图5-2-1中的（见文末彩图）

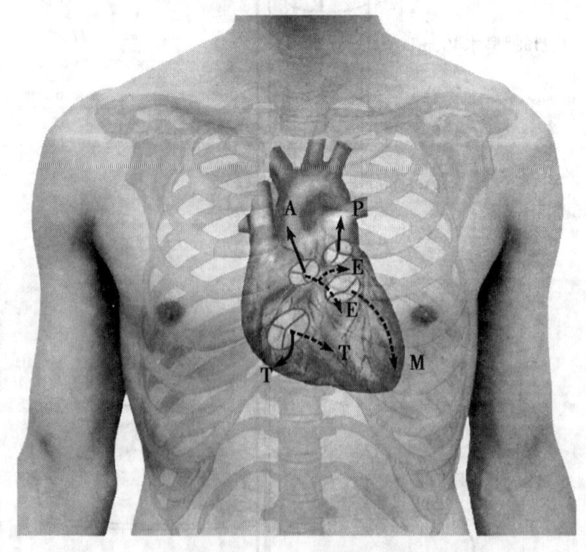

图5-2-1　心脏听诊区

A. A　B. E　C. M　D. T　E. P

2. 肠梗阻最简单、有效的检查方法是
A. 实验室检查　B. 腹部B超
C. 腹部X线　D. CT检查
E. 磁共振检查

3. 直肠肛管检查时取膝胸位，病变部位为11点，若患者改为截石位时，其病变部位是
A. 5点　B. 11点　C. 9点
D. 7点　E. 3点

4. 给予肺炎高热患者降温处理时，正确的操作是
A. 为防止病情加重，患者出汗后减少擦拭，更衣
B. 小儿患者应及时应用阿司匹林降温，防止惊厥
C. 采取物理方法逐渐降温，防止脱水
D. 快速降温，使体温降至正常
E. 松解衣服，自行降温

5. 连枷胸、开放性气胸、张力性气胸、血胸均可出现的表现是
A. 纵隔移位或摆动　B. 血压骤降
C. 极度呼吸困难　D. 高热
E. 心搏骤停

6. 慢性阻塞性肺疾病（COPD）标志性症状是

A. 发热　B. 咯血　C. 咳嗽
D. 咳痰　E. 气短

7. 对流行性腮腺炎腮肿的护理，**不合适**的措施是
A. 肿胀处可冷敷
B. 腺肿处可用醋调青黛散外敷
C. 宜进食易消化的软食
D. 保持口腔清洁，餐后漱口
E. 进食酸性食物以促进食欲

8. HBsAg(+)、HBeAg(+)说明此患者
A. 无传染性　B. 具有免疫力
C. 病情比较稳定　D. 乙型肝炎恢复期
E. 具有传染性

9. 患者男，38 岁。因进食大量油腻食物后出现上腹剧烈疼痛入院，诊断为“急性胰腺炎”。查体发现脐周皮肤如图 5-2-2(见文末彩图)所示，该体征为

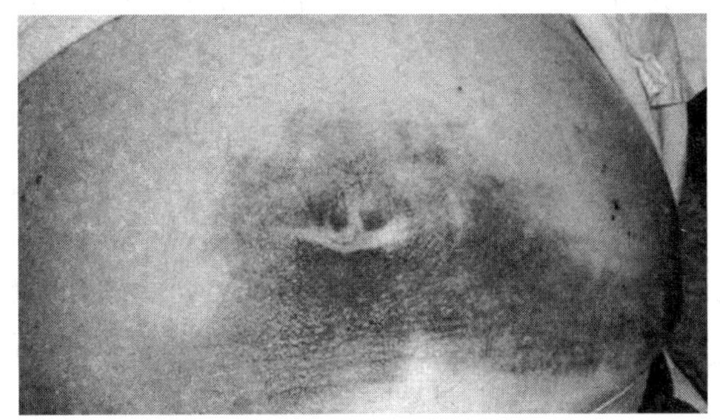

图 5-2-2　腹部瘀斑

A. Grey-Turner 征（格雷特纳征）
B. Cullen 征(卡伦征)
C. Murphy 征(墨菲征)
D. Babinski 征(巴宾斯基征)
E. Hoffmann 征(霍夫曼征)

10. 慢性左心衰竭最早出现的症状是
A. 咳嗽　B. 劳力性呼吸困难
C. 咯血　D. 夜间阵发性呼吸困难
E. 头晕、心慌

11. 急性有机磷农药中毒患者使用胆碱酯酶复活剂的原则是
A. 应该尽量少用
B. 只用于重度中毒
C. 不与阿托品合用
D. 只用于轻度中毒
E. 应该尽早使用

12. 护理急性肾衰竭少尿与无尿期患者，下列措施中最重要的是
A. 卧床休息　B. 预防感染
C. 保证饮食总热量　D. 控制水、钾的摄入
E. 限制蛋白质饮食

13. 氧的弥散能力是二氧化碳的
A. 1/20　B. 1/10　C. 10 倍
D. 20 倍　E. 40 倍

14. 患者男，45 岁。左侧肩背出现如图 5-2-3(见文末彩图)所示表现，该患者可能患有

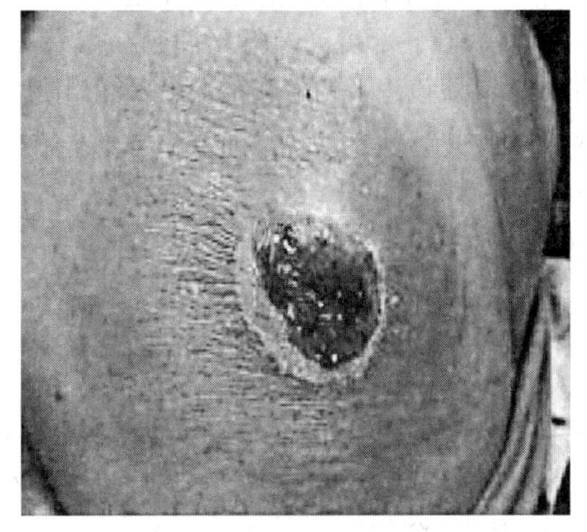

图 5-2-3　肩背部感染

A. 痈　B. 疖
C. 丹毒　D. 急性淋巴结炎
E. 急性蜂窝织炎

15. 骨科颅骨牵引术适用于
A. 胸椎骨折　B. 腰椎骨折
C. 颅骨骨折　D. 颈椎骨折
E. 颈椎病

16. 关于食管癌患者术后护理措施的叙述，正确的是
A. 术后立即取半卧位
B. 鼓励患者经口饮水，有助于保持胃管通畅
C. 拔出胃管后即可进食
D. 术后 3~5 天严格禁饮禁食
E. 胃管一旦脱出，立即重置

17. 判断心肺复苏是否有效的指标，**不正确**的一项是
A. 大动脉出现搏动　B. 瞳孔缩小
C. 血压恢复正常　D. 有呼吸动作
E. 面色转红

18. 糖尿病酮症酸中毒患者血糖可高达

A. 7.0~11.0mmol/L
B. 11.0~16.7mmol/L
C. 16.7~33.3mmol/L
D. 33.3~55.5mmol/L
E. 55.5mmol/L 以上

19. 帕金森病最高发人群为
A. 老年男性 B. 学龄儿童
C. 老年女性 D. 婴幼儿
E. 青年

20. 患者女,56 岁,心绞痛 3 年。4 小时前出现胸骨中段剧烈疼痛,舌下含服硝酸甘油不能缓解。查体:心率增快,心尖部可闻及舒张期奔马律。心电图 ST 段抬高。该患者的检查结果最可能出现
A. 白细胞减少
B. 血糖减低
C. 血清心肌酶升高
D. C 反应蛋白降低
E. 红细胞沉降率正常

21. 患者男,60 岁。夜间睡眠中突然憋醒,被迫坐起,咳嗽、咳痰。对诊断左心衰竭最有意义的体征为
A. 体温 37.8℃
B. 咳嗽多痰,痰中带泡沫
C. 心率加快
D. 两肺有哮鸣音
E. 两肺底有湿啰音

22. 患者女,41 岁。患有肥厚型心肌病,因胸痛 1 小时急诊入院。首要的护理措施是
A. 绝对卧床
B. 给予 1~2L/min 吸氧
C. 给予高热量饮食
D. 建立静脉通道
E. 预防呼吸道感染

23. 下列选项中**不属于**流感处理措施的是
A. 注意休息、多饮水、增加营养
B. 尽早应用抗流感病毒药物
C. 使用抗生素预防感染
D. 隔离患者 1 周或至主要症状消失
E. 发热患者应物理降温

24. 患者女,48 岁。踝部轻度肿胀,色素沉着,久站后出现酸胀,小腿有迂回的静脉团,诊断为原发性大隐静脉曲张。深静脉通畅试验阳性提示
A. 大隐静脉瓣膜功能异常
B. 交通静脉瓣膜功能异常
C. 深静脉通畅
D. 小隐静脉瓣膜功能异常
E. 深静脉回流障碍

25. 患者女,68 岁。胃穿孔修补术后,为预防发生粘连性肠梗阻,应指导患者
A. 早期取半卧位 B. 早期离床活动
C. 早期进食 D. 保持排便通畅
E. 多饮水

26. 患者男,39 岁。排尿时突然中断,剧烈疼痛,改变体位后方可继续排尿,考虑患者为
A. 肾结石 B. 输尿管结石
C. 膀胱结石 D. 尿道结石
E. 膀胱肿瘤

27. 患者男,28 岁。因肛周脓肿行肛管手术后温水坐浴的温度为
A. 36~38℃ B. 39~41℃
C. 30~35℃ D. 37~40℃
E. 40~45℃

28. 患者女,46 岁。右上腹疼痛伴发热 3 天就诊。查体:体温 38.5℃,血压正常,巩膜轻度黄染,右上腹有轻压痛,首选的辅助检查是
A. B 超
B. 静脉胆道造影
C. 口服胆囊造影
D. 经皮肝穿刺胆道造影
E. 经内镜逆行胆胰管造影

29. 患者女,48 岁。肥胖 1 年,伴月经减少,面部、背部痤疮。体格检查:血压 160/110mmHg,腹下侧、臀部、大腿见紫纹。实验室检查:皮质醇昼夜分泌节律消失,糖耐量减低。诊断最可能为
A. 单纯性肥胖症
B. 2 型糖尿病
C. 肥胖生殖无能症
D. 库欣综合征
E. 甲状腺功能减退症

30. 某孕妇,妊娠 5 周。突感左下腹隐痛,近 5 个小时未缓解,急诊就医。体检:阴道后穹隆饱满,宫颈举痛(+)。考虑为异位妊娠,需做辅助检查,首选简单可靠的方法是

A. 阴道后穹隆穿刺
B. 妊娠试验放免法
C. 腹腔镜检查
D. X 线腹部平片检查
E. B 超检查

31. 患者男,62 岁。肝硬化 10 年伴大量腹水,现昏迷。“120”急诊平车推入院。该患者应安置的体位是
A. 中凹卧位,头偏向一侧
B. 半卧位,头下加枕
C. 仰卧位,头偏向一侧
D. 左侧卧位,头下加枕
E. 俯卧位,膝下垫枕

32. 某孕妇,妊娠 35 周。因腹部受撞击,诊断为胎盘早剥。采取一系列护理措施,但**不包括**
A. 迅速开放静脉
B. 补充血容量
C. 分娩后给宫缩剂
D. 尽快切除子宫
E. 抢救同时安慰产妇

33. 患者男,27 岁。打篮球时突然出现上腹部剧烈绞痛,放射至下腹部及会阴部,伴面色苍白、冷汗、恶心、呕吐,患者肾区叩击痛阳性。入院诊断为尿路结石。应首先为患者进行的处理措施是
A. 准备手术用品
B. 应用抗感染药
C. 提供饮料
D. 采集血标本
E. 肌内注射解痉镇痛药

34. 患儿,女,8 岁。因咳嗽、咳痰、高热 3 天就诊。X 线胸片示右肺片状阴影。诊断为“肺炎”住院治疗。经治疗后目前仍有低热。正确的健康指导是
A. 室温维持在 25℃左右
B. 避免活动
C. 体温正常后即可停药
D. 继续维持抗生素治疗至疗程结束
E. 少饮水减轻心脏负担

35. 患儿,男,5 岁。因“高热、头疼伴烦躁不安 3 天,时有抽搐发生”收入院。查体:体温 41℃,呼吸 32 次/min;神志清醒,颈项强直。实验室检查:血白细胞 15×10^9/L,中性粒细胞占总数的 82%;脑脊液:有核细胞数 100×10^5/L,蛋白 400mg/L,糖和氯化物正常。临床诊断为流行性乙型脑炎。目前首要的护理措施是
A. 使用脱水剂预防抽搐
B. 给氧以改善呼吸困难
C. 应用抗病毒药物
D. 静脉补液维持水和电解质平衡
E. 采用物理降温和解热药降低体温

36. 患者女,69 岁。诊断为慢性阻塞性肺疾病,经治疗后,病情好转予以出院。出院时,血气分析结果如下:PaO_2 52mmHg,$PaCO_2$ 35mmHg。护理人员在进行健康指导时,符合长期家庭氧疗原则的是
A. 为防止氧中毒,目前不需要吸氧
B. 以循序渐进的原则进行氧疗
C. 一昼夜持续高流量吸氧 15 小时
D. 休息时不需吸氧
E. 一昼夜持续低流量吸氧 15 小时

37. 患者女,58 岁。肺源性心脏病病史 5 年,急性加重 2 天来院。既往无高血压病史。目前出现头痛、恶心、烦躁。血压 160/92mmHg,心率 100 次/min。此时患者最主要的护理措施应是
A. 观察神志变化　　B. 限制钠盐
C. 吸痰改善通气　　D. 口腔护理
E. 约束患者

38. 患者男,30 岁。车祸后诊断为血胸,给予胸腔闭式引流,如图 5-2-4 所示引流位置是

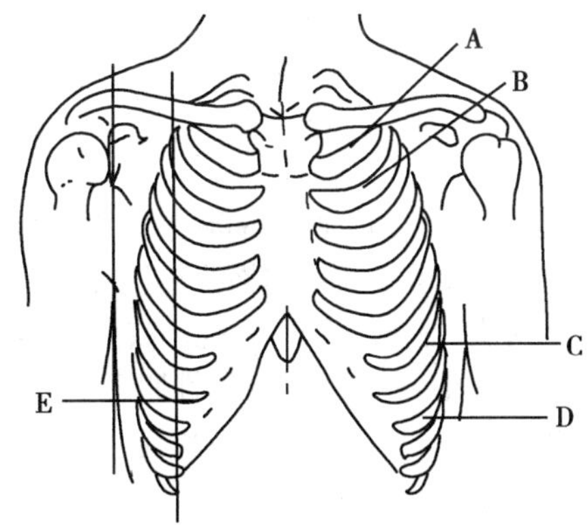

图 5-2-4　胸腔闭式引流插管位置

A. A　B. B　C. C　D. D　E. E

39. 患者男,69 岁。以肺源性心脏病入院治疗。护士对患者进行身体评估发现下列症状,其中提示其右心功能不全的是
A. 口唇发绀
B. 呼吸急促

C. 表情痛苦
D. 肝颈静脉回流征阳性
E. 双肺底可闻及散在湿啰音

40. 患儿,男,2岁。患猩红热入院治疗。现患儿处于脱屑期,躯干呈糠皮样脱屑,手足为大片状脱皮。针对患儿该阶段的皮肤护理指导,**错误**的是
A. 观察脱皮进展情况
B. 勤换衣服,勤晒衣被
C. 用温水清洗皮肤,以免感染
D. 脱皮大时可用手轻轻撕掉
E. 剪短患儿指甲避免抓破皮肤

41. 患儿,男,2岁。因上呼吸道感染出现咳嗽、发热入院。现体温39.3℃,半小时前发生抽搐,持续约1分钟后停止,呈嗜睡状。为避免抽搐再发,护理的重点是
A. 多晒太阳
B. 按时预防接种
C. 加强体格锻炼
D. 居室定期用食醋熏蒸
E. 体温过高时应及时降温

42. 孕妇,26岁。怀疑前置胎盘,**不能**做肛检的最主要原因是
A. 易导致产前的阴道感染
B. 可能会引起宫缩而早产
C. 增加产妇的不适感
D. 触及前置的胎盘导致大出血
E. 可能刺激排便引起出血

43. 患者男,45岁。发热、咳嗽、间断性腹泻、食欲缺乏、明显消瘦2个月就诊。体格检查:体温38℃,全身淋巴结肿大。血清抗-HIV阳性。该患者最可能是
A. 急性肝炎　　B. 急性胆囊炎
C. 胆石症　　D. 白血病
E. 艾滋病

44. 患者女,55岁。2周来发热、乏力、腹胀、食欲缺乏。体检:肝肋下2cm,有触痛。为明确诊断,首先应检查的项目是
A. 碱性磷酸酶
B. 乳酸脱氢酶
C. 磷酸激酶
D. 胰淀粉酶
E. 谷丙转氨酶

45. 某地区夏季流行一种疾病,且多发生于儿童,主要表现为发热、头痛、呕吐,第3~4天出现意识障碍,严重者伴抽搐及呼吸异常,经治疗后多数人于病程2周后痊愈,重症患者留有神经系统后遗症。为预防该病再度流行,在其综合性预防措施中,主要的是
A. 控制和管理好患者
B. 控制和管理好病猪
C. 防蚊和灭蚊
D. 注射丙种球蛋白
E. 防蚊、灭蚊和预防注射疫苗

46. 患者男,68岁。良性前列腺增生术后1天,护士对其进行健康教育,正确的内容是
A. 术后加强运动
B. 术后早期少饮水
C. 术后要进行肛提肌锻炼
D. 排尿异常会在术后两个月内消失
E. 术后半年避免外出

47. 患者男,38岁。木刺刺伤右手中指末端,当即挑出木刺未出血,5天后右手中指末节肿胀、剧痛、搏动性疼痛,彻夜难眠,诊断为脓性指头炎。首要的处理是
A. 患肢制动　　B. 拔出指甲
C. 局部热敷治疗　　D. 应用抗生素
E. 切开减压引流

48. 孕妇,23岁。妊娠合并糖尿病,她向责任护士了解“糖尿病对胎儿的影响”情况,**错误**的描述是
A. 畸形儿发生率高
B. 胎儿胰岛素分泌减少
C. 围产儿死亡率高
D. 新生儿易发生反应性低血糖症
E. 无论体重大小,均按早产儿处理

49. 某产妇,妊娠38^{+1}周。顺产一女婴,出生体重3 400g,新生儿采用母乳喂养。第3天皮肤逐渐出现黄染,目前为出生后第5天,食欲及大小便均正常,经皮肤测胆红素值为102.6μmol/L。护士对产妇进行健康指导,目前对婴儿正确的处置是
A. 多晒太阳　　B. 蓝光照射治疗
C. 抗感染治疗　　D. 及时补充维生素D
E. 暂停母乳喂养

50. 一早产儿,4日龄。出生后2天开始吃奶无力,哭声低弱,下肢及面颊部皮肤硬肿,体温30℃。

以下处理措施**不恰当**的是

A. 立即放入 35℃暖箱

B. 若能吸吮者可喂母乳

C. 每日供给液体 60~80ml

D. 复温中每 2 小时测体温 1 次

E. 实施保护性隔离

51. 患儿,男,10 岁。患急性肾炎,近两天尿量更少,气促、发绀、频咳、端坐呼吸,两肺底闻及湿啰音,心率 120 次/min,肝右肋缘下 3cm。最可能为急性肾炎合并

A. 急性肾衰竭　B. 肺炎

C. 代谢性酸中毒　D. 严重循环充血

E. 支气管炎

52. 患儿,女,7 岁。因水肿、少尿、血尿、高血压 3 天,诊断为急性肾小球肾炎住院治疗。对该患儿的护理措施,**错误**的是

A. 按医嘱应用抗高血压药

B. 严格卧床休息

C. 准确记录 24 小时液体出入量

D. 按医嘱应用利尿药

E. 限制钠盐在 600mg/(kg·d)

53. 患者男,23 岁。水肿,尿蛋白(++++)。水肿的原因可能是

A. 血浆胶体渗透压下降

B. 肾小球滤过率下降

C. 继发醛固酮增多

D. 抗利尿激素增多

E. 体循环淤血

54. 患者女,56 岁。慢性肾衰竭。近日因腹泻出现心悸、气短、头晕、乏力明显加重,恶心、呕吐,尿量减少,患者血肌酐 732μmol/L,血尿素氮 22.3mmol/L,内生肌酐清除率 8ml/min。该患者的饮食护理正确的是

A. 优质低蛋白饮食　B. 高磷饮食

C. 严格限制钠盐　D. 低热量饮食

E. 低钙饮食

55. 患者女,30 岁。有痛风病史和高尿酸血症。肾结石手术后,为预防结石复发,应指导患者口服

A. 维生素 B_6　B. 维生素 C

C. 氯化铵　D. 别嘌醇

E. 氧化镁

56. 尿毒症晚期患者的呼气中可有

A. 尿味　B. 樱桃味　C. 大蒜味

D. 甜味　E. 烂苹果味

57. 患者女,35 岁,已婚。主诉近日白带增多,外阴瘙痒伴灼痛 1 周。妇科检查:阴道内多量灰白色泡沫状分泌物,阴道壁散在红斑点。有助于诊断的检查是

A. 阴道分泌物涂片检查　B. 宫颈刮片

C. 盆腔 B 超　D. 诊断性刮宫

E. 阴道镜检查

58. 患者男,45 岁。慢性肾衰竭尿毒症期。因酸中毒给予 5% 碳酸氢钠 250ml 静脉滴注后出现手足搐搦,最可能的原因是发生了

A. 低钾血症　B. 低钙血症　C. 高钠血症

D. 碱中毒　E. 脑出血

59. 患者女,56 岁。诊断为围绝经期综合征。**不宜**进行激素替代治疗的是

A. 不明原因的子宫出血　B. 骨质疏松

C. 冠心病　D. 子宫肌瘤切除

E. 高血压

60. 患儿,男,1 岁。近来出现厌食、呕吐、反应低下、少哭不笑的情况。查体见患儿颜面虚胖,皮肤苍白,表情呆滞,肢体及头部震颤。医嘱应用维生素 B_{12} 治疗。若治疗有效,该患儿最先出现的改变是

A. 网织红细胞上升　B. 血红蛋白上升

C. 精神、食欲好转　D. 震颤缓解

E. 面色转红

61. 患者女,55 岁。患有焦虑症,护士护理该患者时**不正确**的做法是

A. 提供安全与舒适的环境

B. 减少对患者的感官刺激

C. 用医学术语解释治疗措施

D. 指导患者做松弛术

E. 倾听患者的诉说

62. 患者男,42 岁。在施工中不慎将手掌割伤,1 小时后来医院就诊。该患者伤口属于

A. 无菌伤口　B. 清洁伤口

C. 沾染伤口　D. 轻度感染伤口

E. 重度感染伤口

63. 患者女，62岁。外伤清创术后3天，换药时见切口周围红肿，触之有波动感，穿刺有脓液。该切口应采取的措施是
A. 局部热敷
B. 红外线照射
C. 药物湿敷
D. 穿刺抽出脓液
E. 拆线并引流

64. 患者男，25岁。因车祸致腹部开放性损伤，伴少量肠管脱出。护士应采取的紧急护理措施是
A. 敞开伤口，急诊手术
B. 立即给予镇静镇痛药
C. 用棉垫加压包扎
D. 用消毒或洁净器皿覆盖妥善保护
E. 迅速将肠管还纳腹腔

65. 患者女，26岁。因感情问题口服地西泮100片，被家人发现时呼之不应，意识昏迷，急诊来院。**错误**的护理措施是
A. 1∶15 000高锰酸钾洗胃
B. 硫酸镁导泻
C. 立即催吐
D. 生理盐水洗胃
E. 监测生命体征

66. 患者男，50岁。因不慎足部刺伤入院治疗。下列处理**不正确**的是
A. 使用3%过氧化氢溶液冲洗伤口
B. 去除伤口周围的异物
C. 使用破伤风抗毒素中和游离毒素
D. 早期应用破伤风免疫球蛋白
E. 使用抗生素预防感染

67. 患者男，45岁。右侧胸部被汽车撞伤，随即出现呼吸困难，胸壁有部分软化区，并随呼吸相应波动。处理过程中首先应
A. 使用镇痛药物
B. 安慰患者，舒缓焦虑心情
C. 气管切开
D. 急诊手术
E. 软化区加压包扎

68. 患者男，23岁。车祸致右胫腓骨骨折，行持续骨牵引。在护理过程中**不妥**的是
A. 防止过度牵引
B. 保持有效牵引
C. 避免早期进行功能锻炼
D. 避免牵引钢针左右移动
E. 设置对抗牵引

69. 患儿，8岁。临床诊断为右股骨骨髓炎，行皮牵引固定。下列选项**不属于**固定目的的是
A. 防止炎症扩散
B. 解除肌痉挛，缓解疼痛
C. 防止关节僵硬
D. 防止病理性骨折
E. 防止畸形

70. 患者女，18岁。因风湿热入院，遵医嘱使用青霉素和阿司匹林。几天后患者出现胃肠道反应，下列措施正确的是
A. 饭后服用阿司匹林或同服氢氧化铝
B. 暂停使用阿司匹林
C. 阿司匹林与维生素K同服
D. 暂停使用青霉素
E. 两者都暂停

71. 患儿，9个月。单纯母乳喂养，从未添加辅食，近来表情呆滞，面色蜡黄，舌面光滑，有轻微震颤，肝肋下4cm。实验室检查：血红蛋白90g/L，红细胞$2\times10^{12}/L$，血清维生素B_{12}降低。对该患儿护理措施正确的是
A. 绝对卧床休息
B. 口服铁剂
C. 及时添加维生素B_{12}和叶酸食物
D. 给予鼻饲饮食
E. 遵医嘱使用维生素B_{12}

72. 患者男，65岁。肝癌肝叶切除术后第1天，患者感腹痛、心慌、气促、出冷汗，血压90/60mmHg。首先应考虑为
A. 胆汁性腹膜炎
B. 肠梗阻
C. 肝断面出血
D. 膈下脓肿
E. 阑尾炎

73. 患者男，58岁。进行性贫血、消瘦、乏力半年，有时右腹有隐痛，无腹泻。查体：贫血貌，右中腹可触及肿块，肠鸣音稍亢进。护士采集病史时，要重点询问
A. 有无恶心、呕吐
B. 排便情况
C. 有无胆囊炎病史
D. 有无家族史
E. 有无转移性右下腹痛

74. 患者女，55岁。因脑室出血行侧脑室外引流。术后连接引流瓶，妥善固定引流管和引流瓶。关于脑室引流的护理，下列叙述**错误**的是
A. 引流量每日不超过500ml

B. 如引流不畅,不可用盐水冲洗
C. 拔除引流管前先做 CT,夹管 1~2 天
D. 妥善固定,引流管开口低于侧脑室平面
E. 夹管期间注意观察患者神志、瞳孔、生命体征

75. 患儿,女,9 岁。患病毒性脑膜炎入院。入院当天患儿突然出现全身抽搐,喷射性呕吐,口腔及支气管内有大量呕吐物。护士应立即采取的措施是
A. 给予氧气吸入
B. 约束四肢,制止抽搐
C. 开通静脉通道,应用脱水药物
D. 应用镇静药
E. 吸引器吸出呼吸道异物

76. 患者男,22 岁。3 天前诊断为急性白血病,今晨如厕时突然倒地昏迷,抢救无效死亡。其最可能的死亡原因是
A. 颅内出血
B. 心肌梗死
C. 继发肺炎
D. 中枢神经系统白血病
E. 肾衰竭

77. 患者男,15 岁。患急性淋巴细胞白血病,应用长春新碱和泼尼松化疗。化疗期间鼓励患者多饮水的主要目的是
A. 减少胃肠道刺激
B. 稀释血中药物浓度
C. 补充体液丢失
D. 预防尿酸性肾病
E. 减少药物对膀胱的刺激

78. 患者女,30 岁。因乳腺癌做根治术并经化疗。出院前进行健康指导。以下选项对预防复发最重要的是
A. 加强营养
B. 参加体育活动增强体质
C. 5 年内避免妊娠
D. 经常自查乳房
E. 定期来院复查

79. 患者男,42 岁。慢性胃炎行药物治疗。多潘立酮的服用时间是
A. 饭后服用　　B. 饭前服用
C. 与牛奶同服　　D. 饭后多喝水
E. 饭后少喝水

80. 患者男,52 岁。心悸、消瘦 2 年。体格检查:结节性甲状腺肿伴血管杂音,心脏增大,房颤律,心尖部Ⅱ级 SM。诊断为
A. 甲亢性心脏病　　B. 风湿性心脏病
C. 冠心病　　D. 心肌病
E. 先天性心脏病

81. 患者男,26 岁。糖尿病病程 10 年,胰岛素治疗。血糖未监测。近 3 个月眼睑及下肢水肿,尿糖(++),尿蛋白(+++),白细胞 0~3 个/HP,颗粒管型少许。提示患者目前可能合并了
A. 胰岛素性水肿　　B. 肾动脉硬化
C. 肾盂肾炎　　D. 急性肾炎
E. 糖尿病肾病

82. 患儿,1 岁 10 个月。反应灵敏,多汗、易惊、烦躁、前囟未闭、鸡胸、X 形腿。最主要的措施是
A. 补充维生素 D　　B. 补充叶酸
C. 补充维生素 B_{12}　　D. 补充铁剂
E. 使用抗生素

83. 患者男,32 岁。因“硬膜下血肿”入院治疗,护理措施正确的是
A. 昏迷时应采取侧卧位
B. 清醒时应采取半卧位
C. 每天给予液体 2 500ml
D. 躁动患者尽快给予镇静药
E. 昏迷患者早期采取全肠内营养(TEN)

84. 患者男,70 岁。高血压病史 30 年余。活动时出现头痛,检查发现右侧偏瘫、偏身感觉障碍和偏盲,诊断为脑出血。其出血部位最可能是
A. 右侧脑桥　　B. 左侧内囊
C. 小脑　　D. 右侧内囊
E. 左侧脑桥

85. 患者女,75 岁。因脑血栓形成导致肢体瘫痪,长期卧床。为预防压力性损伤发生,首要的护理措施是
A. 每 2 小时翻身按摩 1 次
B. 每天检查皮肤有无破损
C. 使用气圈
D. 保持左侧卧位
E. 鼓励肢体功能锻炼

86. 患者男,78 岁。患帕金森病 5 年,一直服用左旋

多巴控制病情。护士应告诉患者**不能**与左旋多巴同服的药物是

A. 维生素 A　　B. 维生素 C
C. 维生素 B_1　　D. 维生素 B_2
E. 维生素 B_6

87. 患者男，20 岁。有癫痫病史，护士对其进行健康指导**错误**的是

A. 适当参加脑力活动
B. 需长期正规服药
C. 避免饮酒
D. 开车须有人陪同
E. 随身携带诊疗卡

88. 患者男，26 岁，民工。在作业中不慎从高空坠落，头痛、呕吐急诊入院，诊断为脑挫裂伤。为预防脑水肿，降低颅内压，应采取的体位是

A. 仰卧位　　B. 头高足低位
C. 半坐卧位　　D. 端坐位
E. 俯位

89. 5 个月母乳喂养儿，生长发育良好。现母乳量略有不足，正确的做法是

A. 改为混合喂养
B. 改为人工喂养
C. 改为部分母乳喂养
D. 继续母乳喂养，并开始添加辅食
E. 改为人工喂养，并开始添加辅食

90. 产妇，26 岁。自然分娩，预防产后出血，在胎儿娩出时常规使用的药物是

A. 麦角新碱　　B. 氨基己酸
C. 缩宫素　　D. 垂体后叶素
E. 沙丁胺醇

二、以下提供若干个案例，每个案例下设若干个考题，请根据各考题题干所提供的信息，在每题下面 A、B、C、D、E 五个备选答案中选择一个最佳答案。

（91~93 题共用题干）

患者男，50 岁。患高血压 15 年，间断服抗高血压药，血压波动在 160/100~140/90mmHg。

91. 指导患者服用抗高血压药**不妥**的是

A. 遵医嘱用药不可自行增减
B. 使用两种或两种以上药物可增强疗效
C. 血压正常后停药
D. 服药期间出现头晕应立即平卧
E. 服药期间定期测血压

92. 3 小时前患者与人争吵后出现面色苍白、头痛、恶心、呕吐，测血压为 220/138mmHg。患者的情况是发生了

A. 高血压危象　　B. 心肌梗死
C. 心力衰竭　　D. 主动脉夹层
E. 肾衰竭

93. 护士应立即为患者准备的抗高血压药是

A. 硝普钠　　B. 硝苯地平　　C. 卡托普利
D. 氢氯噻嗪　　E. 美托洛尔

（94~96 题共用题干）

患者男，66 岁。发现右侧腹股沟可复性肿块 3 年。10 小时前用力排便时突感肿块明显增大，腹痛难忍，呕吐数次，伴发热、全身不适。查体：右腹股沟及阴囊可扪及肿块，张力高，触痛明显，全腹有压痛、腹肌紧张。白细胞计数明显增高。准备行急诊手术。

94. 此类疝属于

A. 腹股沟直疝，嵌顿性疝
B. 腹股沟斜疝，嵌顿性疝
C. 腹股沟直疝，绞窄性疝
D. 腹股沟斜疝，绞窄性疝
E. 股疝，绞窄性疝

95. 对该患者的术前护理措施中，**不正确**的是

A. 禁饮食　　B. 备皮
C. 排空膀胱　　D. 灌肠
E. 静脉输液

96. 若行手术治疗，术后预防阴囊水肿的有效措施是

A. 仰卧位，腘部垫枕
B. 用沙袋压迫切口
C. 用丁字带托起阴囊
D. 局部理疗
E. 鼓励患者早期下床活动

（97~98 题共用题干）

患儿，男，4 岁。因“发热、头痛 2 天”入院。入院后出现喷射状呕吐 3 次，嗜睡，体温 39℃。脑脊液检查：无色透明，中性粒细胞增多，糖、氯化物正常。

97. 该患儿最可能的诊断是

A. 病毒性脑膜炎

B. 急性感染性多发性神经根炎
C. 结核性脑膜炎
D. 化脓性脑膜炎
E. 新型隐球菌性脑膜炎

98. 应首先执行的护理措施是
A. 肌内注射布桂嗪
B. 气管切开
C. 密切观察瞳孔及呼吸变化
D. 鼻饲
E. 降温处理

（99～100 题共用题干）

患者女，35 岁。患风湿性心脏病，不明原因持续发热 1 个月余，体温波动在 37.5～38.5℃，应用多种抗生素治疗无效，今晨以"感染性心内膜炎"收住入院。

99. 现遵医嘱行血培养检查，抽取血培养标本时间的选择，正确的是
A. 入院 3 小时内采血，间隔 1 小时，共 3 次
B. 停用抗生素 2～7 天后采血，体温升高时采血
C. 第 1 日间隔 1 小时采血，共 3 次，体温升高时采血
D. 第 1 日间隔 1 小时采血，共 3 次，无须体温升高时采血
E. 第 1 日间隔 1 小时采血，共 3 次，寒战时采血

100. 入院后心脏彩超检查示二尖瓣有一个大小约 10mm×10mm 的赘生物。据此，护士最应预防和关注的是
A. 心力衰竭　　B. 动脉栓塞
C. 肺部感染　　D. 出血
E. 深静脉血栓

（101～104 题共用题干）

患儿，男，8 岁。平时体格健壮。夏季突发高热 2 日，惊厥 5 次，面色发灰，四肢凉，血压低，心、肺无异常，脑膜刺激征阴性。

101. 该患儿所患疾病最可能是
A. 甲型肝炎　　B. 中毒性细菌性痢疾
C. 支气管肺炎　　D. 结核性脑膜炎
E. 心肌炎

102. 为明确诊断应最先做的检查是
A. 脑脊液检查
B. 脑电图
C. 头颅 CT 检查
D. 血白细胞计数
E. 肛拭子或温盐水灌肠，查粪便常规

103. 预防该病的关键性措施是
A. 隔离患者
B. 改善环境卫生，加强食品管理
C. 接种菌痢菌苗
D. 积极治疗患者
E. 积极治疗带菌者

104. 确诊该病最可靠的依据是
A. 典型脓血便
B. 明显里急后重
C. 粪便培养志贺菌属阳性
D. 夏季发病
E. 粪便镜检发现较多白细胞

（105～107 题共用题干）

患者男，66 岁。因进行性排尿困难，夜尿增多就诊，医生询问病史后给患者做相应的检查。

105. 关于直肠指检的说法，**不正确**的是
A. 直肠指检前列腺越大梗阻症状越重
B. 了解肛管括约肌功能
C. 前列腺位于直肠前壁
D. 了解前列腺大小、质地、有无结节及中间沟情况
E. 直肠指检在排尿后进行

106. 下列测量残余尿的方法中，损伤最小、最简单并可反复测定的是
A. 膀胱镜检查　　B. 膀胱造影
C. 排尿后 B 超　　D. 排尿后导尿
E. 排泄性尿路造影

107. 该患者的治疗方法是
A. 以药物治疗为主　　B. TURP
C. 激光等热疗治疗　　D. 开放手术
E. 根据全身情况、梗阻程度，以及前列腺增生部位选择治疗方法

（108～110 题共用题干）

患者女，68 岁。在硬膜外麻醉下行阴道全子宫切除术加会阴Ⅲ度裂伤修补术。手术顺利结束返回病房。

108. 护士为患者安置的体位是
A. 半坐位　　B. 截石位
C. 平卧位　　D. 侧卧位
E. 俯卧位

109. 术后保持大小便通畅的护理措施，**不正确**的是
A. 术后留置导尿管 2 周以上
B. 拔导尿管后观察自行解尿情况
C. 排便后清理会阴
D. 术后留置导尿管 3～5 天

E. 按保留导尿管常规护理

110. 术后第2天患者提出想吃菜肉馄饨，护士解释
A. 馄饨不耐饥
B. 病区里不能煮生馄饨
C. 外卖菜肉馄饨不卫生
D. 馄饨营养不足
E. 馄饨属于有渣食物

（111~112题共用题干）

患者男，41岁。反复出现排便后肛门疼痛，时有瘙痒4年余。站立或行走过久时肛门有肿胀感，昨日突发便后肛门剧烈疼痛，咳嗽时疼痛加剧。查体见肛门处有一个紫红色肿块，有触痛感，直径约2cm。

111. 最可能的诊断是
A. 血栓性外痔
B. 直肠息肉脱出
C. 肛管周围脓肿
D. 内痔并发感染
E. 肛裂

112. 患者行手术治疗，术后护理措施正确的是
A. 术后尽量减少或不使用镇痛药
B. 术后当天下床活动
C. 术后当天可进普食
D. 术后48小时内控制排便
E. 术后每天用1∶5 000高锰酸钾溶液坐浴

（113~115题共用题干）

患儿，9岁。从高处跌下，左手掌撑地，致左肘肿胀、疼痛1小时。检查见左肘部肿胀明显、疼痛剧烈，急诊科护士给做临时固定时偶触及骨擦感。

113. 此患者目前可能发生了
A. 肘关节前脱位
B. 肘关节后脱位
C. 肱骨髁上伸直型骨折
D. 肘关节侧方脱位
E. 肱骨髁上屈曲型骨折

114. 护理过程中，应特别注意观察是否伤及
A. 尺神经　　B. 肱三头肌
C. 桡神经　　D. 肱动脉
E. 头静脉

115. 行患肢屈肘位石膏托固定第2天，患儿诉左手疼痛，见手指苍白发凉。应采取的主要护理措施是
A. 给予镇痛药
B. 继续观察
C. 拆除石膏托，减小左肘屈曲度，另行固定
D. 抬高患肢，活动手指
E. 立即手术

（116~118题共用题干）

患者女，39岁。主诉有阴道接触性出血，偶尔还有血性排液，有臭味。既往健康。经各项检查确诊为宫颈癌。

116. 目前该患者最需要的护理措施是
A. 配合医生用明胶海绵和消毒纱条做阴道堵塞
B. 用1∶5 000高锰酸钾液擦洗阴道
C. 预防压疮和口腔感染
D. 评估疼痛，选择合适镇痛药
E. 动员社会支持系统给予心理支持

117. 护士为该患者在手术前留置导尿管的最主要目的是
A. 保持会阴部清洁干燥
B. 收集尿标本做细菌培养
C. 测定残余尿
D. 避免术中误伤膀胱
E. 避免术后泌尿系统感染

118. 该患者行宫颈癌根治术，术后留置导尿管的时间为
A. 1~2天　　B. 3~4天
C. 5~6天　　D. 7~14天
E. 14~21天

（119~120题共用题干）

患儿，男，14月龄。因“发热、流涕2天”就诊。查体：体温39.7℃，脉搏135次/min，神志清醒，咽部充血，心、肺检查无异常。查体时患儿突然双眼上翻，四肢出现强直阵挛性抽搐。

119. 引起患儿病情变化的原因，最可能是
A. 癫痫　　B. 热性惊厥
C. 低血糖　　D. 病毒性脑炎
E. 化脓性脑膜炎

120. 为防止患儿外伤，**错误**的做法是
A. 床边设置防护栏
B. 将纱布放在患儿的手中
C. 移开床上一切硬物
D. 用约束带捆绑四肢
E. 压舌板裹纱布置于上、下磨牙间

参考答案与试题解析

模拟试卷一

专业实务参考答案

1. D	2. E	3. C	4. B	5. D	6. C	7. D	8. C	9. C	10. B
11. C	12. A	13. C	14. B	15. E	16. B	17. D	18. B	19. A	20. D
21. A	22. B	23. B	24. B	25. A	26. D	27. D	28. A	29. C	30. D
31. A	32. E	33. E	34. A	35. C	36. E	37. E	38. C	39. C	40. E
41. C	42. A	43. E	44. B	45. C	46. B	47. E	48. B	49. A	50. C
51. C	52. B	53. D	54. C	55. E	56. D	57. C	58. A	59. D	60. B
61. D	62. C	63. C	64. D	65. A	66. E	67. C	68. E	69. C	70. D
71. D	72. A	73. C	74. C	75. A	76. C	77. E	78. D	79. C	80. D
81. A	82. C	83. A	84. C	85. A	86. C	87. E	88. D	89. B	90. C
91. C	92. C	93. B	94. A	95. D	96. C	97. D	98. D	99. B	100. D
101. A	102. C	103. B	104. B	105. A	106. E	107. C	108. D	109. D	110. D
111. C	112. B	113. E	114. C	115. A	116. B	117. B	118. E	119. E	120. B

实践能力参考答案

1. C	2. A	3. B	4. D	5. B	6. A	7. D	8. A	9. B	10. E
11. E	12. C	13. D	14. B	15. B	16. E	17. D	18. B	19. D	20. D
21. A	22. D	23. D	24. C	25. A	26. C	27. A	28. D	29. C	30. B
31. C	32. B	33. C	34. E	35. B	36. B	37. D	38. C	39. C	40. B
41. B	42. B	43. A	44. B	45. C	46. D	47. E	48. E	49. A	50. E
51. D	52. A	53. E	54. D	55. A	56. D	57. D	58. D	59. D	60. C
61. E	62. E	63. C	64. C	65. A	66. B	67. B	68. E	69. B	70. A
71. B	72. B	73. C	74. D	75. B	76. C	77. E	78. C	79. A	80. B
81. E	82. C	83. D	84. A	85. A	86. A	87. E	88. C	89. D	90. B
91. E	92. B	93. C	94. E	95. C	96. D	97. B	98. E	99. C	100. E
101. C	102. E	103. D	104. D	105. A	106. C	107. D	108. C	109. A	110. A
111. D	112. C	113. D	114. C	115. C	116. C	117. C	118. A	119. C	120. E

专业实务试题解析

1 题解析:该早产儿出生后 1 分钟 Apgar 评分如下。躯干皮肤色红、四肢青紫为 1 分,心率 75 次/min 为 1 分,弹足底有皱眉动作为 1 分,肌张力松弛为 0 分,呼吸不规则为 1 分,共计为 4 分。故选择 D。

2 题解析:机体处于应激状态时,外周组织摄取与利用葡萄糖的能力受到抑制,以减少葡萄糖的消耗,提高血糖水平,保证重要脏器(如大脑)的能量供应。故选择 E。

3 题解析:乳腺癌时,30% ~ 50% 的患者可见 CA153 明显升高,但在早期乳腺癌时,它的阳性率仅为 20% ~30%。因此它不能用于筛查与早期诊断,主要用于乳腺癌患者的治疗监测和预后。故选择 C。

4 题解析:静脉留置针应使用肝素稀释液正压封管。如肝素的量不够、推注肝素时速度过快、患者肢体活动过度均会导致静脉内压力过高,血液反流而堵塞导管。故选择 B。

5 题解析:开放式提问是指提出比较概括、广泛、范围较大的问题,对回答的内容限制不严格,给对方以充分自由发挥的余地的一种提问方式。故选择 D。

6 题解析:对易发生压力性损伤的患者,应经常检查受压部位,进行温水拭浴,定时用 50% 乙醇(或按摩油/乳/膏)进行局部或全背按摩,达到促进血液循环、改善局部营养、增强皮肤抵抗力的目的。设取用量为 x，依题意：x(ml)/50(ml) = 50%/75%，x(ml)/50(ml) = 2/3，x(ml) = 50(ml)×2/3 = 100(ml)/3 = 33.3(ml)。因此欲配制 50ml 用于按摩，需取用 75% 乙醇溶液 33ml。故选择 C。

7 题解析：生物学死亡期：人体组织细胞的新陈代谢停止，无任何复苏希望，并且尸体将出现尸冷、尸斑、尸僵和尸体腐败(A 错)。深昏迷期：深昏迷自发性动作完全消失，肌肉松弛，对外界刺激均无任何反应。角膜反射、瞳孔反射、咳嗽反射、吞咽反射及腱反射均消失，呼吸不规律，血压下降。各种反应和反射都消失，病理征继续存在或消失，可有生命体征的改变。题中患者心脏停搏，呼吸停止，显然不是深昏迷期(B 错)。濒死期：又称临终状态，为生命活动的最后阶段，表现为意识模糊或丧失，呼吸、循环功能减退、代谢紊乱，机体各系统功能严重障碍。但有的猝死患者可直接进入临床死亡期(C、E 错)。临床死亡期临床表现为心脏停搏，呼吸停止，各种反射消失，瞳孔散大，但各种组织细胞仍有短暂而微弱的代谢活动。结合题干考虑，患者为临床死亡期。故选择 D。

8 题解析：s. o. s. 为临时备用医嘱，仅在医生开方时起 12 小时内有效，必要时用，只执行 1 次，过时尚未执行即失效。故选择 C。

9 题解析：真空负压采血管类型及适用检测范围，见表解析 1-1-1。紫头管用于血液常规、血型鉴定、交叉配血等试验。故选择 C。

表解析 1-1-1　真空负压采血管类型及适用检测范围

试管类型(管盖颜色)	添加剂	作用方式	适用检测范围
无添加剂的试管(白色)	无	无	临床生化、临床免疫学检测
促凝管(红色)	血凝活化剂	促进血液凝固	临床生化、临床免疫学检测、交叉配血
血清分离管(深黄色)	血凝活化剂、分离凝胶	促进血液凝固、凝胶用以分离血清	临床生化、临床免疫学检测
肝素锂抗凝管(深绿色)	肝素锂	灭活凝血因子Ⅹa、Ⅱa	血氨、血液流变学检测
血浆分离管(浅绿色)	肝素锂、分离凝胶	灭活凝血因子Ⅹa、Ⅱa 凝胶用于分离血浆	临床生化检测
肝素钠抗凝管(棕色)	肝素钠	灭活凝血因子Ⅹa、Ⅱa	临床生化检测、细胞遗传学检测
乙二胺四乙酸二钾或乙二胺四乙酸三钾抗凝管(紫色)	乙二胺四乙酸二钾(EDTA-K2)或乙二胺四乙酸三钾(EDTA-K3)	螯合钙离子	血液学检测、交叉配血
草酸盐或乙二胺四乙酸或肝素/氟化物(浅灰色)	氟化物和抗凝剂	抑制葡萄糖酵解	葡萄糖检测
凝血管(浅蓝色)	柠檬酸钠 1∶9	螯合钙离子	凝血功能、血小板功能检测
红细胞沉降率管(黑色)	柠檬酸钠 1∶4	螯合钙离子	红细胞沉降率检测
ACD 管(黄色)	柠檬酸、葡萄糖	灭活补体	HLA 组织分型、亲子鉴定、DNA 检测等
CPDA 管(黄色)	柠檬酸、磷酸、葡萄糖、腺嘌呤	灭活补体、细胞营养	细胞保存
微量元素检测管(深蓝色)	乙二胺四乙酸或肝素锂或血凝活化剂	因添加物不同而异	微量元素检测

10 题解析：ST 段弓背抬高是心肌梗死的特征性表现，并且可据此做出定位诊断。定位和范围可根据出现特征性改变的导联数来判断：V_1~V_6、Ⅰ、aVL 导联示广泛前壁心肌梗死，V_1、V_2、V_3 导联示前间壁心肌梗死，V_3~V_5 导联示局限前壁心肌梗死，Ⅱ、Ⅲ、aVF 导联示下壁心肌梗死，V_5~V_6、Ⅰ、aVL 导联示前侧壁心肌梗死，Ⅰ、aVL 导联示高侧壁心肌梗死，V_1~V_6、Ⅰ、Ⅱ、Ⅲ、aVL、aVF 导联示广泛前壁伴下壁心肌梗死。故选择 B。

11 题解析：测量血压的正确方法是测量前安静休息 20~30 分钟，测量时将动脉、心脏处于同一水平，袖带松紧以 1 指为宜，打气至肱动脉搏动音消失，使汞柱再上升 20~30mmHg，放气速度以 4mmHg/s 为宜。故选择 C。

12 题略。

13 题略。

14 题解析：轻型乙脑一般体温低于 39℃、无抽搐；重型乙脑体温持续在 40℃以上、昏迷伴有反复或者持续的抽搐；极重型乙脑一般体温高于 41℃、深昏迷；目前该患儿的意识状态属于嗜睡状态，体温 39.8℃，并伴有短期抽搐，提示该患儿属于中型乙脑。故选择 B。

15 题解析：①呼吸道隔离用蓝色标志；②消化道隔离用棕色标志；③严密隔离用黄色标志；④接触

隔离用橙色标志；⑤血液（体液）隔离用红色标志；⑥脓液（分泌物）隔离用绿色标志；⑦结核菌隔离（AFB 隔离）用灰色标志。故选择 E。

16 题解析：十二指肠溃疡并发幽门梗阻后，引起胃排空障碍，患者不宜摄入大量饮食，以免造成胃潴留产生不适。在本题选项中除口服补液盐外饮水量均不多，故选择 B。

17 题解析：阿尔茨海默病（AD）是一种中枢神经系统原发性退行性变性疾病。主要临床表现是痴呆综合征。其特点是记忆障碍，是 AD 的早期突出症状或核心症状，其特点是近事遗忘先出现，记不住新近发生的事，对原有工作不能胜任。视空间和定向障碍，是 AD 的早期症状之一。如常在熟悉的环境或家中迷失方向，找不到厕所在哪里，走错卧室、外出找不到回家的路；时间定向差，不知道今天是何年、何月、何日。言语障碍，患者的言语障碍呈现特定模式，首先出现语义学障碍，表现为找词困难、用词不当或张冠李戴。失认和失用，失认是指感觉功能正常，但不能认识或鉴别物体，如不能识别物体、地点和面容（不认识镜中自己像）。失用是指理解和运动功能正常，但不能执行运动。表现为：不能正确完成系列动作，如先装好烟斗再打火；不能按照指令执行可以自发完成的动作，如不会穿衣。把裤子套在头上，原是裁缝而不会裁剪衣服，不会用剪子等。故选择 D。

18 题解析：滴虫性阴道炎多由感染阴道毛滴虫导致，不仅在女性的阴道中有，在男性的前列腺、包皮等处也有，而且通常是性交传染。因此对于性伴侣，要求同时治疗；阴道毛滴虫通常在月经干净后容易繁殖，因此应连续治疗 3 次阴性方为治愈，故对于无症状带虫者也应治疗；阴道毛滴虫会吞噬阴道上皮糖原，因而导致阴道内 pH 上升，故在阴道放药前先用 0.5% 醋酸溶液冲洗阴道；对于滴虫性阴道炎的治疗选择含有甲硝唑的药物，未婚者可口服，但对于哺乳者因甲硝唑可通过乳汁分泌而供给胎儿，服药期间及服药后 12~24 小时不宜哺乳。故选择 B。

19 题解析：本题是考查《中华人民共和国侵权责任法》中对患者隐私的保护，医疗机构及其医务人员应当对患者的隐私保密，未经患者许可而允许学生观摩属于侵犯患者的隐私权。故选择 A。

20 题解析：猩红热皮疹特点为弥漫性充血的皮肤上出现分布均匀的针尖大小的丘疹，压之褪色，触及有砂纸感，疹间无正常皮肤，伴有痒感。面部潮红，多无皮疹，口、鼻周围充血较轻，略显苍白而形成口周苍白圈。故选择 D。

21 题略。

22 题解析：《中华人民共和国献血法》规定，负责组织献血工作的机构是地方各级采供血机构。故选择 B。

23 题解析：卫气是运行于脉外而具有保卫作用的气。因其有卫护人体、避免外邪入侵的作用，故称之为卫气。故选择 B。

24 题解析：胰液中的胰消化酶以酶原形式存在，随胰液分泌至肠道后被肠激酶激活，首先被激活为胰蛋白酶原。故选择 B。

25 题解析：慢性肺源性心脏病（简称慢性肺心病）是由于支气管、肺、胸廓或肺血管慢性病变所致的肺循环阻力增加、肺动脉高压，缺氧是形成肺动脉高压的最重要因素。长期肺循环阻力增加，右心负担加重，开始发生右心室代偿性肥厚。随着病情发展，肺动脉压进一步增高，超过右心室的负荷时，右心室扩张，最后导致右心衰竭。呼吸衰竭和右心衰竭的共同特点是呼吸困难加重。故选择 A。

26 题解析：再生障碍性贫血是由骨髓造血功能低下引起的。故选择 D。

27 题解析：房性与房室交界性心动过速因为较难区别，统称为"室上性心动过速"，多见于无器质性心脏病患者或预激综合征，发作时可有心悸、头晕、胸闷、心绞痛等，发作时间短暂，可自行停止者不需特殊治疗，如持续发作几分钟以上或原有心脏病患者的治疗可采取兴奋迷走神经、药物治疗（腺苷、维拉帕米、β 受体拮抗剂、普罗帕酮、胺碘酮等），药物无效可选同步直流电复律。故选择 D。

28 题解析：慢性肾小球肾炎导致慢性肾衰竭（CRF）时由于钙、磷及维生素 D 代谢障碍，继发甲状旁腺功能亢进，酸碱平衡紊乱等因素而引起的骨病称为肾性骨营养不良，又称肾性骨病。当肾小球滤过率（GFR）下降至 40ml/min 以下时即可诊断，该患者肾小球滤过率 10ml/min，血钙 1.6mmol/L。故选择 A。

29 题解析：人的体温 24 小时内变动 0.5~1℃，一般清晨 2—6 时体温最低，下午 14—20 时体温最高，故选择 C。

30 题解析：门诊护士应注意观察候诊患者的病情变化，当患者出现高热、剧痛、呼吸困难、出血、休克等状况时，应立即安排患者提前就诊或送急诊处理；对病情较重或年老体弱的患者，可适当调整就诊顺序，让其提早就诊。故选择 D。

31 题解析：第二产程（胎儿娩出期）是从宫颈口开全到胎儿娩出。初产妇需 1~2 小时，经产妇需几分钟至 1 小时。故选择 A。

32 题解析：本题考查半卧位的适应证。用于由心肺疾病引起呼吸困难的患者（由于重力作用使膈肌下降，胸腔容积扩大，同时腹内脏器对心肺的压迫减轻，使呼吸困难得到改善）；用于急性左心衰竭患者（可使部分血液滞留在下肢和盆腔脏器内，使静脉回流减少，从而减少肺部淤血和心脏负担）；用于腹腔、盆腔手术后或有炎症的患者（可使腹腔渗出液流入盆腔，使感染局限化。盆腔腹膜抗感染性较强，吸收较差，可以减少炎症的扩散和毒素的吸收而减轻中毒反应,同时可防止感染向上蔓延引起膈下脓肿);用于腹部手术后患者(减轻腹部切口缝合处的张力,避免疼痛,有利于切口愈合);用于某些面部及颈部手术后的患者(减少局部出血);用于恢复期体质虚弱的患者(有利于向站立过渡)。盆腔炎采取半卧位可使腹腔渗出液流入盆腔,使感染局限化。另外,盆腔腹膜抗感染性较强,吸收较差,可以减少炎症的扩散和毒素的吸收而减轻中毒反应。故选择 E。

33 题略。

34 题解析:约束带若使用不当,如过紧会导致肢体远端血液循环障碍,故使用时应经常观察约束部位的皮肤颜色和感觉皮肤的温度,判断肢体远端的血液循环。故选择 A。

35 题解析:因患者为乙肝"大三阳",故处于传染期,须对其采取隔离,病房为污染区,病区走廊为半污染区,值班室为清洁区,若隔离衣脱下后应挂在走廊,清洁面朝外,或挂在病室清洁面朝内,绝对不应该带入清洁区(值班室、办公室等)。故选择 C。

36 题略。

37 题解析:压力性损伤好发于长期受压及缺乏脂肪组织保护、无肌肉包裹或肌层较薄的骨隆突处。卧位不同,受压点不同,其中俯卧位压力性损伤好发于面颊部、耳郭、肩部、女性乳房、男性生殖器、髂前上棘、膝部及足尖处。故选择 E。

38 题解析:由于磺胺类药物易在尿液中形成结晶而析出沉积,造成肾功能损害,所以患者在服用磺胺类药物后应鼓励其多饮水,可减少磺胺结晶形成,保护肾功能。故选择 C。

39 题解析:为患者脱衣服时,应先近侧后对侧,如有外伤,先健肢后患肢。故选择 C。

40 题解析:危重或呼吸微弱的患者,呼吸不易观察,可用少许棉花置于患者鼻孔前,观察棉花被吹动次数,计数 1 分钟。故选择 E。

41 题解析:发热可分为低热(37.3~38.0℃)、中等热(38.1~39.0℃)、高热(39.1~41.0℃)与超高热(41.0℃以上)等。故选择 C。

42 题解析:为偏瘫、一侧肢体外伤或手术的患者测血压,因患侧血液循环障碍,不能真实地反映血压的动态变化,应选择健侧测量。该患者左右两侧上肢都有外伤,这就要看伤情的部位及对血压的影响,左侧肢体远端桡骨骨折要明显比右侧第 5 指骨骨折严重。有同学说双上肢不能测可以测量下肢,但是选项中既有右侧股动脉又有左侧股动脉,不能都选,因此只能选择 A。

43 题略。

44 题解析:呼吸机辅助呼吸时,如过度通气可引起呼吸性碱中毒,钙离子浓度降低,患者表现有呼吸急促,可有眩晕、肌震颤、手足抽搐、心率加快,甚至昏迷等。故选择 B。

45 题解析:高热患儿应给予物理降温,冰槽、冰帽主要用于头部降温,防止脑水肿,乙醇擦浴和温水擦浴不宜用于血液病患儿。故选择 C。

46 题解析:本题考核乙醇擦浴的方法和注意事项。乙醇擦浴时应调节室温至舒适程度,即 21~24℃,将冰袋置于患者头部以利降温,并防止头痛;将热水袋置于足底,使患者感觉舒适,并扩张足底血管,有利于散热。擦拭以四肢和背部为主,禁擦心前区、腹部和枕后部及足底部,并于擦拭后 30 分钟测体温评估降温效果。擦拭中注意观察患者反应,发现异常及时停止。除选项 B 外,其他均正确。故选择 B。

47 题解析:本题考核腹泻的护理与保留灌肠的禁忌证。由于腹泻患者不可进行保留灌肠。故选择 E。

48 题解析:溶血性黄疸是皮肤、黏膜呈现浅柠檬色,急性溶血时可有发热、寒战、头痛、腰痛,并有不同程度的贫血表现,排酱油色或浓茶样尿液,也称为血红蛋白尿。故选择 B。

49 题解析:本题考查医院常用外文缩写及中文译意。p. o. 的意思是口服,h. s. 的意思是临睡前。常犯的错误是把临睡前和每晚 1 次混淆,每晚 1 次的缩写是 q. n. ,不是 h. s. 。故选择 A。

50 题解析:口服铁剂时应注意以下几点。①从小量开始逐渐增至全量,最好于饭后或两餐之间服药,减少对胃黏膜的刺激;②可与稀盐酸和/或维生素 C、果汁等同服,以利于铁的吸收;③不宜与牛乳、茶、钙片、咖啡同服,以免影响其吸收;④服用液体铁剂时可用吸管服药或服药后漱口,以防牙齿被染黑;⑤服用铁剂后,大便呈黑色,这是由未被吸收的铁随大便排出所致,停药后恢复,应向家长说明原因。故选择 C。

51 题解析:本题是记忆性题目,考查超声雾化吸入的操作方法。使用中发现水槽内水温超过 50℃,须关闭超声雾化器换冷蒸馏水。故选择 C。

52 题解析:本题考查药物注射无菌操作原则。所有的选项如果单纯从注射原则来看,都没有错误,但如果要从防止感染的角度选择,注射部位皮肤消毒直径在 5cm 以上是最关键的。故选择 B。

53 题解析:头孢菌素皮试结果阳性,若医生仍坚持用药,护士应做对照试验,进行两侧对比,根据对比结果决定进一步措施。故选择 D。

54 题解析:本题考查静脉输液的注意事项。需 24 小时连续输液者,应每天更换输液器,注意保持输液器和药液的无菌状态。故选择 C。

55 题解析:本题考查静脉输液反应及处理。空气栓塞表现为胸部异常不适或胸骨后疼痛,随即出现呼吸困难、严重发绀,伴濒死感,心前区听诊可闻及响亮的、持续的"水泡声"。发生空气栓塞的患者应安置左侧卧位并头低足高位，目的是使进入血液的气泡停留在右心室顶部，避免气泡堵塞肺动脉入口，造成机体严重缺氧。故选择E。

56题解析：本题考查大量输血后枸橼酸钠中毒反应。大量输血时，如患者的肝功能不全，枸橼酸钠未完全氧化，与血中游离的钙结合使血钙浓度下降，表现为手足搐搦、出血倾向、血压下降、心率缓慢，甚至心搏骤停。故选择D。

57题解析：本题考查标本采集的原则。培养标本应在患者使用抗生素前采集，如已用药，应选择血药浓度最低时，并在检验单上注明，所以应用过抗生素是可以采集培养标本的，不用放弃。故选择C。

58题解析：本题考查尿常规标本采集的方法。妊娠试验留晨尿，晨尿中的人绒毛膜促性腺激素的含量高，容易获得阳性检验结果。故选择A。

59题解析：代谢性酸中毒患者出现呼吸是一种深而规则的呼吸，称为深度呼吸（库斯莫尔呼吸）。故选择D。

60题解析：氧浓度高于60%，持续时间超过24小时，则会发生氧中毒，患者表现为恶心、烦躁不安、面色苍白、干咳、胸痛、进行性呼吸困难等。故选择B。

61题解析：肺泡通气量=（潮气量-无效腔气量）×呼吸频率=（0.5-0.15）×14=4.9L/min。故选择D。

62题解析：吸痰时动作应轻柔，左右旋转，向上提拉。每次吸痰时间不超过15秒，如吸痰动作过于粗暴，易损伤气管内壁。故选择C。

63题解析：灭鼠药磷化锌中毒可用1∶15 000～1∶20 000高锰酸钾或0.5%硫酸铜洗胃。0.5%～1%硫酸铜溶液10ml/次，每5～10分钟口服1次，配合用压舌板等刺激舌根引吐。磷化锌易溶于油类，应忌用鸡蛋、牛奶、脂肪及其他油类食物，以免加速磷的溶解，促进其吸收，加重中毒症状。选项中0.02%高锰酸钾是1∶5 000，一般用于坐浴或冲洗。故选择C。

64题解析：根据出院病案的排列顺序，住院病案首页应放在最前面。故选择D。

65题解析：6分钟步行试验是通过检测慢性心力衰竭患者的运动耐量以评估患者心功能的方法。6分钟步行小于150m为重度心功能不全，150～425m为中度心功能不全，大于426～550m属轻度心功能不全。本题6分钟步行试验，500米是轻度心力衰竭，2级心功能不全。故选择A。

66题解析：心电图上P波消失代之以锯齿状波是心房扑动或心房颤动的特点。心房扑动时锯齿状波为大小及间距相等，QRS波形态正常且节律规律；心房颤动时锯齿状波大小及间距不等，QRS波形态正常但节律不规律。故选择E。

67题解析：本题考点为慢性萎缩性胃炎的病因和临床表现，根据“上腹部不适、腹胀、食欲减退”等，可初步判断为消化道疾病，尤其是胃部疾病。消瘦和贫血是慢性萎缩性胃炎区别于浅表性胃炎等其他类型胃炎的特征，同时自身免疫因素是其重要病因。故选择C。

68题解析：本题考点为溃疡性结肠炎的疾病性质及临床表现，它是以腹痛、腹泻、黏液血便、里急后重为主要表现的慢性非特异性炎症，关节炎为其肠外表现，同时该病常见于青壮年。故选择E。

69题解析：机械性肠梗阻时，可闻及肠鸣音亢进，有气过水声或金属音；麻痹性肠梗阻时则肠鸣音减弱或消失，此患者严重腹胀，无肠鸣音。故选择C。

70题解析：腹股沟斜疝和直疝的鉴别要点有7个，分别是：发病年龄、突出途径、疝块外形、回纳疝块后压住深环疝块是否再脱出、精索与疝囊的关系、疝囊颈与腹壁下动脉的关系及嵌顿的机会，但是体检时无法判断疝囊颈与腹壁下动脉的关系。故选择D。

71题解析：痔是直肠下段黏膜下和肛管皮肤下的静脉丛淤血、扩张和迂曲所形成的静脉团；肛门周围脓肿呈持续性跳痛，局部红肿、触痛，脓肿形成后可有波动感。肛瘘是肛管或直肠远端与肛周皮肤间形成的慢性感染性瘘管，瘘口经常有脓液排出。故选择D。

72题解析：此病为典型的下肢静脉曲张，最常见的血管是大隐静脉及其属支。故选择A。

73题解析：根据患者临床表现，应怀疑急性胰腺炎，首选的检查项目是血淀粉酶检查，有助于快速确诊。现患者发病后12小时，尿淀粉酶也应开始升高。一般尿淀粉酶升高较晚，在发病后12～14小时开始升高，下降缓慢，持续1～2周，且尿淀粉酶受患者尿量影响。故选择C。

74题解析：本题考点为慢性肺源性心脏病的病因及COPD危险因素和临床表现。慢性肺源性心脏病的病因包括支气管-肺疾病（COPD多见）、肺血管疾病、严重胸廓疾病等，而吸烟是COPD的重要危险因素，慢性咳嗽、咳痰为其较典型的临床表现。故选择C。

75题解析：闭合性气胸发生在肺萎缩30%及以下的患者，不需特殊处理，胸腔内的积气一般可在2～3周自行吸收，护理以卧床休息、加强病情观察为主。故选择A。

76题解析：Ⅰ型呼吸衰竭由换气功能障碍所致。有缺氧，$PaO_2<60mmHg$，而无二氧化碳潴留，$PaCO_2$正常或降低。故选择C。

77题解析：急性呼吸窘迫综合征除原发病的临床表现外，主要表现为严重低氧血症和急性进行性呼吸窘迫；早期体征可无异常，或仅在双肺闻及少量细湿啰音；后期多可闻及湿啰音；氧合指数降低是ARDS诊断的必备条件；迅速纠正低氧血症是抢救ARDS最重要的措施。遵医嘱给予高浓度（>50%）、高流量（4～6L/min）吸氧，使$PaO_2\geq60mmHg$或$SaO_2\geq$

90%。轻症者可使用面罩给氧,但多数患者需使用机械通气。故选择 E。

78 题解析:麻疹是呼吸道传染病,必须先进行隔离,以免造成麻疹传播。故选择 D。

79 题解析:乙型肝炎病毒携带者并不代表着绝对的安全,如果乙型肝炎病毒不断复制,会导致患者肝脏逐渐受损,进而病情有可能发展成为肝炎、肝硬化,甚至肝癌。如果乙型肝炎病毒载量很高,具有传染性,有一些工种,如餐饮业等为限制性工种。如患者无肝病相关症状和体征,氨基转移酶(简称转氨酶)和肝功能正常,可以正常工作、生活,但应每年随访 1~2 次。故选择 C。

80 题解析:护理诊断的陈述方式正确的是问题(P),症状或体征(S),相关因素(E),又称 PSE 公式,该患者存在的护理问题是睡眠型态紊乱,其主要相关因素与即将手术有关。故选择 D。

81 题解析:噻嗪类利尿药属于排钾利尿药,其主要不良反应是引起低钾血症。故选择 A。

82~83 题略。

84 题解析:诊断子宫内膜异位症的金标准为腹腔镜检查,因此也是最佳的诊断方法。超声波和 CA125 检查也可以协助诊断子宫内膜异位症,但不是诊断的特异性检查。故选择 C。

85 题解析:诊断性腹腔穿刺和腹腔灌洗是诊断准确率较高的一项检查,腹腔穿刺点为脐和髂前上棘连线中、外 1/3 交界处,或经脐水平线与腋前线相交处(见图解析 1-1-1)。如抽到不凝固血液,提示腹内实质脏器破裂出血,因膈肌运动、肠蠕动等去纤维蛋白的作用使血液不凝固。若抽出的血液很快凝固,多是误穿血管所致。故选择 A。

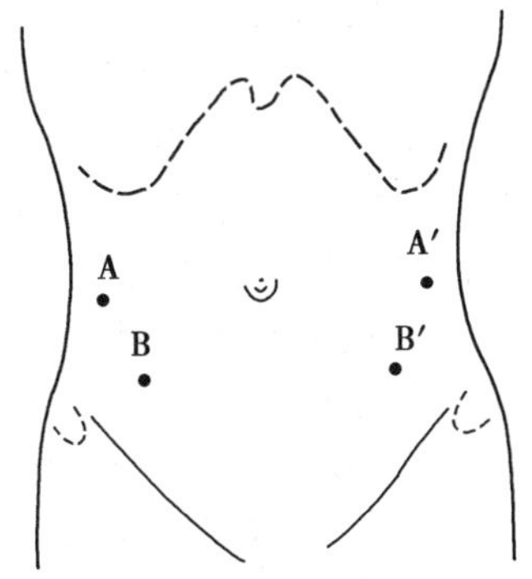

图解析 1-1-1　腹腔穿刺点

86 题解析:血液中碳氧血红蛋白浓度测定是诊断一氧化碳中毒的重要指标,但注意采血后及时送检,否则数小时后 COHb 会逐渐消失。故选择 C。

87 题解析:多根肋骨多处骨折因前、后端失去支撑,使该部胸廓软化,产生反常呼吸运动,即吸气时,胸腔内负压升高,软化部分向内凹陷;呼气时,胸腔内负压降低,该部胸壁向外凸出,又称连枷胸。如果软化区较广泛,在呼吸时两侧胸膜腔内压力不平衡,可使纵隔左右扑动,影响静脉血液回流,导致缺氧和二氧化碳潴留,严重者可发生呼吸和循环衰竭。故选择 E。

88 题略。

89 题解析:根据该患者的临床表现,首先考虑胃癌,而确诊胃癌首选的检查是内镜检查。故选择 B。

90 题解析:大肠癌术前肠道准备包括饮食控制、清洁肠道及药物应用等,药物主要有肠道抗菌药物及维生素 K 等,抗菌药物的主要作用为杀灭肠道内细菌,维生素 K 的主要作用是防止术中、术后出血。故选择 C。

91 题解析:小儿平衡与大运动发育过程可归纳为"一动二抬三挺胸,四翻五靠六会坐,七滚八爬九独立,十至一岁扶着走,一到一岁半能独走"。3 个月的小儿能抬头。语言的发育要经过语言准备、语言理解和语言表达 3 个阶段。2 个月时能发喉音,3 个月时能咿呀学语,6~7 个月时能发出"ba ba""ma ma"等声音。故选择 C。

92 题略。

93 题解析:小儿腹泻时常有不同程度的水电解质平衡失调和酸碱平衡紊乱,其中肠液属碱性,大量丢失后引起代谢性酸中毒,常表现为呼吸加快加深、口唇呈樱桃红色。故选择 B。

94 题解析:本题考查的是《医疗事故处理条例》相关知识。在医疗活动中由于患者病情异常或者患者体质特殊而发生医疗意外的,不属于医疗事故。故选择 A。

95 题解析:任何患者都享有基本的医疗权,医院不得以任何理由拒绝为患者进行必要的治疗。故选择 D。

96 题解析:尊重患者的自主权利是指自我选择、自由行动或依照个人意愿自我管理和自我决策。患者的自主权是指具有行为能力并处于医疗关系中的患者,在与医护人员沟通后,经过慎重考虑,对自己疾病及健康相关问题的理性决定及采取负责的行动的一种权利。在临床实践中,患者的自主权主要表现为患者对自己所患疾病及拟采取护理措施相关问题的知情同意权。尊重原则源于患者享有人格权和护理的自主权。其实现的前提是医护人员对该权利的合理认同,如果自主原则与生命价值原则、有利原则、无害原则、社会公益原则发生冲突时可考虑使用特殊干涉权。特殊干涉权是指在特定情况下限制患者自主权,以维护患者、他人或社会的根本利益的一种权利。为了避免与患者自主权利相违背,应十分审慎地行使特殊干涉权。故选择 C。

97 题解析:护理措施应解决首优问题,患者目前最需解决的就是心理问题,需要心理疏导与支持。

故选择 D。

98 题解析：患者对护士所说的"喝少量酒"不明确，护士须与患者再次核实，从而确保患者接收到准确的信息，属于澄清。重述：包括患者重述和护士重述两种情况。一方面，护士将患者的话重复一遍，待患者确认后再继续交谈；另一方面，护士可以请患者将说过的话重述一遍，待护士确认自己没有听错后再待患者确认后再继续交谈。倾听是指全神贯注地接受和感受交谈对象发出的全部信息（包括语言信息和非语言信息），并全面理解。反映、反馈指护士在交谈过程中适时、适度给患者发出反馈。故选择 D。

99 题解析：破伤风患者的伤口存在破伤风梭菌，可通过别人的伤口引起感染，因此需要严格进行接触性隔离。故选择 B。

100 题解析：破伤风患者的器械物品为患者专用，用过的器械需经特殊处理后才能高压灭菌，使用过的伤口敷料应焚烧。故选择 D。

101 题解析：使用过的隔离衣的外面属于污染区，内面属于清洁区。故选择 A。

102 题解析：成人插管长度为 45~55cm，相当于患者鼻尖至耳垂再至剑突的长度或是从发际到剑突的距离。故选择 C。

103 题解析：为昏迷患者插胃管前使患者去枕平卧，头后仰，当胃管插至咽喉部时，将患者头部托起，使其下颌靠近胸骨柄，来增大咽喉通道的弧度。故选择 B。

104 题解析：鼻饲液的温度为 38~40℃。故选择 B。

105 题解析：鼻饲液超过 200ml 有可能导致患者出现反流误吸。故选择 A。

106 题解析：患者属于截瘫，下肢无感觉和无自主运动，出现尿失禁，情绪低落，经常哭泣。对此类患者应多交流，解释手术治疗的目的、意义和效果。防止压疮，防止肌肉萎缩，鼓励咳嗽、咳痰、多饮水，防止呼吸系统和泌尿系统感染。故选择 E。

107 题解析：为截瘫患者清洁会阴部留置尿管，初次消毒应按由上至下、由外向内的原则；导尿管插到阴道后，应拔出更换后重插；使用双腔气囊导尿管应见尿后再插 7~10cm，向气囊内注入无菌生理盐水 5ml，轻轻牵拉有弹性感为止，固定接尿袋。故选择 C。

108 题解析：留置导尿后，为防止感染，应每天冲洗膀胱 1 次；严格无菌操作；如果患者要回家，操作前向患者及其家属说明留置导尿的护理方法；及时更换尿袋。故选择 D。

109 题解析：本题考查静脉输液常用液体和作用。甘露醇为高渗溶液，有利尿脱水作用，同时具有降低颅内压、改善中枢神经系统的功能。故选择 D。

110 题解析：本题考查静脉输液速度的计算。输液所用时间（h）=［液体的总量（ml）×滴系数（滴/ml）］/［每分钟滴数（滴/min）×60（min）］，将数值代入公式（500×15）/（50×60）= 2.5 小时，即 2 小时 30 分钟，下午 3 时开始输液，3+2=5，完成时间为下午 5 时 30 分。故选择 D。

111 题解析：本题考查静脉输液法常见输液故障和处理。针头斜面紧贴血管壁、静脉痉挛引起的溶液不滴，由于针尖还在血管内，且针本身是通畅的，因此挤压输液管无阻力，松手时有回血。输液压力过高不是溶液不滴的原因，而且挤压输液管松手时会有回血。针头滑出血管外时，挤压局部有疼痛和肿胀。只有在针头堵塞时才会出现"挤压输液管有阻力，松手时无回血"的情况。故选择 C。

112 题解析：尿常规是不可忽视的一项初步检查，肾脏病变常在早期就可以出现蛋白尿或者尿沉渣中的有形成分。故选择 B。

113 题解析：急性肾小球肾炎为 A 组 β 溶血性链球菌引起的急性上呼吸道感染或皮肤感染后的一种免疫复合物性肾小球肾炎，常表现为起病急、水肿、少尿、血尿和高血压，尿液检查为尿蛋白（+~+++），镜下除见大量红细胞外，可见颗粒和红细胞管型。故选择 E。

114 题解析：本病辅助检查常选择血、尿常规，肾功能检查，免疫学检查（抗链球菌溶血素"O"、血清总补体检查）。故选择 C。

115 题解析：如血肌酐>707μmol/L，血尿素氮>20mmol/L，内生肌酐清除率<10ml/min，则属于尿毒症期，饮食护理应给予高维生素、高热量、优质低蛋白，低磷高钙饮食。优质低蛋白饮食：要求 60% 以上的蛋白质是富含人体必需氨基酸的动物蛋白。故选择 A。

116 题解析：尿毒症是慢性肾衰竭的晚期，在这一期内，内生肌酐清除率降至 10ml/min 以下，血肌酐>707μmol/L，需透析维持生命。故选择 B。

117 题解析：阿托品化表现为患者瞳孔较前扩大、颜面潮红、口干、皮肤干燥、肺部湿啰音减少或消失、心率加快等。故选择 B。

118 题解析：若出现阿托品中毒表现应及时停药观察，必要时使用毛果芸香碱进行拮抗。故选择 E。

119 题解析：食管癌的早期症状包括进食时偶有哽噎感、胸骨后针刺样疼痛或烧灼感及食管内异物感。故选择 E。

120 题解析：X 线钡餐造影、纤维光束食管镜、带网气囊食管脱落细胞检查等可用于食管癌的诊断，B 超、X 线胸部平片检查可用于了解患者有无转移等。在用于诊断的辅助检查中，能够明确诊断的最佳方法是内镜检查。故选择 B。

实践能力试题解析

1题解析：本题考点为十二指肠溃疡的疼痛特点。胃食管反流症常见吞咽疼痛、胸骨后或上腹部烧灼感，十二指肠溃疡为空腹痛，区别于胃溃疡的餐后痛，而胰腺炎表现为中上腹持续性钻痛，胆囊炎为右上腹疼痛。故选择C。

2题解析：急腹症患者突然出现腹痛加剧时，首先应了解患者有无出现腹膜炎的表现（腹膜刺激征），以便能及时正确地处理。故选择A。

3题解析：各种疫苗接种时间如下。乙肝疫苗第1次出生后24小时内，第2次1个月，第3次6个月；卡介苗出生后2~3天到2个月内；脊髓灰质炎疫苗第1次2个月，第2次3个月，第3次4个月；百白破疫苗第1次3个月，第2次4个月，第3次5个月；麻疹疫苗8个月以上易感儿。故选择B。

4题解析：本题考点为肝性脑病的治疗。镇静药物可诱发肝性脑病，应避免使用。故选择D。

5题解析：儿童在病毒感染（如流感、感冒或水痘）康复过程中如服用水杨酸类药物（如阿司匹林）会引起瑞氏综合征。瑞氏综合征（RS）是一种严重的药物不良反应，广泛的线粒体受损为其病理基础。瑞氏综合征会影响身体的所有器官，但对肝脏和大脑带来的危害最大。如果不及时治疗，会很快导致肝肾衰竭、脑损伤，甚至死亡。故选择B。

6题解析：肾结核多由肺结核经血液传播，在肾实质形成结核病灶，干酪样坏死后形成寒性脓肿，破溃经输尿管流到膀胱，产生膀胱刺激征。故选择A。

7题解析：图中①为各手指的腱鞘，②为鱼际间隙，③为掌中间隙，④为桡侧滑液囊，⑤为尺侧滑液囊。掌中间隙感染发生于③的位置。故选择D。

8题解析：消化道损伤或穿孔时X线检查可见膈下游离气体，因此膈下有游离气体提示损伤的脏器可能是胃肠。故选择A。

9题解析：该案例为护士记录患者24小时尿袋中尿量情况，其中清空1次，7日晚6:00至8日晚6:00尿袋中的尿量为380ml+150ml，共计530ml，但尿袋中原有尿液170ml应减去，所以24小时尿量为530ml−170ml=360ml，为少尿。故选择B。

10题解析：乳类中维生素B_{12}和叶酸含量较少，羊乳中含量更少，单纯羊乳喂养未及时添加辅食的婴儿易患营养性巨幼细胞贫血。故选择E。

11题解析：对患鹅口疮的新生儿局部用药一般采用10万~20万U/ml制霉菌素鱼肝油混悬溶液涂抹。故选择E。

12题略。

13题解析：阿尔茨海默病的护理措施应为帮助患者维持其自理能力，强化训练，帮助患者保持现有的自理能力，鼓励患者参加工娱活动，促使患者记忆力和行为等有不同程度的改善，而不是去回忆往事锻炼其记忆力。故选择D。

14题解析：消化道疾病手术后肠蠕动恢复的有效指征是肛门排气。故选择B。

15题解析：骨折的专有体征是畸形、反常活动、骨擦音（感）。关节脱位的专有体征为畸形、弹性固定、关节盂空虚。故选择B。

16题略。

17题解析：感染是DIC最常见的原因。感染可使血管内皮细胞损伤，激活凝血因子Ⅻ，启动内源性凝血系统；又能使血小板损伤，促进血小板聚集和释放血小板第3因子，加速凝血酶原的激活从而促进凝血。故选择D。

18题解析：动脉硬化性脑梗死多是在脑动脉粥样硬化的基础上血栓形成导致脑组织缺血坏死。头部冰袋冷敷会引起脑血管收缩，加重脑组织缺血。故选B。

19题解析：Ⅱ型呼吸衰竭患者应给予低流量、低浓度持续吸氧，而该患者自行调大氧流量后出现肺性脑病的典型表现（肌肉震颤、间歇抽搐）。故选择D。

20题解析：妊娠可使原有贫血状况更严重，孕妇贫血可出现胎儿窘迫、胎儿生长受限、早产发生率增高。孕妇贫血时，孕妇骨髓和胎儿在竞争摄取孕妇血清铁的过程中，胎儿组织占优势，铁通过胎盘由孕妇运至胎儿是单向运输，胎儿缺铁程度不会太严重。故选择D。

21题解析：产后血性恶露色鲜红、含大量血液，偶伴有小血块，含少量胎膜及坏死蜕膜组织，无臭味，持续3~4天。根据患者的病史及临床表现，产后4天出现下腹痛，体温正常，恶露多，有臭味，子宫底脐上1指，子宫体软，考虑产褥期感染（子宫内膜炎）。故选择A。

22题解析：根据题干患者发生急性左心衰竭，应放置患者于两腿下垂坐位或半卧位。给予患者高流量鼻导管吸氧，氧流量6~8L/min，在吸氧的同时加入30%~50%乙醇将氧气湿化。吗啡具有镇静作用和扩张静脉及小动脉作用，皮下注射或静脉注射吗啡3~10mg可减轻患者心脏负担。强心用毛花苷C、利尿用呋塞米、扩张血管用硝普钠、平喘用氨茶碱及糖皮质激素。静脉注射呋塞米20~40mg，本药兼有扩张静脉作用，可减轻心室前负荷。D选项舌下含服硝酸甘油用于心绞痛患者，急性左心衰竭时应静脉滴注硝酸甘油。故选择D。

23题解析：消化性溃疡的常见并发症有出血、穿孔、幽门梗阻及癌变，根据该患者的临床表现（上腹部饱胀，餐后加重，且反复大量呕吐），首先考虑患者可能出现幽门梗阻。故选择 D。

24 题解析：法洛四联症患儿主要临床表现为发绀、蹲踞、杵状指、阵发性缺氧发作，常合并脑栓塞、脑脓肿及感染性心内膜炎等。故选择 C。

25 题解析：护士指导患者正确服用调血脂药，观察和处理药物不良反应。他汀类药物除阿托伐他汀和瑞舒伐他汀可在任何时间服药外，其余制剂均为每晚顿服。他汀类与其他调血脂药合用时可增加药物不良反应，联合用药应慎重。故选择 A。

26 题解析：根据该患儿的临床特点，首先考虑气管异物。在活动时突然出现窒息，是由于异物堵塞了气管，急救首先应用力叩击患儿背部促进异物移动，缓解窒息。故选择 C。

27 题解析：$V_1 \sim V_5$ 导联提示广泛前壁心肌梗死，V_1、V_2、V_3 导联提示前间壁心肌梗死，$V_3 \sim V_5$ 导联提示局限前壁心肌梗死，Ⅱ、Ⅲ、aVF 导联提示下壁心肌梗死，Ⅰ、aVF 导联提示高侧壁心肌梗死。故选择 A。

28 题解析：小腿伤口出血一般为表浅静脉出血，平卧、抬高患肢纠正静脉血液倒流、加压包扎后即能达到止血效果，不用手术。故选择 D。

29 题解析：据患者心前区疼痛 3 小时及心电图出现病理性 Q 波，诊断为急性心肌梗死。经用药后疼痛缓解，但患者出现了休克的表现。故选择 C。

30 题解析：本题考点为胃药的服药时间。西沙必利为促胃动力药，应在餐前 1 小时服用。故选择 B。

31 题解析：按照血清钠浓度可分为低渗性（<130mmol/L）、高渗性（>150mmol/L）、等渗性缺水（130~150mmol/L），轻度者皮肤、眼窝、尿量变化小，血压正常，中度者皮肤弹性差、眼窝凹陷、烦躁，重度出现意识障碍。故选择 C。

32 题解析：补钾浓度不宜超过 0.3%；分析题干，溶液 250ml，补钾浓度不宜超过 0.3%，以 0.3% 为补充钾最大浓度计算，根据题干要求计算：$10\% \times a = 0.3\% \times 250$，计算得出 $a = 0.3 \times 250/10 = 7.5$，即 250ml 溶液中加入 10% 氯化钾溶液的量最多可加 7.5ml。故选择 B。

33 题略。

34 题解析：本题考点为婴幼儿腹外疝治疗原则。1 岁以下婴幼儿发生腹股沟斜疝时可暂不手术，因婴幼儿腹壁肌可随生长发育而逐渐增强，疝有自行消失的可能。小儿脐疝一般是由于脐环在出生时未闭锁而引起的一种先天性病变，疝环较大，多为易复性疝，不易发生嵌顿或绞窄，在 2 岁前可采用非手术治疗，即还纳疝块后用一大于脐环、外包纱布的硬币或小木片抵住脐环，然后用胶布或绷带固定，随着小儿生长发育，脐环在 2 岁前多能自行闭锁。故选择 E。

35 题解析：墨菲征阳性是急性胆囊炎的重要体征。故选择 B。

36 题解析：支气管哮喘的病情程度根据临床表现、生命体征、血气分析、支气管舒张药的有效性来划分。轻度者症状能被一般支气管扩张药控制，对日常生活影响不大，可平卧，说话成句，步行时气短，脉搏<100 次/min，PaO_2 正常，$PaCO_2$<45mmHg 能被控制。中度者使用支气管舒张药后症状部分缓解，日常生活受限，稍事活动便有喘息，喜坐位，谈话断续，脉搏 100~120 次/min，PaO_2 60~80mmHg，$PaCO_2 \leq$ 45mmHg，SaO_2 91%~95%，仅有部分缓解。重度者喘息持续发作，一般支气管舒张药无效，日常生活明显受限，休息时亦喘，端坐前弓位，大汗淋漓，心率和呼吸明显增快，焦虑和烦躁，脉搏明显增快，有奇脉、发绀。PaO_2<60mmHg，$PaCO_2$>45mmHg，$SaO_2 \leq$ 90%，无效。危重者不能讲话，出现意识障碍，呼吸音、哮鸣音明显减弱和消失，胸腹部有矛盾运动，心动徐缓，血压下降，脉搏>120 次/min，常有焦虑和烦躁，脉搏>120 次/min 或脉率徐缓不规则，血压下降，PaO_2<60mmHg，$PaCO_2$>45mmHg，SaO_2<90%，无效。本患者使用支气管舒张药后 SaO_2 为 93%~95%，判断该患者的哮喘程度为中度。故选择 B。

37 题解析：胆绞痛发作时，应遵医嘱给予解痉镇痛药，常用的是哌替啶和阿托品，禁用吗啡，以免胆道下端括约肌痉挛，使胆道梗阻加重。故选择 D。

38 题解析：胰腺炎症引起胰腺局部脂肪分解产生脂肪酸，与血液中钙离子结合，导致血清钙下降，出现低钙性抽搐。故选择 C。

39 题解析：重症肺炎并发心力衰竭时，呼吸困难加重，呼吸加快，烦躁不安，面色苍白或青紫，心率加快，应及时控制烦躁以免缺氧加重。故选择 C。

40 题解析：小儿肺炎是由不同病原体或其他因素所致的肺部炎症，临床以发热、咳嗽、气促、呼吸困难及肺部固定湿啰音为特点。肺部听诊：早期不明显或仅有呼吸音粗糙，以后可闻及固定的中、细湿啰音，在两肺底部及脊柱两旁听诊最明显；病灶融合时可有肺实变的体征。故选择 B。

41 题解析：支气管扩张患者 1 次咯血大于 100ml 或 24 小时咯血大于 500ml 为大咯血，若患者突然停止咯血，并出现呼吸急促、口唇发绀、烦躁不安时，警惕发生窒息。主要抢救措施：进行体位引流，使患者处于头低足高 45°的俯卧位，同时拍击健侧背部，使积血排出；有条件时可进行气管插管和气管切开、高流量给氧、注射呼吸兴奋剂。故选择 B。

42 题解析：本题考点为咯血的急救措施。应取头低足高位促进体位引流，而非半卧位。故选择 B。

43 题解析：本题考点为长期家庭氧疗原则。极重度 COPD 患者，有慢性肺源性心脏病，其 $PaO_2 \leq$ 55mmHg，属于Ⅱ型呼吸衰竭，需进行持续低浓度低流量吸氧。故选择 A。

44 题解析:闭式胸腔引流管的护理,其中重要的一条就是保持引流管通畅。用 1 把止血钳夹闭引流管就是人为堵塞引流管。故选择 B。

45 题解析:尖锐的肋骨断端向内移位,刺破壁层胸膜和肺组织,可产生气胸、血胸,引起血痰、咯血等表现,而皮下气肿多见于张力性气胸。故选择 C。

46 题解析:该患者可闻及痰鸣音,处于浅昏迷,只有机械吸痰符合该患者,其他几项适用于清醒的患者。故选择 D。

47 题解析:高位肠梗阻主要表现为大量、频繁呕吐,导致胃液大量丢失。由于胃酸丧失,引起代谢性碱中毒。故选择 E。

48 题解析:由于患者存在低钾血症,在使用降氨药物的同时也要考虑积极纠正其低钾血症,在使用谷氨酸盐降低血氨时首选含钾盐类药物。故选择 E。

49 题解析:抗 HBs 是乙型肝炎的保护性抗体,HBV 其他血清标志物均为阴性,说明该患者已经对乙型肝炎病毒具有免疫力。故选择 A。

50 题解析:一般肠镜检查前 1 天晚餐后禁食,检查当天于预约前 5 小时口服致肠道清洁的泻药排空肠道的粪便。故选择 E。

51 题解析:中毒性细菌性痢疾起病急,病情危重,表现为高热、惊厥、神志不清、迅速休克、脑疝等。粪便检查可见大量脓细胞、红细胞和吞噬细胞,是确诊中毒性细菌性痢疾的依据。故选择 D。

52 题解析:胃、十二指肠溃疡穿孔主要表现为突发上腹部刀割样剧痛,并迅速波及全腹,常伴恶心、呕吐,患者急性面容,表情痛苦,腹式呼吸减弱或消失,全腹有明显的压痛、反跳痛、肌紧张,以上腹部最为明显。图 1-2-2 为毕Ⅱ式胃大部切除术,适用于各种胃、十二指肠溃疡,特别是十二指肠溃疡。切除远端胃大部后,缝闭十二指肠残端,残胃与上段空肠吻合。优点是即使胃切除较多,胃空肠吻合也不致张力过大,术后溃疡复发率低。故选择 A。

53 题解析:唇痈宜使用抗生素、局部药物外敷,禁忌手术切开,因为可引起颅内感染。故选择 E。

54 题解析:按照公式月份减 3 或加 9,日期加 7,应为 2011 年 7 月 16 日,但因该女士平素月经周期为 6~7 天/40~44 天,并根据 B 超检查胎儿较孕龄小 2 周左右,其预产期应往后推 2 周左右,为 2011 年 7 月 26 日至 30 日之间。故选择 D。

55 题解析:部分女婴出生后 5~7 天阴道可出现血性分泌物,称假月经,是妊娠后期母亲雌激素进入胎儿体内,出生后突然中断形成类似月经的出血,为新生儿生理状态,一般不必处理。根据该新生儿的临床表现,应考虑为“假月经”。故选择 A。

56 题解析:新生儿全血血糖<2. 2mmol/L 即可诊断为新生儿低血糖,对于症状性低血糖者应静脉滴注葡萄糖,严密监测血糖,血糖平稳后逐渐停用。故选择 D。

57 题解析:急性肾小球肾炎患儿当血压急剧升高时可导致脑血管痉挛或脑血管充血扩张而致脑水肿,引起高血压脑病。故选择 D。

58 题解析:肾病综合征首选糖皮质激素治疗,除此以外还有系统性红斑狼疮、特发性血小板减少性紫癜,首选糖皮质激素治疗。故选择 D。

59 题解析:肾衰竭的患者是低钙血症与高磷血症,应给予高维生素、高热量、优质低蛋白、低磷高钙饮食。故选择 D。

60 题略。

61 题解析:图中数字分别代表如下。①为尿道前列腺部;②为尿道膜部;③为球部尿道;④为尿道海绵体部;⑤为尿道外口。骑跨伤时,尿道被挤向耻骨联合的下方,造成前尿道球部损伤。故选择 E。

62 题解析:每次吸净乳汁,可以促进泌乳,所以答案是 E。其他答案均是母乳喂养中正确的健康指导。

63 题解析:抑郁症最主要的问题是出现自杀倾向,所以对患者进行健康评估时应特别注意这方面资料的收集。故选择 C。

64 题解析:胃肠道手术后护理要点是血压平稳者改为半卧位,以利于腹腔引流,减轻腹壁张力,改善呼吸、循环功能。术后禁食 2~3 天,禁食期间静脉补液,维持水、电解质和酸碱平衡。现患者腹胀明显,最重要的是做好胃肠减压的护理。待肠蠕动恢复、肛门排气后停止胃肠减压。故选择 C。

65 题解析:血液中碳氧血红蛋白浓度测定是重要的诊断和分度指标。结果判定:轻度中毒时为 10%~20%,中度中毒时可高于 30%,重度中毒时为 50%以上。故选择 A。

66 题解析:骨折的特征性表现是畸形、反常活动、骨擦音(感)。故选择 B。

67 题解析:桡骨远端伸直型骨折表现为腕关节肿胀、疼痛、活动障碍,有“餐叉”和“枪刺”畸形。故选择 B。

68 题略。

69 题解析:狂犬病毒主要存在于病畜的脑组织及脊髓中,其涎腺及涎液中也含有大量病毒。故选择 B。

70 题解析:本题考查免疫学检查。抗 SM 抗体是系统性红斑狼疮的标志抗体,特异性高。抗双链 DNA 抗体:诊断特异性高,对确诊 SLE 和狼疮活动的参考价值大。抗核抗体(ANA):阳性率高,但特异性不高,主要用作筛选试验。总补体 CH50,补体 C3、C4 降低,提示狼疮活动。故选择 A。

71 题解析:肺不张主要表现为早期发热、呼吸和心率增快,气管向患侧移位,胸部有湿啰音和呼吸音减弱,X 线检查可帮助诊断,继发感染可出现高热、白细胞计数增加等感染中毒症状；吻合口瘘是食管癌术后常见并发症，多发生于术后5~7天，患者表现为呼吸困难，胸腔积气、积液，寒战、高热，严重时发生休克；乳糜胸多发生在术后2~10天，乳糜液漏出增多，大量积聚在胸腔内，可压迫肺及纵隔并向健侧移位，主要表现为胸闷、气急、心悸，甚至血压下降；出血主要表现为失血性休克；吻合口狭窄主要表现为进食时吞咽困难。根据该患者的临床表现，首先考虑吻合口瘘。故选择B。

72题解析：肝癌主要表现为肝区持续性疼痛和肝大；胃癌主要表现为上腹部不适、疼痛，晚期可触及腹部肿块，造成幽门梗阻时可出现呕吐宿食；食管癌主要表现为进行性吞咽困难；胰头癌主要表现为进行性黄疸；胆囊癌症状不典型，晚期可于右上腹触及肿块。根据该患者的临床表现，故选择B。

73题解析：肝癌患者突然出现腹痛及失血表现，应高度怀疑肿瘤破裂。故选择C。

74题解析：胰头癌患者的治疗方法有多种，其中效果最好的是胰十二指肠切除术。故选择D。

75题解析：根据患者的临床表现首先考虑大肠肿瘤，该患者粪便表面带血及黏液，并伴有直肠刺激征。故选择B。

76题解析：该患者23岁，乳房发现光滑、活动度大、质韧的肿块，腋窝未扪及肿大淋巴结，首先考虑乳腺纤维瘤，而纤维瘤有一定的恶变率，治疗时应采取手术切除加病理检查。故选择C。

77题略。

78题略。

79题解析：再生障碍性贫血是指骨髓造血功能低下导致全血细胞减少的一种疾病。当患者发热时，首选大血管处放置冰袋降温；慎用解热镇痛药，因此类药物可影响血小板的数量及功能，诱发出血；禁用乙醇擦浴，以防局部血管扩张引起出血。故选择A。

80题解析：本题考点为糖尿病急性并发症。高渗性非酮症糖尿病昏迷多见于2型糖尿病老年患者，感染为重要诱因，可出现嗜睡、意识模糊等神经精神症状，同时无酮症表现，血糖、血尿素氮升高，同时血浆呈高渗状态。故选择B。

81题解析：糖皮质激素具有四抗作用，即抗炎、抗免疫、抗毒、抗休克。系统性红斑狼疮属于自身免疫病，使用糖皮质激素是利用其抗炎、抗免疫作用。糖皮质激素为目前治疗SLE的首选药，可用于急性暴发性狼疮或有脏器受损、急性溶血性贫血、血小板缺少性紫癜等患者。通常采用泼尼松，病情好转后缓慢逐渐减量，防止反跳。故选择E。

82题解析：有机磷农药中毒、吗啡中毒、氯丙嗪中毒都致瞳孔缩小，前两者可出现“针尖样”瞳孔；阿托品中毒可致瞳孔扩大；小脑幕切迹疝典型的临床表现是在颅内压增高的基础上，出现进行性意识障碍，患侧瞳孔最初有短暂的缩小，以后逐渐散大，直接或间接对光反射消失。病变对侧肢体瘫痪、肌张力增加、腱反射亢进、病理征阳性。故选择C。

83题解析：脑震荡患者典型的表现是在伤后立即出现短暂的意识丧失，一般持续时间不超过30分钟。意识恢复后对受伤时，甚至受伤前一段时间内的情况不能回忆，而对往事记忆清楚，此称为逆行性健忘。故选择D。

84题解析：脑血管病中只有短暂性脑缺血发作患者的瘫痪等表现持续时间短，最长在24小时内恢复正常。故选择A。

85题解析：癫痫强直阵挛发作时防止窒息的措施包括平卧，头侧位，解开领扣、领带和腰带，取下活动性义齿，及时清除口鼻分泌物，以利于呼吸道通畅。不可强行喂药、喂食。移走患者身边危险物品和上、下磨牙间垫软布为防止损伤的措施。故选择A。

86题解析：颅内感染时，婴儿出现前囟饱满或隆起，此时在脑脊液中涂片或细菌培养找到致病菌可确诊。故选择A。

87题解析：妊娠合并心脏病患者在妊娠期（32~34周）、分娩期（其中第2产程负担最重）及产褥期（3天内）均可因循环血量增加或心脏前后负荷增加使心脏负担加重而诱发心力衰竭，对孕妇及胎儿均可产生较大影响，使流产、早产、死胎、胎儿生长受限、胎儿窘迫及新生儿窒息的发生率明显增加，心脏病产妇需注意休息。故选择E。

88题解析：题中患儿腹泻发生代谢性酸中毒，此时应进行血生化检查监测血液中的各种离子、糖类和机体代谢产物中酸、碱物质的量。故选择C。

89题解析：对异位妊娠临床上常采用甲氨蝶呤进行治疗，抑制滋养细胞增生、破坏绒毛，使胚胎组织坏死、脱落、吸收，如治疗过程中出现腹痛加剧，提示有严重的内出血，应及时中转手术治疗。故选择D。

90题略。

91题解析：咯血可分为少量咯血（<100ml/d）、中量咯血（100~500ml/d）和大量咯血（>500ml/d或1次咯血>100ml）。故选择E。

92题略。

93~94题略。

95题解析：患者高热，应密切观察体温，嘱患者每日至少摄入2 000ml液体，以防缺水。故选择C。

96题解析：本题考点为肝性脑病分期。判断：昏睡期多可以唤醒，浅昏迷者对疼痛刺激仍有躲闪反应和痛苦表情，而深昏迷者深、浅反射均消失。故选择D。

97题解析：严重肝性脑病患者选择无蛋白饮食。故选择B。

98题解析：根据题干，并无疼痛、体温过高、体液不足的危险、恐惧等护理问题,但可能出现潜在并发症。故选择 E。

99 题解析:根据患者的典型临床表现,值班护士首先应考虑患者可能发生了低血糖反应。故选择 C。

100 题解析:发生低血糖反应时应及时给予高糖饮食,如糖水、糖果、饼干等。故选择 E。

101 题略。

102 题解析:肾结石术后安置肾盂造瘘管患者,拔管后向健侧卧位,造瘘口向上,以防漏尿。故选择 E。

103 题略。

104 题解析:泌尿系统感染的患者,60% ~ 80% 为大肠埃希菌所致。故选择 D。

105 题解析:急性肾盂肾炎的诱因主要有劳累、感冒、会阴部不清洁及性生活等,其中保持会阴部清洁是主要的措施。故选择 A。

106 题解析:此患者阴道分泌物为稀薄泡沫样,而且阴道黏膜见玫瑰样疹,因此辅助检查首选悬滴法找滴虫。故选择 C。

107 题解析:阴道毛滴虫首先通过性交接触传染,因而必须要求配偶同治且治疗期间禁止性生活,而且治愈标准为月经干净后连续 3 次复查为阴性方为治愈,因而要求遵嘱治疗;而保持外阴清洁干燥、避免搔抓外阴部、勤换内裤是所有阴道炎治疗期间的健康宣教内容。故选择 D。

108 题解析:根据患儿典型的临床表现,病史小于 2 周为急性,2 周~2 个月属迁延性腹泻,大于 2 个月为慢性。正常足月儿 7 ~ 12 个月体重(kg) = 6(kg)+月龄 × 0.25(kg) = 8.5(kg),该患儿只有 4.8(kg),只有标准体重的 57%,且腹壁脂肪消失,应考虑为重度营养不良,迁延性腹泻。故选择 C。

109 题解析:重度营养不良患儿变化最显著的血清学指标是血清清(白)蛋白浓度降低。故选择 A。

110 题解析:对重度营养不良的患儿补液应适当减少,滴速宜慢。故选择 A。

111 题解析:根据患儿典型的临床表现应考虑患儿发生了低血糖反应,需尽快补充血糖。故选择 D。

112 题解析:骨髓穿刺是为了明确诊断,穿刺部位为髂前上棘,采取仰卧位,穿刺后 2 ~ 3 天不宜洗澡以防感染,患者可能会有酸胀等不适,但不影响正常生活。故选择 C。

113 题解析:D-柔红霉素、A-阿糖胞苷和 H-三尖杉酯碱等化疗药物都有骨髓抑制的副作用,属于常规观察内容。特别是 D-柔红霉素和 H-三尖杉酯碱有心脏毒性的副作用,护士应重点观察。故选择 D。

114 题解析:血小板 $<50\times10^9/L$ 时有自发出血可能,应限制患者活动,避免出血。故选择 C。

115 题解析:骨盆骨折有外伤史,局部肿胀、疼痛、活动受限、骨盆分离、挤压试验阳性。故选择 C。

116 题解析:骨折首选的辅助检查是 X 线摄片。故选择 C。

117 题略。

118 题略。

119 题解析:子宫肌瘤分为浆膜下、肌壁间和黏膜下肌瘤 3 种,最常见的症状为月经的改变,除浆膜下肌瘤外,另肌壁间突向黏膜层和黏膜下两种肌瘤因导致子宫内膜的面积增大而经量增多,因此月经量多与肌瘤生长的位置关系最密切,与肌瘤的多少、大小、体质及并发症无关。故选择 C。

120 题解析:子宫肌瘤变性包括玻璃样变性、囊性变、红色变和肉瘤变 4 种。故选择 E。

模拟试卷二

专业实务参考答案

1. C	2. E	3. E	4. D	5. C	6. E	7. B	8. C	9. C	10. A
11. A	12. E	13. E	14. A	15. D	16. E	17. A	18. D	19. C	20. C
21. D	22. D	23. E	24. B	25. A	26. E	27. A	28. C	29. B	30. E
31. D	32. B	33. E	34. E	35. A	36. E	37. E	38. B	39. E	40. C
41. E	42. C	43. E	44. A	45. E	46. D	47. E	48. D	49. B	50. B
51. E	52. B	53. B	54. A	55. C	56. A	57. B	58. C	59. A	60. A
61. A	62. B	63. C	64. E	65. C	66. A	67. B	68. B	69. A	70. A
71. E	72. A	73. B	74. A	75. C	76. D	77. A	78. C	79. A	80. C
81. E	82. D	83. C	84. B	85. C	86. D	87. E	88. C	89. C	90. B
91. D	92. E	93. A	94. E	95. A	96. B	97. C	98. D	99. A	100. B
101. B	102. E	103. E	104. B	105. E	106. D	107. E	108. B	109. C	110. D
111. C	112. E	113. D	114. C	115. D	116. A	117. B	118. E	119. C	120. C

实践能力参考答案

1. B	2. B	3. C	4. B	5. C	6. E	7. E	8. B	9. A	10. D
11. E	12. C	13. B	14. A	15. E	16. C	17. E	18. D	19. A	20. D
21. B	22. C	23. E	24. C	25. C	26. C	27. A	28. C	29. E	30. C
31. E	32. B	33. B	34. E	35. C	36. A	37. D	38. D	39. C	40. D
41. E	42. B	43. C	44. D	45. B	46. B	47. A	48. C	49. B	50. B
51. E	52. C	53. D	54. B	55. C	56. E	57. B	58. D	59. D	60. D
61. A	62. B	63. D	64. E	65. E	66. B	67. C	68. A	69. A	70. C
71. D	72. B	73. D	74. A	75. B	76. D	77. C	78. A	79. C	80. B
81. A	82. A	83. B	84. D	85. C	86. A	87. C	88. C	89. C	90. A
91. A	92. C	93. A	94. D	95. D	96. C	97. E	98. A	99. B	100. E
101. A	102. A	103. A	104. C	105. D	106. A	107. B	108. A	109. C	110. A
111. C	112. C	113. C	114. A	115. C	116. C	117. C	118. D	119. A	120. C

专业实务试题解析

1 题解析：本题考查无菌执物钳（镊）的使用方法。无菌持物钳（镊）浸泡在盛有消毒液的大口容器内，容器底部垫无菌纱布，液面浸没轴节以上 2~3cm，或镊子的 1/2，每个容器只能放一把无菌持物钳。无菌持物钳及其浸泡容器应每周清洁消毒，并更换消毒液及纱布，使用较多时应每日清洁消毒。取放无菌持物钳，应将钳端闭合，取出时不可触及容器口缘及溶液面以上的容器内壁。使用时保持钳端向下，不可倒转向上，用后立即放回容器中。到远处夹取物品，无菌持物钳应连同容器一起搬移。无菌持物钳不能触碰未经灭菌的物品，也不能用于夹取油纱布、换药及消毒皮肤。故选择 C。

2 题解析：○（蓝色）代表直肠温度，×（蓝色）代表腋下温度，●（蓝色）代表口腔温度，●（红色）代表脉搏，○（红色）代表心率或降温 30 分钟后的体温数并用红色虚线与降温前体温相连。故选择 E。

3 题解析：倒无菌溶液时，瓶签朝向手心，倒出少量溶液冲洗瓶口，由此处倒出所需溶液，注明开瓶日期及时间，签名，24 小时内可再使用。不可将无菌敷料堵塞瓶口倾倒无菌溶液，不可将无菌敷料直接伸入瓶内蘸取。故选择 E。

4 题解析：测口温时，当患者不慎咬破体温计时，应立即清除玻璃碎屑，以免损伤唇、舌、口腔及食管、胃肠黏膜。之后口服大量蛋清或牛奶以延缓汞的吸收。在病情允许的情况下，可服大量粗纤维食物（如韭菜等），以加速汞的排出。故选择 D。

5 题略。

6 题解析：《人体器官移植条例》明确规定活体器官接受人必须与活体器官捐赠人之间有特定的法律关系，如配偶关系、直系血亲或者三代以内旁系血亲关系，或者有证据证明与活体器官捐赠人存在因帮扶等形成了亲情关系。故选择 E。

7 题解析：尸体护理主要有：将床放平，使尸体仰卧，头下垫一枕，防止面部瘀血变色，双臂放于身体两侧，脱去衣裤，依次擦洗上肢、胸、腹、背、臀及下肢。有义齿者代为装上，以维持尸体的良好外观。用棉花填塞口、鼻、耳、阴道、肛门等孔道，以免液体外溢，棉花勿外露。穿上衣裤，梳理头发，系一尸体识别卡于死者手腕部。故选择 B。

8 题解析：本题考查痰常规标本采集的方法。如留痰标本查找癌细胞，应立即送检，或用 10% 甲醛溶液或 95% 乙醇溶液固定后送检。故选择 C。

9 题解析：出生后随着肺循环量的增加，左心房压力超过右心房，分流自左向右，肺循环血量的增多使肺充血，加之小儿呼吸系统解剖生理特点为肺泡数量少，间质发育旺盛，致肺含血多而气少，易于感染。故选择 C。

10 题解析：氢氯噻嗪为利尿药，氯沙坦为血管紧张素Ⅱ受体阻滞药，硝苯地平为钙通道阻滞剂，普萘洛尔为 β 受体拮抗剂，卡托普利为血管紧张素转换酶抑制药。故选择 A。

11 题解析：硝普钠的主要药理作用为通过扩张动、静脉，减轻心脏前、后负荷。故选择 A。

12 题解析：机械性肠梗阻多由肠腔堵塞、肠壁病变、肠管受压等引起肠腔狭窄，使肠内容物通过障碍；麻痹性肠梗阻和痉挛性肠梗阻均属于动力性肠梗阻，它不是肠腔本身狭窄，而是由神经反射或毒素刺激引起肠壁肌功能紊乱导致的肠内容物不能正常运行。故选择 E。

13 题解析：有研究表明，哮喘患者存在与气道高反应性、IgE 调节和特异性反应相关的基因，这些基因在哮喘发病中起着重要的作用。疾病发作时出现可逆性气道阻塞。故选择 E。

14 题解析:乙型肝炎属于血液-体液传播,乙型脑炎以昆虫为媒介传播,细菌性痢疾和甲型肝炎是消化道传播,麻疹是呼吸道传播。故选择 A。

15 题解析:预防传染病流行的三个基本条件是:控制传染源、切断传播途径、保护易感染人群。排菌肺结核患者为重要的传染源,预防肺结核流行的重要措施是控制传染源。故选择 D。

16 题解析:钾离子随尿液排出体外,肾衰竭体内少尿时钾离子在体内蓄积,可以引起高钾血症,其最严重的后果是导致心脏停搏。故选择 E。

17 题解析:外阴炎是由外阴不洁引起局部细菌滋生而发生的炎症反应,使用 1∶5 000 高锰酸钾溶液坐浴的最主要作用就是杀灭致病菌。故选择 A。

18 题解析:本题主要考查申请护士执业注册应当具备的条件。护士执业注册与户籍所在地无关。故选择 D。

19 题解析:本题考查传染病隔离区的划分。清洁区:凡未被病原微生物污染的区域为清洁区(包括医护人员的值班室、卫生间、男女更衣室、浴室,以及储物间、配餐室等)。潜在污染区(也称半污染区):凡有可能被病原微生物污染的区域为半污染区(医护办公室,治疗室,护士站,患者用后的物品、医疗器械等的处理室,病区的内走廊等)。污染区:凡和病员接触,被病原微生物污染的区域为污染区(病室、处置室、污物室,以及患者入院、出院处理室等)。故选择 C。

20 题解析:安静状态下成人正常脉率为每分钟 60~100 次,少于 60 次为心动过缓。故选择 C。

21 题解析:髂棘间径正常值为 23~26cm,髂嵴间径为 25~28cm,骶耻外径为 18~20cm,骶耻内径正常值不小于 12.5~13cm,坐骨结节间径又称出口横径,正常值为 8.5~9.5cm(平均值为 9cm)。故选择 D。

22 题解析:药物根据其性质需分类保存。①易氧化和遇光变质的药物,如维生素 C、氨茶碱、盐酸肾上腺素、硝普钠等,应放入深色密封瓶中或有黑纸遮盖的纸盒中,置于阴凉处;②易挥发、潮解或风化的药物,如乙醇、过氧乙酸、糖衣片、酵母片等,装密封瓶并盖紧;③易被热破坏的药物,如疫苗、胎盘球蛋白、抗毒血清等,应放于 2~10℃ 的冰箱中或干燥阴凉(约 20℃)处;④易燃、易爆的药物,如乙醚、环氧乙烷、乙醇等,应单独存放,密闭置于阴凉处,远离明火。故选择 D。

23 题解析:疫苗接种的反应包括一般反应和异常反应,异常反应有过敏性休克、晕针、过敏性皮疹、全身感染等,过敏性休克、过敏性皮疹都属于变态反应。故选择 E。

24 题解析:中医的预防包括未病先防和既病防变,养生属于未病先防,比如顺应自然规律、重视精神调摄、注意饮食起居、加强身体锻炼及药物预防等,早期诊治属于既病防变。故选择 B。

25 题解析:护士职业防护的标准防护措施包括洗手、戴手套、穿隔离衣、戴防护眼镜和面罩等。故选择 A。

26 题解析:本题中鼠疫、霍乱等属于甲类传染病,伤寒、小儿破伤风、新型冠状病毒肺炎属于乙类传染病。根据《中华人民共和国传染病防治法》规定,属于乙类传染病但需按照甲类传染病管理的是人感染高致病性禽流感、肺炭疽、甲型 H1N1 流感及传染性非典型肺炎。随着传染病疫情的变化,国家卫生和计划生育委员会在 2013 年 11 月发布调整通知,规定人感染 H7N9 禽流感纳入乙类传染病;将甲型 H1N1 流感调整为丙类,并纳入流行性感冒进行管理;解除了对人感染高致病性禽流感采取的甲类传染病预防控制措施。2023 年 1 月 8 日起新型冠状病毒肺炎实行乙类传染病按照乙类传染病管理。现在属于乙类传染病但需按照甲类传染病管理的是肺炭疽、严重急性呼吸综合征。故选择 E。

27 题解析:死亡后由于血液循环停止及地心引力的作用,血液向身体的最低部位坠积,皮肤呈现暗红色斑块或条纹状,称为尸斑。一般尸斑出现的时间是死亡后 2~4 小时,最易发生于尸体的最低部位。若患者死亡时为侧卧位,则应将其转为仰卧位,以防面部颜色改变。故选择 A。

28 题解析:根据《中华人民共和国民法典》第一千二百二十一条规定,医务人员在诊疗活动中未尽到与当时的医疗水平相应的诊疗义务,造成患者损害的,医疗机构应当承担赔偿责任。故选择 C。

29 题解析:肾病综合征首选糖皮质激素治疗,糖皮质激素的副作用类似库欣综合征的表现,但就该患者而言,该患者出现双下肢疼痛,考虑出现了骨质疏松。故选择 B。

30 题解析:该患者出现煤气中毒,吸入过量一氧化碳,一氧化碳与红细胞中的血红蛋白结合,生成碳氧血红蛋白,取代正常情况下氧气与血红蛋白结合成的氧合血红蛋白,使血红蛋白失去输送氧气的功能,使得气体交换功能受损,机体缺氧。故选择 E。

31 题解析:答案 D 符合护理目标的陈述方式,同时符合患者所最需解决的护理问题,是 1 个近期目标。故选择 D。

32 题解析:特级护理适于以下患者。病情危重,随时可能发生病情变化需要进行抢救的患者;重症监护患者;各种复杂或者大手术后的患者;严重创伤或大面积烧伤的患者;使用呼吸机辅助呼吸,并需要严密监护病情的患者;实施连续性肾脏替代治疗(CRRT),并需要严密监护生命体征的患者;其他有生命危险,需要严密监护生命体征的患者。24 小时动态监护,实施床旁交接班。

一级护理适于病情趋向稳定的重症患者;手术后

或者治疗期间需要严格卧床的患者；生活完全不能自理且病情不稳定的患者；生活部分自理，病情随时可能发生变化的患者。每小时巡视患者，观察患者病情变化。该患者虽然是胃癌行胃大部切除术，但术中生命体征正常，且术后经观察生命体征正常后回病房，护士应遵医嘱给予该患者一级护理。故选择 B。

33 题解析：纠正锐器损伤的危险行为。①禁止用双手分离污染的针头和注射器；②禁止用手直接接触使用后的针头、刀片等锐器；③禁止用手折弯或弄直针头；④禁止双手回套针头帽；⑤禁止用手直接传递锐器（手术中锐器用弯盘或托盘传递）；⑥禁止徒手携带裸露针头等锐器物；⑦禁止消毒液浸泡针头；⑧禁止直接接触医疗废物。故选择 E。

34 题解析：根据病史，患者出现了出血性休克，应积极抢救休克。故选择 E。

35 题解析：对瘫痪患者一般要求每 2 小时翻身 1 次，该患者 6 时 40 分翻身，下次翻身时间应在 8 时 40 分。故选择 A。

36 题解析：保护性制动使用时患者的肢体要处于功能位置，防止由于长时间使用影响肢体的正常功能。故选择 E。

37 题解析略。

38 题解析：2% 戊二醛对金属无腐蚀作用，故常用于精密仪器，如支气管镜、胃镜等的浸泡消毒。故选择 B。

39 题解析：护士职业损伤的危险因素包括生物性因素、化学性因素、物理性因素及心理社会因素等，腰椎间盘突出多由负重所致，属于物理性因素中的机械性损伤。故选择 E。

40 题解析：紫外线灯常用于空气和物体表面的消毒。消毒物品时，将物品摊开或挂起，有效照射距离为 25~60cm，照射时间为 20~30 分钟。如需再次使用，关灯后需间歇 3~4 分钟再开启。须保持紫外线灯管清洁，可用乙醇棉球擦拭。故选择 C。

41 题解析：进行护理操作时，要随时观察患者的病情变化，若有异常，应停止操作。故选择 E。

42 题解析：导尿管末端应在膀胱内。故选择 C。

43 题解析：乙型肝炎为传染性疾病，患者的污染物品需进行消毒隔离处理，所以患者入院时更换的衣服必须经过消毒后才能存放或交给家属带回。故选择 E。

44 题解析：高热、声音嘶哑、犬吠样咳嗽、吸气性喉鸣和三凹征，为急性喉炎的典型表现，由于声带附近阻塞，使空气进入发生困难。吸气时有一种高音调的音响，声音似蝉鸣，称为蝉鸣样呼吸。此呼吸还见于气管异物、喉头水肿、痉挛等。轻者用地塞米松雾化吸入可以抗炎和抑制变态反应等，促进黏膜水肿消退，减轻喉头水肿，保持呼吸道通畅，急、重者发生窒息行气管切开。故选择 A。

45 题解析：高血压患者根据血压水平及其他危险因素将其分为低危、中危、高危和很高危四组，只要伴有临床疾病不管几期高血压都属于很高危组。该患者高血压属于 2 级，同时合并糖尿病，属于很高危组，即极高度危险组。故选择 E。

46 题解析：要素饮食（要素膳、化学膳、元素膳）是人工配制，含有全部人体生理需要的各种营养成分，不需消化或很少消化即可吸收，无渣，适用于低蛋白血症、严重烧伤、胃肠道瘘、大手术后胃肠功能紊乱、营养不良、急性胰腺炎、短肠综合征、晚期癌症等患者。配制后低温（4℃）保存 24 小时。可经口服、鼻饲或造瘘置管滴注，口服温度一般为 37℃ 左右，鼻饲及经造瘘口注入温度宜为 41~42℃，并用热水袋在输液管远端保持温度，滴速 40~60 滴/min，最快不超过 150ml/h。故选择 D。

47 题解析：患者应限盐、限钠，海产品中含钠较高，不宜食用。故选择 E。

48 题解析：本题考查冰帽降温的方法。冰帽降温应每 30 分钟测体温 1 次，维持体温在 33℃，不宜低于 30℃，测量体温应以肛温为准。使用中注意观察患者的心律，防止出现心房、心室颤动等问题。故选择 D。

49 题解析：本题考查热水袋的使用方法。使用热水袋水温应在 60~70℃，麻醉未醒和昏迷患者应调低至 50℃ 以内。本题 B 项水温过高。故选择 B。

50 题解析：患者物理降温可采取冰袋冷敷、全身温水擦浴、乙醇擦浴等方法，同时患者需多饮水。冰袋一般置于前额、头顶，擦浴时禁忌擦拭心前区、腹部、耳郭、阴囊、足底等部位，物理降温后半小时复测体温。故选择 B。

51 题解析：排便次数的记录临床采用以下方式。①如未解大便记“0”。②灌肠后的大便次数用“E”符号，以分数表示。如灌肠后排便 2 次记为 $\frac{2}{E}$；2 次灌肠后排便 3 次记为 $\frac{3}{2E}$；自行排便 1 次，灌肠后又排便 2 次记为 $1\frac{2}{E}$；灌肠后无排便记为 $\frac{0}{E}$。③大便失禁记为“*”。④人工肛门用“☆”表示。故选择 E。

52 题解析：引起功能性便秘的原因如下。①结肠肛管疾病；②肠外疾病压迫；③不良生活习惯；④社会与心理因素等。滥用泻药不会引起功能性便秘的发生。故选择 B。

53 题解析：本题考查留置导尿的目的。失血性休克患者留置导尿的主要目的是观察尿量，用于病情评估、掌握肾脏功能情况，其他选项分别是尿失禁、尿潴留等患者留置导尿的目的。故选择 B。

54 题解析：本题为记忆性题目，考查口服药备药原则。油剂及按滴计算的药液，可先在杯中加少许温开水，再滴入药液，以免药液吸附在药杯壁，影响剂量准确。故选择 A。

55 题解析：避孕药禁忌证为 35 岁以上的吸烟妇女，放置宫内节育器禁忌证为生殖器官炎症，月经不规律无法采取安全期避孕，护士应指导其选用阴茎套。故选择 C。

56 题解析：本题考查静脉注射失败的原因。若针头斜面穿透对侧血管壁，则抽吸无回血，药液注入深层组织，有痛感，但局部肿胀不明显。若静脉痉挛，患者虽有疼痛，但局部无肿胀，回抽可见回血。若推药时疼痛，局部肿胀，抽吸无回血，考虑是针头未刺入静脉。若针头的斜面紧贴血管，推药局部不会出现肿胀，回抽可见回血。若针头斜面部分在血管外则回抽可见回血，推注药液时会有疼痛。本病例根据该患者的表现，静脉穿刺成功推药 5ml 后感觉推药有阻力，局部略肿胀，回抽无回血，说明针尖已刺破对侧血管壁。故选择 A。

57 题解析：开放性脑损伤指脑外伤后脑组织与外界相通，包含头皮裂伤、颅骨骨折、硬脑膜破裂及脑损伤，因蛛网膜下隙与外界相通导致脑脊液漏。脑积水是指由于颅脑疾病使得脑脊液分泌过多或/和循环、吸收障碍而使颅内脑脊液量增加，引起脑室系统扩大或/和蛛网膜下腔扩大的一种病症。故选择 B。

58 题解析：本题考查静脉输液速度的计算。输液所用时间（h）=［液体的总量（ml）×滴系数（滴/ml）］/［每分钟滴数（滴/min）×60（min）］，将数值代入公式［400×15］/［20×60］=5 小时。故选择 C。

59 题解析：本题考查输液反应的症状。发热反应多发生于输液后数分钟至 1 小时，表现为发冷、寒战、发热。故选择 A。

60 题解析：本题考查静脉输血的操作。取血后应自然复温，在室温放置 15～20 分钟后再输入，不应立即输入。故选择 A。

61 题解析：本题考查对输血过敏反应的预防。供血者在献血前用过可致敏的药物或食物，可使血液中含有致敏物质，因此供血者在采血前 4 小时内不宜吃高蛋白和高脂肪的食物，宜用清淡饮食或饮糖水。故选择 A。

62 题解析：本题为记忆性题目，考查血液标本采集的方法。血清标本应在空腹时采取，此时血液的各种化学成分处于相对恒定状态，避免因进食而影响检验结果。检查肝功能需采集血清标本。故选择 B。

63 题解析：咽拭子标本采集两侧腭弓和咽、扁桃体的分泌物，为图 2-1-2 中 J 所指部位。故选择 C。

64 题解析：心搏、呼吸骤停的判断为一看、二摸。一看为判断患者的意识是否丧失，二摸为摸动脉是否有搏动。故选择 E。

65 题解析：使用氧气时，应先调节流量，再插管应用；停用氧时，应先拔管，再关氧气开关；中途改变流量时，应先将氧气管和吸氧管分开，调节好流量后再接上。故选择 C。

66 题解析：目前该胰头癌患者情绪低落，思想负担较重，此时应增强其战胜疾病的信心，可介绍同病种术后康复期病友与其交流，有利于患者正视自身疾病，增强战胜疾病的信心。故选择 A。

67 题解析：依据活动能力和症状将心功能分为 4 级。体力活动不受限为心功能Ⅰ级；体力活动轻度受限，日常活动可出现症状，休息后很快缓解为Ⅱ级；体力活动明显受限，稍事活动即出现症状，休息较长时间才能缓解为Ⅲ级；不能从事任何体力活动，休息时亦有症状为Ⅳ级。故选择 B。

68 题解析：同一单位时间内，脉率少于心率，表现为脉搏细速、极不规则、听诊心律极不规则、心率快慢不一、心音强弱不等。体温单绘制时，脉率用红点“●”表示，心率用红圈“○”表示。该体温单脉率与脉率相连，心率与心率相连，两曲线之间用红线填满，其发病机制是心肌收缩力强弱不等，有些心排血量少的搏动只产生心音，而不能引起周围血管的搏动，造成脉率低于心率，此脉搏为短绌脉。故选择 B。

69 题解析：口炎的发生与婴幼儿口腔解剖生理特点、口腔不卫生、机体抵抗力下降有关。鹅口疮由白念珠菌感染所致，典型表现为口腔黏膜出现白色乳凝块样物；溃疡性口腔炎主要由链球菌、金黄色葡萄球菌感染；疱疹性口炎常由单纯疱疹病毒感染。故选择 A。

70 题解析：阑尾化脓、坏疽时可伴有反跳痛、腹肌紧张，阑尾周围脓肿时右下腹可触及边界不清和较为固定的压痛性包块，慢性阑尾炎右下腹疼痛，可为隐痛或不适感，运动或饮食不节可诱发。故选择 A。

71 题解析：通过图片确诊是腹股沟斜疝。斜疝好发于婴幼儿，从腹股沟深环突出，进入阴囊，形状为带蒂柄的梨形。故选择 E。

72 题解析：根据患者剑突下刀割样疼痛，寒战、高热伴黄疸，神志淡漠，血压 80/60mmHg 等典型的 Reynolds 五联征表现，首先考虑急性梗阻性化脓性胆管炎。故选择 A。

73 题解析：大量饮酒和暴饮暴食可导致胰液分泌增加，并刺激 Oddi 括约肌痉挛，十二指肠乳头水肿，胰液排出受阻，使胰管内压力增加，引起急性胰腺炎。故选择 B。

74 题解析：人群对百日咳普遍易感，新生儿也不例外，因自胎盘传入的母体抗百日咳抗体，为非保护性抗体，不能保护新生儿。无论菌苗全程免疫者或自然感染者，均不能提供终身免疫。百日咳可导致呼吸系统并发症，以气管炎、支气管肺炎最多见。故选择A。

75题解析：肺源性心脏病慢性缺氧，引起肺细小动脉痉挛，是肺源性心脏病肺动脉高压形成的最重要的原因。故选择C。

76题解析：洛贝林是呼吸兴奋剂，兴奋颈动脉体化学感受器而反射性兴奋呼吸中枢，再者该患者呼吸衰竭，最可能出现的就是呼吸中枢受到抑制。故选择D。

77题解析：麻疹发热4~5天出疹，为红色斑丘疹，疹间皮肤正常，结膜炎症状明显。水痘应出现疱疹，猩红热疹间皮肤充血。故选择A。

78题解析：HBsAg是乙肝表面抗原，是人体受乙型肝炎病毒感染的标志，单纯HBsAg(+)说明体内有乙型肝炎病毒侵入，是乙型肝炎病毒携带者，有一定传染性。抗-HBsAb(+)说明体内有保护性抗体。故选择C。

79题解析：感染是常见的并发症，与蛋白质不足、免疫功能紊乱及使用糖皮质激素治疗有关。常发生呼吸道、泌尿道、皮肤及腹腔感染。感染是肾病综合征复发及疗效不佳的主要原因之一。故选择A。

80题解析：正常人24小时尿量在1 000~1 500ml，少于400ml为少尿，少于100ml为无尿，多于2 500ml为多尿，夜尿量多于白天或多于750ml为夜尿增多。故选择C。

81题解析：泌尿系统感染最重要的护理措施就是多饮水、勤排尿，促进尿道细菌的排出。故选择E。

82题解析：通过病例描述为外阴阴道假丝酵母菌病，对于此类患者首选的检查方法为革兰氏染色法；如怀疑为外阴阴道假丝酵母菌病，多次检查阴性者，可做真菌培养。在检查前，要求不能进行阴道用药、阴道灌洗、性交等，包括双合诊检查，以免影响检查结果，因此不选B和C。选项E氨臭味试验是细菌性阴道病所特有的检查法。故选择D。

83题解析：首先功能失调性子宫出血的概念明确为调节神经的内分泌机制失调导致的异常出血，但全身检查及内生殖器官检查无器质性病变，故不选A和D；它分为有排卵和无排卵两类，因此不选E；其中无排卵多见于青春期和围绝经期，有排卵多见于育龄期，总之，任何年龄都会发病，因此也不选B。故选择C。

84题解析：产妇是右侧急性乳腺炎。此病发生的原因可能是：①产妇产后虚弱；②乳头内陷导致乳汁排出不畅；③乳头破损继发感染；④初产妇经验不足，喂养不当可出现急性乳腺炎。但是混合喂养只是喂养形式的改变，不是造成乳腺炎的原因。故选择B。

85题解析：患者全身大面积烧伤，导致大量血浆渗出，以伤后6~12小时渗出最快，48小时达到高峰，故伤后48小时内容易出现低血容量性休克，临床上称为休克期。故选择C。

86题解析：6-氨基己酸是止血药，对因纤维蛋白溶解活性增高而引起的某些严重出血有明显疗效。适用于多种外科手术时的渗血或局部出血。异丙嗪（非那根）、苯巴比妥钠（鲁米那）、地西泮（安定）等都起镇静催眠作用，而吗啡是麻醉性镇痛药，在腹部闭合性损伤的观察期内忌用。故选择D。

87题解析：破伤风患者为避免痉挛发作，应住单人隔离病室，按接触隔离制度要求，室内温度15~20℃，湿度60%左右，避光、安静，减少外界刺激。破伤风治疗和护理操作要轻巧，尽量集中完成，必要时操作前30分钟给予镇静药。因此镇静、解痉是治疗破伤风的中心环节。轻者给予地西泮、苯巴比妥钠、10%水合氯醛；重者可用冬眠药物；必要时使用硫喷妥钠和肌肉松弛剂。故选择E。

88题解析：骨折行骨牵引，如过度牵引可引起骨折断端分离，导致愈合障碍。故选择C。

89题解析：急性骨髓炎主要表现为寒战、高热，长骨干骺端压痛，白细胞升高，以中性粒细胞为主，发病2周内X线无改变。急性蜂窝织炎表现为局部红、肿、热、痛。化脓性关节炎表现为关节肿胀、疼痛、寒战、高热。膝关节结核有肿胀、疼痛，但没有寒战、高热、中性粒细胞升高。创伤性关节炎表现为肿胀、疼痛、瘀血，无寒战、高热。故选择C。

90题解析：急性期应多休息，保持关节的功能位，除B外，其他几项措施在急性期均可采用。故选择B。

91题解析：光照疗法时若使用单面光疗箱一般每2小时需翻身1次。故选择D。

92题解析：乳腺癌多见于40~60岁妇女，无痛性小肿块是乳腺癌的早期表现。肿块多为单发、质硬、表面不光滑，边缘不整齐，与周围组织分界不清，早期可被推动，晚期侵犯胸肌和胸壁，使肿块固定，常发生在乳房外上象限1，其次在乳晕区和内上象限4，淋巴结多转移至腋窝5。常无自觉症状，多于洗澡、更衣或查体时发现。故选择E。

93题解析：正常血小板的平均寿命是7~11天，特发性血小板减少性紫癜患者血小板寿命明显缩短，为1~3天。故选择A。

94题解析：1型糖尿病的病因有遗传因素、环境因素（病毒感染、化学因素、饮食因素）、自身免疫因素、自然史等。故选择E。

95题解析：出血性脑血管病多发生在活动状态下。脑出血最常见的病因为高血压，蛛网膜下腔出血最常见的病因为先天性脑动脉瘤，多发于青壮年。故选择A。

96题解析：1岁以内婴儿所需总能量为460kJ

(110kcal)/(kg·d),以后每增长3岁,减少42kJ(10kcal)/(kg·d),至15岁时为200~250kJ/(kg·d)。故选择B。

97题解析:小儿支气管肺炎,应保持呼吸道通畅,确保病室内空气新鲜,室温维持在18~22℃,湿度60%。指导和鼓励患儿进行有效的咳嗽,协助患儿取合适的体位并经常更换,翻身、拍背促进排痰,防止坠积性肺炎。故选择C。

98题解析:本题主要考查护患关系的基本模式。主动-被动型:在临床护理工作中,此模式主要适用于不能表达主观意愿、不能与护士进行沟通交流的患者,如神志不清、休克、痴呆及某些精神病患者。指导-合作型:是近年来在护理实践中发展起来的一种模式,也是目前护患关系的主要模式。此模式将患者视为具有生物、心理、社会属性的有机整体。在临床护理工作中,此模式主要适用于急性病患者和外科手术后恢复期的患者。共同参与型:是一种双向、平等、新型的护患关系模式。在临床护理工作中,此模式主要适用于具有一定文化知识的慢性疾病患者。故应选择D。

99题解析:《医疗事故处理条例》第四条的规定,根据对患者人身造成的损害程度,将医疗事故分为四级。一级医疗事故:造成患者死亡、重度残疾的;二级医疗事故:造成患者中度残疾、器官组织损伤导致严重功能障碍的;三级医疗事故:造成患者轻度残疾、器官组织损伤导致一般功能障碍的;四级医疗事故:造成患者明显人身损害的其他后果的。故选择A。

100题解析:护士受到吊销"护士执业证书"处罚,自吊销之日起满2年后,需要重新进行执业注册。故选择B。

101题解析:该患者因须绝对卧床休息,长时间不改变体位,血液循环出现障碍,不能适当供给皮肤和皮下组织所需营养,导致背部肩胛骨长时间受压,而表现出轻度红肿。故选择B。

102题解析:轻度红肿属于压疮初期,此期皮肤无破损,为可逆性改变。可鼓励和协助卧床患者经常更换卧位,一般每2小时翻身1次,但因患者为心绞痛患者,故不可随意增加翻身次数。保持床单位平整、无碎屑可减轻对皮肤的摩擦力;保持皮肤清洁干燥主要是避免潮湿等对皮肤的刺激。压疮初期时可进行局部按摩,促进局部血液循环。故选择E。

103题解析:本题为记忆性题目,考查医院常用外文缩写及中文译意。b. i. d. 的意思是每日2次。故选择E。

104题解析:本题考查肌内注射法的操作。臀大肌肌内注射:患者取侧卧位时,上腿伸直,下腿稍弯曲。故选择B。

105题解析:本题考查肌内注射法的操作。臀大肌注射连线法:取髂前上棘与尾骨连线的外上1/3处为注射部位。故选择E。

106题解析:吸痰时动作应轻柔,左右旋转,向上提拉。每次吸痰时间不超过15秒,如吸痰时间过长,易导致缺氧。故选择D。

107题略。

108题解析:产后胎盘残留的处理原则是清除宫腔的残留物,在清宫之前做好准备,术前术后按摩子宫、注射宫缩剂都是可以的。故选择B。

109题解析:清宫术前没有严格的禁食,但是不鼓励患者进食,以免术中出现"人工流产综合征",导致窒息,或出现意外而转为开腹手术。故选择C。

110题解析:在静脉输液过程中出现胸闷、呼吸困难、咳嗽、咳粉红色泡沫样痰,是因输入量过多或输入过快而引起急性肺水肿。故选择D。

111题解析:患者发生急性肺水肿时,为减少回心血量,减轻心脏负荷,首先为患者安置端坐位,两腿下垂。故选择C。

112题解析:急性肺水肿患者应给予高流量氧气吸入,以提高肺泡内氧分压,增加氧的弥散,改善低氧血症,一般氧流量为6~8L/min。故选择E。

113题解析:避免在烈日下活动,减少暴露部位,必要时穿长袖衣及长裤、戴宽边帽或撑伞。室内紫外线消毒时,患者应回避。避免接触刺激性物品,如化妆品、碱性肥皂等。皮损处可用清水冲洗,温水湿敷红斑处,促进局部血液循环。故选择D。

114题解析:系统性红斑狼疮的病因尚不清楚,目前认为与性激素有关,避孕药物会改变体内性激素的量。故选择C。

115题解析:此患者病情初步考虑为宫颈癌,属外生型,宫颈活体组织检查为初步确诊宫颈癌的最直接的方法,因此为了确诊需进行宫颈活体组织检查。宫颈刮片为早期防癌的普查方法。碘试验为在取宫颈异常活组织所采用的试验,通常和阴道镜相互配合使用。故选择D。

116题略。

117题解析:碘缺乏是地方性甲状腺肿的最常见原因,海拔高的山区、高原和内陆,由于土壤、水源、食物中含碘量很低,不能满足机体对碘的需要,导致甲状腺激素(TH)合成减少。故选择B。

118题略。

119题解析:患者有颅内占位性病变,而且视盘水肿常见于慢性颅内压增高,没有外伤史排除A和E,血压不高排除B,没有发热等感染症状排除D。故选择C。

120题解析:对于颅内占位性病变,解决压迫症状最有效的处理措施就是手术切除病灶。故选择C。

实践能力试题解析

1 题解析:青紫型先天性心脏病是右向左分流的先天性心脏病,即法洛四联症,因长期慢性缺氧引起红细胞代偿性增加,血液黏稠度高,最易并发脑血栓,而高热时,患儿出汗增多,体液丢失明显,使患儿血液黏稠度更加明显,更易引起血栓形成,多喝水或静脉补液可以降低血液黏稠度,预防血栓形成。故选择 B。

2 题略。

3 题解析:主动脉瓣狭窄可引起左心室压力负荷过重,引起左心衰竭。劳力性呼吸困难、心绞痛、晕厥是主动脉瓣狭窄典型的三联征。故选择 C。

4 题解析:由于肥厚型心肌病,左心室流出道梗阻,使心排血量骤然下降,引起猝死。故选择 B。

5 题解析:各种类型肠梗阻的共有临床表现主要有"痛""吐""胀""闭",高位小肠梗阻主要表现有腹痛,频繁呕吐,呕吐物为胃内容物,腹胀不明显;低位小肠梗阻主要表现有腹痛,脐周高度腹胀,早期呕吐不明显,后期可出现溢出性呕吐,为肠内容物;结肠梗阻除腹痛外主要表现为腹周边性腹胀,回盲瓣功能正常者不出现呕吐。故选择 C。

6 题解析:肝性脑病伴有肾损害的患者在药物使用时需保护肝、肾功能,避免使用对肝、肾功能有损害的药物,氨基糖苷类抗生素(如新霉素、卡那霉素、庆大霉素等)对肾功能损害较大,氨苄西林在肝肾功能有损害时应避免使用,甲硝唑对肝、肾功能影响较小,可以使用。故选择 E。

7 题解析:营养不良的最初表现为体重不增,继之体重下降,皮下脂肪逐渐减少或消失,消瘦明显。皮下脂肪消失的顺序为:腹部→躯干→臀部→四肢→面颊部。故选择 E。

8 题解析:流行性脑脊髓膜炎简称流脑,是由脑膜炎奈瑟菌(又称脑膜炎球菌)引起的急性化脓性脑膜炎。小儿发病率高,经呼吸道传播。临床以起病急、突起高热、头痛、呕吐及脑膜刺激征为主要表现。脑膜炎球菌入血发生脓毒症时临床表现为突发高热、头痛、呕吐等毒血症状。70%~90%的患者有皮疹,先为玫瑰疹,后迅速发展为瘀点、瘀斑,1~2mm 至 1~2cm 大小,渐成为暗紫色大疱坏死。皮肤黏膜瘀点、瘀斑为特征性表现。故选择 B。

9 题解析:抑郁症属于情感性精神障碍,其临床表现特点就是郁郁寡欢、情绪低落。故选择 A。

10 题解析:肺源性心脏病并发呼吸衰竭患者缺氧的典型表现是发绀,当动脉血氧饱和度低于 90%时,口唇、甲床等处发绀较为明显;另应注意,因发绀的程度与去氧血红蛋白含量相关。故选择 D。

11 题解析:流行性乙型脑炎极期最严重的 3 种症状是高热、惊厥、呼吸衰竭。故选择 E。

12 题解析:在心脏 X 线表现中梨形心提示二尖瓣狭窄,靴形心提示主动脉瓣关闭不全,烧瓶心提示心包积液。故选择 C。

13 题解析:烧伤深度一般采用三度四分法。其损伤深度分别是:Ⅰ度,烧伤伤及表皮角质层;浅Ⅱ度,烧伤伤及真皮浅层(乳头层);深Ⅱ度,烧伤伤及真皮深层;Ⅲ度,烧伤伤及皮肤全层、肌肉甚至骨骼。该患者创面有大小不等的水疱,剧烈疼痛,提示浅Ⅱ度烧伤,浅Ⅱ度烧伤伤及皮肤的层次为真皮乳头层。故选择 B。

14 题略。

15 题解析:心室颤动是最危急的心律失常,是导致心源性猝死的常见原因。心室颤动时心室内心肌纤维发生快而微弱的不协调的乱颤,属于心搏骤停的一种类型,患者可有意识丧失、大动脉搏动消失,在查体时触摸不到脉搏。故选择 E。

16 题解析:弯腰屈膝侧卧位可使胰腺局部张力下降,疼痛减轻。故选择 C。

17 题略。

18 题解析:中暑高热时,最合适的低压灌肠溶液为 4℃葡萄糖盐水。故选择 D。

19 题略。

20 题略。

21 题解析:上呼吸道感染与化脓性脑膜炎关系密切,健康教育时应强调预防上呼吸道感染,预防化脓性脑膜炎的发生。故选择 B。

22 题解析:小儿一般于 6 个月(4~10 个月)左右开始出乳牙,2~2.5 岁出齐,共 20 个。2 岁以内小儿的乳牙数目约等于月龄减 4~6。故选择 C。

23 题解析:避孕药中的孕激素干扰了雌激素效应,抑制子宫内膜增殖,并使腺体及间质提早发生类分泌期变化,子宫内膜呈现分泌不良,不利于孕卵着床。故选择 E。

24 题略。

25 题解析:室间隔缺损患儿在剧烈哭闹屏气时,由于肺动脉压力升高导致右心室内压力过高,右心室内的静脉血可通过室间隔缺损部位进入左心室,从而流向全身,引起暂时性发绀。故选择 C。

26 题解析:缓解心绞痛发作首选硝酸甘油舌下含服。故选择 C。

27 题略。

28 题解析:新生儿无呼吸,心率低于 90 次/min,全身苍白,四肢瘫软,应诊断为呼吸、心搏骤停,在清理呼吸道后应立即进行胸外心脏按压。故选择 C。

29 题解析:患者发生幽门梗阻,应暂禁食,不应洗胃。故选择 E。

30 题解析:小儿腹泻时常有不同程度的水、电解质平衡失调和酸碱平衡紊乱，如脱水、代谢性酸中毒、低钾血症、低钙血症等。低钾血症时有精神萎靡、四肢无力、腹胀、肠鸣音减弱等神经、肌肉兴奋性降低表现。故选择 C。

31 题解析：患者阑尾切除术后发生了麻痹性肠梗阻，应行胃肠减压及支持疗法。故选择 E。

32 题解析：患者有胆道感染史，胆道化脓性感染可引起肝脓肿。故选择 B。

33 题解析：胆管炎患者非手术治疗期间应密切观察病情变化，若出现血压下降，神志改变，说明病情危重，可能发生了急性梗阻性化脓性胆管炎，需立即手术。故选择 B。

34 题解析：由于患者有十二指肠溃疡病史 3 年，“排黑便 2 次”，排除 A、B、C、D，符合上消化道出血症状。故选择 E。

35 题解析：急性胰腺炎患者使用胃肠减压时可减少胃液对胰腺的刺激，从而减少胰液分泌，故选择 C。

36 题解析：从血气分析的结果来看，该患者 PaO_2<60mmHg，$PaCO_2$>50mmHg 为Ⅱ型呼吸衰竭，Ⅱ型呼吸衰竭氧疗原则为低流量（每分钟 1~2L）、低浓度（28%~30%）鼻导管持续给氧。故选择 A。

37 题解析：镇静药会抑制呼吸中枢，加重 CO_2 潴留，形成脑水肿，从而加重病情，诱发肺性脑病。故选择 D。

38 题解析：该图有 3 个数据，即胸腔引流管与水封瓶水平高度差为 60cm，水封瓶内的长管末端与液面距离为 4cm，长管中的水柱高于液面 8cm。当患者咳嗽、深呼吸时，患侧肺扩张，胸膜腔内压增大，超过水柱深入液面下的深度 4cmH_2O 时，胸腔内的气体和液体就排出胸腔而产生负压；长管中水柱距水面的高度（cm）就是该装置对胸腔施加的负压数（cmH_2O），现水柱为 8cm，说明对胸腔施加的压力为 −8cmH_2O。故选择 D。

39 题略。

40 题解析：过度通气会导致体内二氧化碳浓度下降，出现呼吸性碱中毒。另外，兴奋、多语、抽搐等是呼吸性碱中毒的表现。故选择 D。

41 题解析：该患者最可能患了麻疹。麻疹患儿高热降温忌强降温，以免影响透疹。故选择 E。

42 题略。

43 题解析：甲型肝炎属于消化道传染病，应实行消化道隔离。故选择 C。

44 题解析：骨关节结核的局部治疗包括局部固定制动、穿刺抽脓注抗结核药、病灶清除及关节融合术等。该患者为单纯滑膜结核，属于早期病例，无寒性脓肿形成，不需手术及穿刺治疗，石膏固定制动效果确切。故选择 D。

45 题解析：艾滋病抗病毒治疗能最大限度地抑制艾滋病病毒复制，但不能根除病毒，尽可能使患者的免疫功能得以保存，不被继续破坏，降低艾滋病的发病率和死亡率，减少各种机会性感染和肿瘤的发生率，延长患者生命，提高生活质量。故选择 B。

46 题解析：粪便镜检发现大量脓细胞或红细胞即可确定为细菌性痢疾，无便时可行肛拭子或盐水灌肠取便镜检。故选择 B。

47 题解析：从题干上可以看出该患者的临床诊断是肺结核，合理抗结核化疗是治愈肺结核的主要方法，辅以适当休息、加强营养和对症治疗。抗结核化学药物治疗原则：早期、联合、适量、规律和全程。故选择 A。

48 题解析：利福平可出现黄疸、转氨酶一过性升高及过敏反应，大小便、眼泪会呈现橘红色，使角膜接触镜永久褪色。链霉素属于氨基糖苷类抗生素，其不良反应主要有以下几个方面。①过敏反应：发热及嗜酸性粒细胞增多常见，可发生过敏性休克，尤其是链霉素。②耳毒性：包括前庭功能损害，出现早，眩晕、恶心、呕吐、眼球震颤、平衡障碍，出现即应停药；耳蜗神经损伤，出现耳鸣、耳聋，较难恢复。③肾毒性：主要损害近曲小管上皮细胞，可见蛋白尿、管型、红细胞增多、肾小球滤过率下降，严重者可发生氮质血症及无尿。④神经肌肉接头阻断作用，静脉滴注过快，同时应用肌松药或全麻药，肌无力尤易发生，可致呼吸停止。异烟肼可有周围神经炎、中毒反应和皮疹，避免与抗酸药物同用。乙胺丁醇可引起球后视神经炎，应注意观察患者视力和颜色分辨率，尤其是绿色。吡嗪酰胺除导致胃肠道不适、肝功能损坏外，还可导致高尿酸血症。对氨基水杨酸钠可有胃肠道刺激、变态反应。故选择 C。

49 题略。

50 题解析：新生儿脐炎是由于断脐时或出生后处理不当而被金黄色葡萄球菌、大肠埃希菌或溶血性链球菌等侵染脐部所致。最常见的致病菌为金黄色葡萄球菌，可选用青霉素、头孢呋辛等抗生素。故选择 B。

51 题解析：对胎儿臀位的孕妇可采用膝胸卧位予以矫正或行外转胎位术矫正，如无效可提前住院待产，妊娠 30 周内胎位能自行矫正，30 周后胎位多已固定，不会自行恢复。故选择 E。

52 题解析：新生儿寒冷损伤综合征又称为新生儿硬肿症，主要表现为反应差、吸吮不足，体温常低于 35℃，皮肤发凉、硬肿等。护理时应逐步复温、循序渐进，故选择 C。

53 题略。

54 题解析：肾性水肿主要分为两大类。①肾炎性水肿：常见于肾小球肾炎。当肾小球滤过膜受损，肾小球滤过率下降，水、钠滤过减少，而肾小管重吸收功能相对正常，水、钠重吸收相对增多，即球-管失衡导致毛细血管静水压增高而出现水肿。②肾病性水肿:见于肾病综合征患者。因长期大量蛋白尿造成低蛋白血症,血浆胶体渗透压降低,体液从血管内进入组织间隙而出现水肿。该患者出现了大量蛋白尿,从而出现低蛋白血症、血浆胶体渗透压下降,这是水肿的主要原因。故选择 B。

55 题解析:钾离子随尿液排出体外,肾衰竭体内少尿时钾离子在体内蓄积,可以引起高钾血症,使心率减慢,其最严重的后果是导致心脏停搏。故选择 C。

56 题解析:上尿路结石直径小于 0.6cm,无并发症,适宜非手术治疗,宜多饮水和进行稍剧烈、活动幅度大的运动排石。故选择 E。

57 题解析:产后 2 小时需观察血压、脉搏、子宫底高度、子宫收缩情况、阴道出血量、膀胱是否充盈、会阴及阴道有无血肿。故选择 B。

58 题解析:该患儿未烧伤部位为头、面部、颈部及前胸、腹部约 8 个手掌大的皮肤,其未烧伤面积为 9%+(12-年龄)%+8%=9%+(12-6)%+8%=23%,烧伤面积为 100%-23%=77%。故选择 D。

59 题略。

60 题解析:骨折患者的锻炼原则是:动静结合、主动被动结合、循序渐进、分期锻炼。故选择 D。

61 题解析:颅骨缺损者应避免局部碰撞,以免损伤脑组织,一般在伤后半年左右行颅骨成形术。故选择 A。

62 题解析:颈椎骨折用头颈胸石膏管型固定;四肢骨折用长臂石膏管型固定;胸、腰椎骨折用石膏背心或石膏床固定;肩关节融合手术后用肩人字石膏管型固定;先天性髋关节脱位用蛙式石膏管型固定;髋骨节融合术后用髋人字石膏管型固定。故选择 B。

63 题解析:肩关节多次发生脱位属于习惯性脱位,造成习惯性脱位的原因是初次脱位未行固定,导致脱出,使关节囊不愈合,形成习惯性脱位。故选择 D。

64 题解析:风湿热、猩红热、急性肾小球肾炎致病菌均为 A 组溶血性链球菌。故选择 E。

65 题解析:胃大部切除术后出现倾倒综合征的患者主要通过饮食调整,如少食多餐,避免过甜(蛋糕)、过咸、过浓的流质饮食(豆浆、骨头汤、牛奶等),宜进低糖、高蛋白饮食,进餐时限制饮水喝汤,进餐后平卧 10~20 分钟。故选择 E。

66 题略。

67 题解析:根据该患者的病史及临床特点,应考虑为大肠癌。大肠癌可分为直肠癌和结肠癌,结肠癌又可分为右半结肠癌和左半结肠癌。直肠癌主要表现为排便习惯改变,黏液血便,直肠指检可触及肿块;左半结肠癌的临床表现以肠梗阻、便秘、腹泻、便血等症状为主;右半结肠癌的临床表现常以贫血、消瘦、腹部肿块为主。因该患者于右下腹触及腹部肿块,可排除直肠癌和左半结肠癌。故选择 C。

68 题解析:当患者有间歇性无痛性肉眼血尿时首先考虑泌尿系统肿瘤,排除 B、C,而伴有左上腹肿块时应考虑肾脏肿瘤。肾母细胞瘤多见于小儿,血尿出现迟,可排除;肾盂癌行 X 线造影检查表现为充盈缺损,肾癌表现为肾盂肾盏拉长变形。故选择 A。

69 题解析:在无保护性生活后,可以采取紧急避孕措施,其中药物避孕需在 72 小时内服药,放置宫内节育器须在 120 小时内。故选择 A。

70 题略。

71 题解析:急性白血病患者因骨髓正常造血功能被抑制,常表现为全血细胞减少。当白细胞 $<1.0\times10^9$/L 时极易发生感染,需进行保护性隔离;血小板 $<20\times10^9$/L 时可发生严重出血,需绝对卧床休息或输血小板。故选择 D。

72 题解析:手腕部骨化中心数目按一定规律出现,1~9 岁腕部骨化中心数目约为其年龄加 1,故选择 B。

73 题略。

74 题解析:纯母乳喂养,即除母乳外,不给其他食品及饮料,包括水。随着小儿年龄的增长,母乳的质和量不能满足其生长发育的需要;且小儿消化功能的增强,可添加辅食。婴儿 6 个月开始引入半固体食物,并逐渐减少哺乳次数,增加引入食物的量,继续母乳喂养至 24 个月。故选择 A。

75 题解析:丙酸睾酮的副作用有肝损害、男性化。丙酸睾酮不易吸收,长期肌内注射的患者应避免在同一部位注射,以免出现皮下硬结,每次注射前应检查注射部位有无硬块,如发现局部有皮下硬结时,应避开硬结,在其他部位注射。故选择 B。

76 题略。

77 题解析:甲巯咪唑是治疗甲状腺功能亢进症的首选药,但最严重的不良反应是可导致使用者出现粒细胞缺乏症。主要有两个方面的原因:①甲状腺素可以抑制造血系统的功能,尤以对白细胞的抑制最为明显;②该药对骨髓细胞的毒副作用,可造成粒细胞成熟障碍,产生幼稚粒细胞。粒细胞缺乏症的危害在于可降低患者机体的免疫功能,使其抵御疾病的能力下降,因此甲状腺功能亢进症患者易受病原微生物的侵犯而出现发热、咽痛、咳嗽、乏力、下颌下淋巴结肿胀、口腔溃疡及皮疹、肌肉和关节疼痛等症状。故选择 C。

78 题解析:中国人的体质指数(BMI)=体重(kg)/[身高(m)]^2。其判断标准为:<18.5 偏瘦,18.5~23.9 理想,24~27.9 超重,≥28 轻度肥胖,≥30 重度肥胖。该患者的体质指数 $=71/1.56^2=29.2\text{kg/m}^2$,属于轻度肥胖。故选择 A。

79 题解析:嘌呤是导致血液中尿酸增多的主要物质。因此,痛风患者应该严格控制嘌呤的摄取量。饮食应禁吃或少吃高嘌呤食物,以减少痛风的发作。蔬菜中,应避免食用嘌呤含量较高的蔬菜,如豌豆、菠菜和球芽甘蓝等。故选择 C。

80 题解析:常见脑疝可分为小脑幕切迹疝(图中②的位置)和小脑扁桃体疝(又称枕骨大孔疝,图中①的位置)。小脑幕切迹疝主要表现为在颅内压升高的基础上出现进行性意识障碍,患侧瞳孔先小后大,对光反射消失,对侧肢体瘫痪、肌张力增加、腱反射亢进等,生命体征改变出现较迟;枕骨大孔疝缺乏特征性表现,易误诊,生命体征改变出现较早,意识障碍出现较晚。腰椎穿刺,可以直接测量颅内压力,同时取脑脊液做化验。但颅内压升高明显时,可造成枕骨大孔疝,致延髓呼吸中枢受压,患者可突发呼吸骤停而死亡。故选择 B。

81 题解析:皮下血肿比较局限、无波动,有时因周围组织肿胀较中心硬,易误诊为凹陷性骨折。帽状腱膜下血肿位于帽状腱膜下疏松组织层内,血肿易扩展,甚至可充满整个帽状腱膜下层,触诊有波动感。骨膜下血肿多由相应颅骨骨折引起,范围局限于某一颅骨,以骨缝为界,血肿张力较高,可有波动感。故选择 A。

82 题解析:脑震荡和脑挫裂伤在意识障碍上的鉴别点就是伤后昏迷时间,不足 30 分钟的是脑震荡,大于 30 分钟的就是脑挫裂伤。故选择 A。

83 题解析:风湿性心脏病常见的并发症有心力衰竭、心律失常、栓塞、感染性心内膜炎等。此患者住院时突然出现偏瘫、头痛,为并发脑栓塞的表现。故选择 B。

84 题解析:癫痫病患者强直阵挛发作的特征性表现是意识丧失和全身对称性抽搐。故选择 D。

85 题解析:佝偻病患儿的日光照射应在 1~2h/d,并让日光直接照射到皮肤上,皮肤中的 7-脱氢胆固醇才能在紫外线作用下转化为人体需要的维生素 D。故选择 C。

86 题解析:患儿烦躁不安,气促,口唇发绀,脉搏 180 次/min,肺部可闻及较多细湿啰音,心音低钝,肝肋下 3cm 等都提示心力衰竭,护士应及时报告医生,减少各种刺激,给患儿取半卧位,给氧,协助用药,并减慢输液速度,备好抢救用品。故选择 A。

87 题解析:接种麻疹疫苗一般注射部位是上臂外侧三角肌附着处皮肤,先用 75% 乙醇消毒,待干后皮下注射 0. 5ml。故选择 C。

88 题解析:青春期女性体格生长速度快,第二性征开始出现,生殖系统迅速发育。但是,此阶段下丘脑-垂体-卵巢轴发育不完善,神经内分泌调节功能不稳定。故选择 C。

89 题解析:双胎妊娠易发生早产,查体发现宫口开大 6cm,其最可能发生的情况是早产。故选择 C。

90 题解析:糖尿病患者在静脉输液时,一般不用含葡萄糖的溶液,而待产孕妇使用缩宫素一般采用 2. 5U 加入 500ml 溶液中以 4~6 滴/min 的滴速开始滴注。故选择 A。

91 题解析:华法林是一种抗凝剂,其主要不良反应是出血,使用电动剃须刀剃须主要目的是避免剃须时损伤皮肤导致出血。故选择 A。

92 题解析:在孕妇腹壁上听胎心,以胎儿背部的位置最清楚。①枕先露时,胎心音在脐下方右侧或左侧;②臀先露时,胎心音在脐上方右侧或左侧;③肩先露时,胎心音在脐部下方听得最清楚。故选择 C。

93 题解析:5 个答案都是妊高征发生的高危因素,但是题目中明确提到的是患者有高血压家族史。故选择 A。

94 题解析:先兆子宫破裂的临床表现是病理性缩复环、下腹部压痛、胎心率改变及血尿。典型的表现是病理性缩复环。故选择 D。

95 题解析:胎盘的位置、成熟度、羊水量和双顶径与先兆子宫破裂无明显关系。病理性缩复环、下腹部压痛、胎心率改变及血尿是子宫破裂的先兆,尿常规检查是否有血尿可以作为子宫破裂的辅助检查项目。故选择 D。

96 题解析:由于洋地黄类药物具有兴奋迷走神经的作用,使心率减慢,所以服用洋地黄类药物之前需要测脉搏。当患者的脉搏<60 次/min,应暂停服药。故选择 C。

97 题解析:洋地黄中毒的表现包括胃肠道反应,如食欲减退、恶心、呕吐等;心脏毒性反应,易致各种心律失常;神经系统反应,如头晕、头痛、视物模糊、黄绿色视等。洋地黄中毒的处理措施包括立即停药、补充钾盐、停用排钾利尿药及应用抗心律失常药物,首要措施是停药。故选择 E。

98 题解析:因钙剂和洋地黄类药物同时应用可导致洋地黄中毒,在使用洋地黄时应停用钙剂。故选择 A。

99 题解析:法洛四联症是最常见的青紫型先天性心脏病,患儿常在吃奶、哭闹、活动后出现阵发性缺氧发作,如呼吸困难、晕厥和抽搐。故选择 B。

100 题解析:一旦阵发性缺氧发作,立即给予膝胸位、吸氧、镇静,纠正酸中毒,给予去氧肾上腺素(可用于法洛四联症急性发作时增加体循环压力,改善急性发作症状),提高动脉血压,或普萘洛尔减轻右室流出道梗阻,减少右向左分流,必要时给予吗啡。故选择 E。

101 题解析:法洛四联症为最常见青紫型先天性心脏病,发绀为主要表现。发绀程度和出现早晚与肺动脉狭窄程度有关,即为法洛四联症的关键病理改变,图中 A 为肺动脉狭窄。故选择 A。

102 题略。

103 题解析:为避免术后疝复发,术前要消除致腹压升高的因素,对有咳嗽、便秘、排尿困难者应给予对症处理。故选择 A。

104 题略。

105 题解析:支气管哮喘典型表现为发作性伴有哮鸣音的呼气性呼吸困难,可伴有气促、胸闷或咳嗽。故选择 D。

106 题解析:患者“出现右侧胸痛,呼吸困难加重”“右胸叩诊鼓音”,此为右侧气胸的表现。怀疑气胸时,首选胸部 X 线检查。由于气体将肺压缩,X 线片可见压缩的肺与胸壁间出现透明的含气区,对于肺组织压缩明显的患者,通过胸部正位片很容易做出诊断。故选择 A。

107 题解析:β_2 受体激动剂除具有迅速松弛支气管平滑肌作用外,还具有一定的抗气道炎症、增强黏膜纤毛功能的作用,是控制症状的首选药。如沙丁胺醇、特布他林、福莫特罗等制剂。用药方法首选吸入法。故选择 B。

108 题解析:患儿有麻疹接触史,之后出现了上呼吸道感染、结膜炎和麻疹黏膜斑,麻疹黏膜斑有早期诊断价值,推测该患儿最可能患了麻疹。故选择 A。

109 题解析:患儿尚未出疹,应属于麻疹前驱期。故选择 C。

110 题解析:易感儿被动免疫宜在接触后 5 日内进行,能免于发病或减轻症状。故选择 A。

111 题解析:根据该患者的临床表现应考虑丹毒(网状淋巴管炎)或蜂窝织炎。该患者局部一片红、肿,边界清楚,倾向于丹毒。故选择 C。

112 题解析:此时可以反过来看 111 题,如果选蜂窝织炎,此时 A、B 措施均不需要,因为蜂窝织炎不会引起接触性传染,使用后的敷料不需焚毁,因此 111 题应选网状淋巴管炎,即丹毒,应用碘酊消毒,50% 硫酸镁湿敷。故选择 C。

113 题解析:结核菌素试验结果判断:经 48~72 小时后测量皮肤硬结直径,如直径<5mm,为阴性反应(-);5~9mm 为弱阳性反应(+);10~19mm 为阳性反应(++);20mm 以上或局部皮肤发生水疱与坏死者为强阳性反应(+++)。故选择 C。

114 题解析:在医院和家庭中严格消毒隔离,实行分餐制,餐具单独使用,用消毒液浸泡消毒。故选择 A。

115 题解析:前列腺摘除术后使用气囊导尿管压迫止血。该患者术后第 1 天,预防术后前列腺窝出血的最主要措施当然是做好气囊导尿管护理。故选择 C。

116 题解析:前列腺摘除术后膀胱冲洗是在留置导尿管基础上进行的,常规冲洗液是经导尿管缓缓流入膀胱。故选择 C。

117 题解析:顺铂的主要药理作用是破坏 DNA 结构,主要副作用是肾毒性。顺铂进入细胞后,与 DNA 发生反应,形成 DNA 内两点或两链的交叉连接,从而抑制 DNA 复制和转录,导致 DNA 断裂和错码,抑制细胞有丝分裂。故选择 C。

118 题解析:子宫动脉栓塞化疗术后 24 小时适当床上翻身活动,但插管侧下肢制动 24 小时,穿刺点加压包扎 24 小时,同时注意观察同侧的足背动脉搏动。故选择 D。

119 题解析:长期胃溃疡患者,当出现疼痛节律紊乱、药物治疗无效、食欲减退、呕吐、乏力、消瘦、体重明显下降、呕血和黑便等症状时,提示胃癌。故选择 A。

120 题解析:由于该患者考虑胃溃疡恶变,为明确诊断首选内镜检查。故选择 C。

模拟试卷三

专业实务参考答案

1. E	2. A	3. A	4. A	5. B	6. D	7. C	8. B	9. D	10. B
11. E	12. E	13. A	14. B	15. A	16. D	17. C	18. C	19. C	20. E
21. D	22. B	23. A	24. E	25. C	26. C	27. B	28. B	29. E	30. C
31. D	32. E	33. A	34. A	35. E	36. C	37. C	38. E	39. B	40. B
41. C	42. B	43. B	44. B	45. A	46. C	47. C	48. C	49. C	50. D
51. D	52. B	53. A	54. A	55. D	56. C	57. E	58. B	59. D	60. B
61. D	62. D	63. E	64. A	65. D	66. D	67. D	68. E	69. A	70. A
71. A	72. C	73. D	74. A	75. A	76. A	77. D	78. D	79. A	80. C
81. E	82. B	83. B	84. C	85. B	86. C	87. C	88. A	89. B	90. D
91. D	92. B	93. B	94. D	95. A	96. C	97. A	98. B	99. B	100. C
101. A	102. C	103. E	104. C	105. B	106. C	107. A	108. E	109. C	110. B
111. B	112. A	113. B	114. C	115. D	116. A	117. C	118. D	119. D	120. E

实践能力参考答案

1. A	2. E	3. E	4. A	5. B	6. C	7. E	8. E	9. A	10. A
11. B	12. E	13. A	14. C	15. C	16. A	17. A	18. C	19. E	20. A
21. E	22. C	23. D	24. E	25. E	26. C	27. A	28. D	29. E	30. C
31. C	32. B	33. A	34. B	35. B	36. A	37. B	38. D	39. E	40. D
41. C	42. E	43. C	44. D	45. D	46. E	47. E	48. B	49. D	50. C
51. C	52. D	53. C	54. C	55. A	56. D	57. C	58. E	59. B	60. A
61. B	62. D	63. B	64. E	65. D	66. B	67. D	68. C	69. D	70. C
71. B	72. D	73. B	74. C	75. C	76. B	77. B	78. B	79. B	80. C
81. D	82. E	83. B	84. A	85. B	86. C	87. B	88. D	89. C	90. C
91. C	92. B	93. C	94. D	95. E	96. C	97. C	98. D	99. C	100. E
101. B	102. C	103. D	104. A	105. C	106. E	107. B	108. D	109. C	110. B
111. B	112. D	113. C	114. E	115. D	116. A	117. B	118. B	119. B	120. C

专业实务试题解析

1题解析:家属到达的时间对于患者的抢救影响不大,不必纳入抢救记录中。故选择E。

2题解析:口罩潮湿、被污染后或接触传染病患者后应立即更换。故选择A。

3题解析:本题考查护士正确坐姿。坐在椅子前部的1/2~2/3,上半身挺直、抬头、下颌微收,目光平视,两腿、两脚并拢,双手交叉相握于腹前。故选择A。

4题解析:1岁以内婴儿的心率正常值为110~130次/min,呼吸正常值为30~40次/min,根据心电监护结果均属正常。故选择A。

5题解析:本题考查调节输液速度的原则。成人输液速度一般为40~60滴/min,儿童输液速度一般为20~40滴/min。故选择B。

6题解析:患者输液1小时后突发呼吸困难、胸闷、咳嗽、咳泡沫样痰(粉红色或白色),是由于输液速度过快,短时间内输入过多液体,使循环血容量急剧增加,心脏负荷过重;患者原有心肺功能不良,尤多见于急性左心功能不全者。故选择D。

7题解析:肥厚型心肌病以左心室或右心室肥厚为特征。故选择C。

8题解析:对于有发热感染的小儿,不提倡在未痊愈时接种流感疫苗。因此在评估时应注意小儿近期有无发热、感染。故选择B。

9题解析:肾病综合征是指由多种病因引起的,无论是肾脏本身的疾病,如急性肾炎、慢性肾炎,还是肾外疾病,如糖尿病肾病、狼疮肾炎、肾淀粉样变性、过敏性紫癜等,在疾病过程中,当肾小球滤过膜的屏障作用受损,滤过膜对血浆蛋白(以清蛋白为主)的通透性增高,当原尿中蛋白质含量超过肾小管的重吸收能力时,导致大量蛋白尿,这是肾病综合征起病的根源。典型表现为大量蛋白尿、低蛋白血症、高度水肿、高脂血症。其病理生理不包括大量糖尿。故选择D。

10题解析:蒙脱石散为天然蒙脱石微粒粉剂,具有层纹状结构和非均匀性电荷分布,对消化道内的病毒、病菌及其产生的毒素、气体等有极强的固定、抑制作用,使其失去致病作用;此外对消化道黏膜还具有很强的覆盖保护能力,有助于修复、提高小儿肠道黏膜屏障的防御功能。故选择B。

11题解析:艾滋病不会由正常献血途径传染。故选择E。

12题解析:根据《中华人民共和国民法典》第七编第六章第一千二百二十条规定,因抢救生命垂危的患者等紧急情况,不能取得患者或者其近亲属意见的,经医疗机构负责人或者授权的负责人批准,可以立即实施相应的医疗措施。故选择E。

13题解析:继发性腹膜炎主要致病菌是胃肠道内常驻菌群,其中以大肠埃希菌最多见。故选择A。

14题解析:睡眠紊乱是抑郁状态最常伴随的症状之一,早醒也是不少患者的主诉。故选择B。

15题解析:辅食的添加一般于出生后1~3个月开始,添加果汁、菜汤及鱼肝油滴剂;4~6个月起,除补充维生素外,还应补充铁质、蛋白质和淀粉类,可先加蛋黄,后逐渐加蒸蛋、菜泥、鱼泥及米糊、稀粥等;7~9个月起,可添加一些固体食物,如烂面、蛋、鱼、饼干、馒头片等,促进牙齿的发育。故选择A。

16题解析:高血压患者饮食指导包括①减少钠盐摄入,告知患者钠盐可升高血压并存在引发高血压的发病风险,每天钠盐摄入量应低于6g,增加钾盐摄入,建议使用可定量的盐勺。减少味精、酱油等调味品的使用,减少咸菜、火腿、卤制或腌制等食品的摄入。②限制总热量,尤其要控制油脂类食物的摄入量。③营养均衡，适量补充蛋白质，增加新鲜蔬菜和水果，增加膳食中钙的摄入。故选择 D。

17 题解析：第 1~3 肋骨较短，受锁骨、肩胛骨和肌肉的保护，很少骨折。第 4~7 肋骨较长且固定，最易骨折。第 8~10 肋骨虽较长，但其前端不直接连接胸骨，弹性较大，亦不易骨折。第 11~12 肋骨前端游离不固定，也不易骨折。故选择 C。

18 题解析：现场抢救优先顺序为心搏骤停、窒息、活动性大出血、气胸、休克、大的骨折等。故选择 C。

19 题解析：精神分裂症患者有多疑、敌对及困惑感，有的患者可能出现对周围环境的恐惧、害怕，虽然从理智上自己也觉得没有什么不妥，但就是感到对周围环境的恐惧和对某些人的不放心。患者往往相信日常生活中具有专门针对自己的、特殊的(通常为凶险的)意义的处境，因此当别人低声谈话时会被患者猜疑。故选择 C。

20 题解析：卡介苗与其他抗癌药物不同，不是直接杀伤癌细胞，卡介苗与膀胱肿瘤有相同的抗原，通过激活患者体内的单核巨噬细胞系统，增加淋巴细胞的细胞毒作用和产生抗肿瘤抗体，使之有针对性地破坏肿瘤组织，手术后用卡介苗灌注膀胱，是治疗和预防膀胱癌复发的有效办法。故选择 E。

21 题解析：抗厌氧菌感染的首选药是甲硝唑。故选择 D。

22 题解析：此患者为洋地黄中毒出现室性期前收缩二联律，首选药为利多卡因或者苯妥英钠。故选择 B。

23 题解析：阿卡波糖是葡糖苷酶抑制剂。可降低餐后血糖。常用于有餐后高血糖的 2 型糖尿病患者。吃第一口餐时与餐同服，不良反应有腹胀、腹痛、腹泻或便秘，溃疡病、胃肠炎患者慎用。前几年常考查的二甲双胍是双胍类药物，主要是通过抑制肝糖原的分解，增加外围组织对胰岛素的敏感性而发挥降糖作用，且能降低心血管风险。二甲双胍主要有促进糖的利用作用，一般不引起低血糖反应。故选择 A。

24 题略。

25 题解析：各种常用过敏试验的皮试液浓度分别是：青霉素 500U/ml，链霉素 2 500U/ml，普鲁卡因 2.5mg/ml，细胞色素 C 0.75mg/ml，破伤风抗毒素 150U/ml。故选择 C。

26 题略。

27 题解析：心的正常传导路径为：窦房结—结间束—房室结—房室束—左右束支—浦肯野纤维。图中 A 为窦房结、B 为房室结、C 为右束支、D 为房室束、E 为前结间束。经过结间束后会到达房室结，也就是 B。故选择 B。

28 题解析：导泻可选用乳果糖。乳果糖不仅具有轻泻作用，且在肠道内可被肠菌分解为乳酸和乙酸，酸化肠腔。当结肠内 pH>6 时，NH_3 大量弥散入血；pH<6 时，则以 NH_4^+ 的形式从血液转至肠腔，随粪便排出，从而减少肠道氨的形成及吸收。故选择 B。

29 题解析：根据病史及查体结果，患者目前是异位妊娠破裂，失血性休克。患者有疼痛、焦虑存在，也缺乏异位妊娠的知识(提出要求保胎)。这些问题都是患者的护理问题，但是首优的护理问题是有关患者生命安全的问题。故选择 E。

30 题解析：正常阴道液 pH 为 4.5~6.0，羊水 pH 为 7.0~7.5，胎膜早破后，羊水流入阴道，使阴道液的 pH 升高。当阴道 pH≥6.5 时，提示胎膜早破。故选择 C。

31 题解析：空气流通可调节室内温湿度，增加氧含量，降低二氧化碳含量及空气中微生物的密度，有利于减少病室内细菌含量，从而促进患者的食欲。开窗通风可以增加汗液蒸发，但不是其主要目的。故选择 D。

32 题解析：因患者有活动性出血，随时有发生休克的可能，应立即止血、测血压、建立静脉输液通道。故选择 E。

33 题解析：平车运送法的移动顺序为自床移向平车时，先移动上半身，再移动臀部、下肢。自平车移回床时，先移动下肢，再移动上半身。故选择 A。

34 题解析：长期卧床和下肢手术制动患者，容易发生下肢深静脉血栓。护理时应协助患者做足背部伸屈运动以防下肢深静脉血栓形成，一旦下肢深静脉血栓形成，应采取有效措施预防肺动脉栓塞，包括绝对卧床休息 2 周，严禁按摩、压迫患肢等。下肢深静脉血栓形成后脱落是引起肺栓塞的最常见原因。此患者已出现呼吸困难和发绀，可判断该患者已发生肺栓塞。故选择 A。

35 题解析：中凹位可抬高患者头、胸部 10°~20°，有利于呼吸；同时抬高下肢 20°~30°，有利于静脉回流，增加心排血量，适用于休克患者。故选择 E。

36 题解析：持续牵引是利用牵引力和反牵引力机械装置，作用于骨折部位，以达到复位和维持固定的目的。一般将床头或床尾抬高 15~30cm 设置对抗牵引。故选择 C。

37 题解析：压力蒸汽灭菌法是利用高压下的高温饱和蒸汽杀灭所有微生物及其芽孢。一般压力达 103~137kPa，温度达 121~126℃时经 20~30 分钟才能达到灭菌目的。本法适用于耐高温、耐高压、耐潮湿的物品，包括敷料、手术器械、搪瓷类物品及某些药品、细菌培养基等。故选择 C。

38 题解析：图中所示右小腿、足部皮肤上有大小不等的水疱形成，内含较多淡黄色澄清液体，疱壁薄，应考虑浅Ⅱ度烧伤。故选择 E。

39 题解析：乳腺癌术后伤口皮瓣下置入引流管

做持续负压吸引，使皮瓣下的潜在间隙始终保持负压状态，有利于创面渗液的排出，也使皮瓣均匀地附着于胸壁，便于皮瓣建立新的血液循环。负压维持在 3～6kPa 为宜，并保持引流通畅，吸引器充盈 1/3～1/2 时应及时清除。更换敷料发现皮瓣下积液，应在无菌操作下穿刺抽吸，然后再加压包扎。若发现皮瓣边缘发黑坏死，应及时报告医生并协助将其剪除，待创面自行愈合，或待肉芽生长良好后再植皮。故选择 B。

40 题略。

41 题解析：龙葵碱中毒先催吐，然后用 2% 碳酸氢钠溶液、0.5% 鞣酸溶液或 1∶5 000 高锰酸钾溶液洗胃，内服硫酸镁导泻。故选择 C。

42 题解析：退热期特点为散热大于产热。患者大量出汗，体液丧失，年老体弱及心血管病患者易出现虚脱或休克现象。故选择 B。

43 题解析：测定基础代谢率要求患者在清晨、清醒、安静、空腹状况下进行。故选择 B。

44 题解析：当患者出现休克症状、心排血量减少、动脉充盈度降低时，脉搏细弱无力，称丝脉（细脉）。故选择 B。

45 题解析：患者因肺炎消耗较大，故应选择高热量饮食。故选择 A。

46 题略。

47 题解析：血栓闭塞性脉管炎主要发病因素有长期吸烟、潮湿及寒冷的生活环境，其中主动或被动吸烟是本病发生和发展的主要因素，其次是慢性损伤和感染。故选择 C。

48 题解析：下肢浅静脉主要是大隐静脉和小隐静脉。大隐静脉起自足背静脉网的内侧，沿下肢内侧上行，注入股静脉；小隐静脉起自足背静脉网的外侧，注入腘静脉。原发性静脉曲张以大隐静脉曲张为主。早期在站立过久后出现下肢酸胀沉重，逐渐出现浅静脉迂曲、扩张。病情进一步发展，可出现足靴区皮肤萎缩、毛发脱落、瘙痒、脱屑、色素沉着、湿疹，甚至踝部形成溃疡。故选择 C。

49 题解析：该图中的卧位分别为①去枕平卧，头偏向一侧；②头低足高位；③半坐卧位；④头高足低位；⑤侧卧位。盆腔、腹腔手术后或有炎症的患者宜采取半坐卧位，可使腹腔渗出液流入盆腔，促使感染局限，便于引流；盆腔腹膜抗感染性较强，而吸收较弱，可防止炎症扩散和毒素吸收，减轻中毒反应；还可使腹肌松弛，有利于腹部疼痛的缓解。故选择 C。

50 题解析：本题考查尿潴留的护理。屏风遮挡、安慰等措施可以放松患者心情，热敷的目的是放松肌肉，坐起排尿是为排除体位因素，只有温水冲洗是利用躯体的条件反射。故选择 D。

51 题略。

52 题解析：洋地黄中毒的表现包括胃肠道反应，如食欲减退、恶心、呕吐等；心脏毒性反应，易致各种心律失常；神经系统反应，如头晕、头痛、视物模糊、黄绿色视等。心脏毒性反应是最严重的，可因严重心律失常导致死亡，用药时应特别注意观察脉搏和听诊心脏，及时发现严重心律失常。故选择 B。

53 题解析：本题考查皮内注射操作方法。皮内注射法可用于各种药物过敏试验，其部位应取前臂掌侧下段，注射前用 70% 乙醇消毒皮肤，不可使用碘剂消毒，针头斜面向上，与皮肤呈 5°刺入皮内，针尖斜面完全进入皮内，进针后不需抽回血，拔针后不按压。故选择 A。

54 题解析：本题考查股静脉穿刺部位定位。股静脉穿刺部位在股三角区，髂前上棘和耻骨结节连线的中点为股动脉，股动脉内侧 0.5cm 处为股静脉。故选择 A。

55 题解析：本题考查青霉素过敏试验结果的判定。过敏试验阳性时，局部皮丘隆起，并出现红晕硬块，直径>1cm，或周围有伪足、有痒感，严重时可发生过敏性休克。本病例局部皮肤红肿，直径 1.3cm，判定该患者试验结果为阳性，不能使用青霉素。故选择 D。

56 题解析：本题考查破伤风抗毒素过敏试验结果的判定和脱敏注射法的应用。阳性表现为局部皮丘红肿、硬结，直径>1.5cm，红晕直径>4cm，有时出现伪足、痒感。试验结果为阳性时，须用脱敏注射法，将 TAT 分 4 次量，注射量由少到多，依次是 0.1ml、0.2ml、0.3ml、余量。每隔 20 分钟肌内注射 1 次。1ml 的 TAT 是 1 500U，试敏时抽取 0.1ml，加 0.9ml 生理盐水，配成含 TAT 150U/ml 的溶液。故选择 C。

57 题解析：本题考查静脉输液常用溶液及作用。低分子右旋糖酐有降低血液黏稠度、改善微循环和抗血栓形成的作用。故选择 E。

58 题解析：本题考查静脉输液操作穿刺部位的选择。应注意保护血管，先选择远心端血管再逐步选择近心端血管。故选择 B。

59 题解析：本题考查静脉输液速度的计算。每分钟滴数＝液体总量（ml）×点滴系数（滴/ml）/输液所用时间（min），将数值代入公式（250×15）/20＝187.5 滴/min。故选择 D。

60 题解析：本题考查静脉输液故障及排除法。输液中溶液不滴，挤压输液管有阻力，无回血，局部无肿胀，表明针头已堵塞。处理需要更换针头重新穿刺。故选择 B。

61 题解析：本题考查溶血反应的护理。输少量血后患者出现头胀、四肢麻木、腰背部剧痛，是溶血反应开始阶段的表现。出现溶血反应可静脉注射碳酸氢钠碱化尿液，增加血红蛋白在尿液中的溶解度，减少沉淀，避免阻塞肾小管。而枸橼酸钠中毒反应因出现低钙血症，才需要静脉注射10%葡萄糖酸钙。故选择D。

62题解析：本题为记忆性题目，考查采集静脉血标本的方法。亚急性细菌性心内膜炎，采血量需增至10~20ml，以提高培养阳性率。故选择D。

63题解析：痰液黏稠，难以咳出，咳嗽、咳痰加重时，首先超声雾化吸入，稀释痰液，从而达到清理呼吸道的目的，也可采取其他有助于排痰的措施。但切不可增加吸引器负压吸痰，以防发生危险。故选择E。

64题解析：患者吞服强酸或强碱等腐蚀性药物后禁忌洗胃，以免导致胃穿孔。故选择A。

65题解析：根据该患者的表现，首先考虑心搏、呼吸骤停（意识障碍+颈动脉搏动消失），针对心搏、呼吸骤停患者应立即进行心肺复苏。故选择D。

66题解析：本题考查氧浓度和氧流量的换算公式。吸氧浓度（%）=21+4×氧流量（L/min），患者确诊为急性呼吸窘迫综合征，给予面罩吸氧。吸氧浓度要求是53%，计算：需将氧流量（L/min）调至（53-21）/4=8（L/min）。故选择D。

67题解析：支气管肺癌中的鳞状细胞癌及小细胞癌以中央型最为常见。故选择D。

68题解析：特别护理记录单的眉栏各项用蓝（黑）水笔填写，包括患者的姓名、科别、病室、床号、住院号、诊断、记录日期及页码等；上午7时至下午7时用蓝（黑）水笔记录，下午7时至次晨7时用红色水笔记录；出入液量应每12小时和24小时做1次总结，并填写在体温单相应栏内；应详细记录患者的病情变化、症状表现、治疗、护理措施及其效果，并签全名。故选择E。

69题解析：交替脉，是脉律正常，而脉搏强弱交替出现的脉搏，是既往患有冠心病，现出现左心衰竭的最具特征性体征。奇脉是脉搏随深吸气逐渐减弱甚至消失，呼气时又有所加强，当心包积液量超过300ml时，心脏舒张受限即为心脏压塞。心包积液快速增加可引起急性心脏压塞。水冲脉是脉搏骤起骤落，犹如潮水涨落，主要见于主动脉关闭不全、动脉导管未闭等。绌脉（脉搏短绌）：在同一单位时间内脉率小于心率，脉搏细速，极不规律，听诊心律极不规律，心率快慢不一，心音强弱不等，见于心房颤动。故选择A。

70题解析：根据病史，该患者应是急性心肌梗死，在24小时内禁止使用洋地黄制剂。故选择A。

71题解析：Horner综合征是颈部交感神经受压，出现病侧眼睑下垂、瞳孔缩小、眼球内陷，同侧额部及胸部无汗或少汗，声音嘶哑是由喉返神经受压所致。故选择A。

72题解析：患儿在出生时头部受产钳挤压，存在发病条件，在检查中脑脊液有皱缩红细胞，可明确诊断为新生儿颅内出血。故选择C。

73题解析：化脓性阑尾炎患者出现腹肌紧张，属于腹膜炎的体征。故选择D。

74题解析：PTC是经皮肝穿刺胆管造影；ERCP是经内镜逆行胰胆管造影；CT是小肝癌（直径<1cm）、脑血管疾病时的首选；本患者还不能确定是胆道疾病还是肝脏疾病，可通过B超确诊。故选择A。

75题解析：黄体酮为油状液体，应选择粗长针头进行肌内深注射。故选择A。

76题解析：根据该患儿表现，提示出现了心力衰竭，肺动脉高压可增加右心排血的阻力，而中毒性心肌炎可降低心脏功能，均可导致心力衰竭。故选择A。

77题解析：COPD典型的临床表现为气流受限不完全可逆，呈进行性发展。故选择D。

78题解析：虽然肋骨骨折在胸部损伤中最常见，但患者胸部叩诊非鼓音，听诊呼吸音应存在。该患者肺叩诊呈鼓音，听诊呼吸音消失应提示患者气胸，而胸壁的皮下气肿则提示该患者为张力性气胸。故选择D。

79题略。

80题解析：脓性指头炎疼痛剧烈。当指动脉受压，疼痛转为搏动性跳痛，患肢下垂时加重。剧痛常使患者烦躁，彻夜不眠。多伴有发热等全身症状。晚期，末节指骨因循环障碍而发生坏死和骨髓炎，直至死骨脱出方能愈合。故选择C。

81题解析：该患儿已经出现脑疝的表现，应迅速降低颅内压。故选E。

82题解析：糖尿病患者机体抵抗力下降，容易感染肺结核等疾病，该患者出现了午后低热、颧部潮红、乏力、盗汗、易烦躁、食欲减退、消瘦、咯血等表现，符合肺结核的临床表现。故选择B。

83题解析：疾病可使人的面容和表情发生变化，观察患者的面部表情有助于了解疾病的性质、病情的轻重缓急和患者的精神状态。如急性面容，患者表现为面部潮红、呼吸急促、兴奋不安、口唇干裂、表情痛苦等，见于急性热病患者；慢性面容，患者表现为面色苍白或灰暗、面容憔悴、精神萎靡、双目无神等，见于肺结核、恶性肿瘤等慢性消耗性疾病患者。故选择B。

84题解析：盆腔位于腹腔最低位，盆腔脓肿多由于急性盆腔结缔组织炎未得到及时的治疗，化脓形成盆腔脓肿，这种脓肿可局限于子宫的一侧或双侧，脓液流入盆腔深部，甚至可达直肠阴道隔中，所以脓液被包围在肠管、肠系膜及网膜之间是错误的。故选择C。

85题解析：使用阿托品会出现瞳孔较前扩大、颜面潮红、口干、皮肤干燥、肺部湿啰音减少或消失、心率加快等。故选择B。

86题解析：热衰竭指高温环境下大量出汗导致失水、失钠，血液浓缩，血液循环量减少引起虚脱或循环衰竭,体温基本正常。故选择 C。

87 题解析:肘关节脱位较多见,表现为肘部明显畸形,患肘处于半伸位弹性固定,肘后三点关系失常。故选择 C。

88 题解析:按照出生时身长(高)50cm;3~12 月龄时身长(高)75cm;2~6 岁时身长(高)= 年龄(岁)×7+75cm;7~10 岁时身长(高)= 年龄(岁)×6+80cm来计算,7 岁小儿身高 = 7×6+80 = 122cm。故选择 A。

89 题略。

90 题解析:本题考查巴氏 5 级分类法。Ⅰ级为正常阴道细胞涂片,未见不典型及异常细胞;Ⅱ级为发现不典型细胞,但无恶性特征细胞,属良性改变或炎症;Ⅲ级指发现可疑恶性细胞,为可疑癌;Ⅳ级指发现不典型癌细胞,待证实,为高度可疑癌;Ⅴ级指发现多量典型的癌细胞。故选择 D。

91 题解析:葡萄胎的恶变率为 10%~25%。正常情况下,葡萄胎排空后血清 hCG 稳定下降,平均时间约为 9 周,最长不超过 14 周。如果清宫术后 hCG 持续异常,应考虑为滋养细胞肿瘤,因此必须重视清宫术后定期监测血、尿 hCG,及早发现恶变。故选择 D。

92 题略。

93 题略。

94 题解析:1 型糖尿病由于是胰岛素的绝对缺乏,血糖升高快,极易造成代谢紊乱、脂肪动员和分解加速,易产生酮体。故选择 D。

95 题解析:滑囊液或痛风石内容物检查涉及偏振光显微镜下可见针形尿酸盐结晶,是确诊痛风的依据。故选择 A。

96 题解析:按照正常儿童体重估计公式,出生时 3.25kg;3~12 月龄体重=[年龄(月)+9]/2kg;1~6 岁体重=年龄(岁)×2+8kg;7~12 岁体重=[年龄(岁)×7-5]/2kg。7 岁儿童体重=[年龄(岁)×7-5]/2kg=[7(岁)×7-5]/2kg=22kg。故选择 C。

97 题略。

98 题解析:在现代社会,在条件允许的情况下或者创造条件尊重患者的选择权是医疗过程中医生应当特别注意的问题。当患者自主权与医生医疗自主权相矛盾时,优先考虑患者自主权。故选择 B。

99 题略。

100 题解析:根据病史,对患者影响最大的症状就是疼痛。故选择 C。

101 题解析:鼓励患者做全身运动对其症状无改善意义。故选择 A。

102 题解析:患者为心力衰竭患者,且年龄较大,故比较虚弱,所以床上擦浴比较适合这位患者的皮肤清洁护理。故选择 C。

103 题解析:患者为心力衰竭患者,考虑到其病情,应尽量减少各种操作给患者增加的心脏负担,所以不应增加患者翻身次数。故选择 E。

104 题解析:本题考查呼吸类型。此图呼吸的特点为开始呼吸浅慢,以后逐渐加快,达高潮后又逐渐变浅变慢,然后呼吸暂停 5~30 秒之后,又出现上述状态的呼吸,很明显为潮式呼吸(陈-施呼吸)。故选择 C。

105 题解析:潮式呼吸常见于中枢神经系统疾病的患者,如脑炎、颅内压升高、酸中毒、巴比妥类药物中毒等患者。故选择 B。

106 题解析:本题考查潮式呼吸发生机制。当呼吸中枢兴奋性减弱和高度缺氧时,呼吸减弱至暂停,血中二氧化碳增加到一定程度时,通过颈动脉体和主动脉弓的化学感受器反射性刺激呼吸中枢,使呼吸恢复。随着呼吸由弱到强,二氧化碳不断排出,使其分压降低,呼吸中枢又失去有效刺激,呼吸再次减弱至暂停,从而形成了周期性呼吸。故选择 C。

107 题解析:本题考查血培养标本的采集。血培养标本应注入无菌的密封瓶或三角烧瓶中,血清标本应注入干燥清洁试管内。故选择 A。

108 题解析:本题考查痰培养标本的采集。应选择晨起未进食前,用朵贝尔溶液漱口,再用清水漱口,深吸气后用力咳出痰液,留于无菌集痰器内送检。在留痰标本查找癌细胞时才需要用 10% 甲醛溶液固定,痰培养标本不需使用。故选择 E。

109 题解析:发热 2 天出现针尖大小的皮疹,全身皮肤鲜红,符合猩红热的出疹特点。故选择 C。

110 题解析:猩红热主要由呼吸道传播。故选择 B。

111 题解析:患儿为猩红热,接触隔离的要求是连续咽拭子培养 3 次阴性。故选择 B。

112 题解析:慢性肾小球肾炎女性患者不宜妊娠。故选择 A。

113 题解析:肾功能损害呈慢性进行性发展,可因感染、劳累、血压升高或使用肾毒性药物等而急剧恶化,其中感染是最常见的诱因。故选择 B。

114 题解析:肾性水肿主要分为两大类。①肾炎性水肿:常见于肾小球肾炎。当肾小球滤过膜受损,肾小球滤过率下降,水、钠滤过减少,而肾小管重吸收功能相对正常,水、钠重吸收相对增多,即球-管失衡导致毛细血管静水压增高而出现水肿。②肾病性水肿:见于肾病综合征患者。因长期大量蛋白尿造成低蛋白血症,血浆胶体渗透压降低,体液从血管内进入组织间隙而出现水肿。故选择 C。

115 题解析:清创术应尽量在伤后 6~8 小时施行,在此时间内,细菌仅存在创口表面,尚未形成伤口感染,是清创术的最佳时机。但清创时限也可根据伤口污染情况适当延长,如伤口污染较轻,伤口位于头面部,早期已应用了有效抗生素等,清创缝合的时限可延长至伤后 12 小时,甚至更长时间。对关节附近及有神经、大血管、内脏等重要组织器官暴露的伤口,如无明显感染现象,尽管时间较长,原则上也应清创并将伤口缝合。故选择 D。

116 题解析:0.1%~0.2% 依沙吖啶溶液(利凡诺、雷佛奴尔)用于脓液稀薄量多的创面;硼酸溶液(优琐)用于脓液稠厚的创面;高渗盐水用于肉芽水肿的创面;生理盐水用于创面冲洗、湿敷;75% 乙醇用于皮肤消毒。故选择 A。

117 题解析:具备以下征象则提示存在进行性血胸,需剖胸探查止血。①持续脉搏加快、血压降低,或虽经补充血容量血压仍不稳定;②闭式胸腔引流量每小时超过 200ml,持续 3 小时;③血红蛋白量、红细胞计数和血细胞比容进行性降低,引流胸腔积血的血红蛋白量和红细胞计数与周围血相接近,且迅速凝固;④经补血补液治疗后血压不回升或回升后又迅速下降。故选择 C。

118 题解析:胸腔穿刺抽出不凝固血液是由肺和膈肌运动的去纤维蛋白作用所致。故选择 D。

119 题解析:宫内填塞纱条压迫止血一般留置 24 小时后取出纱条。故选择 D。

120 题解析:产后子宫收缩乏力引起的出血,使用宫腔填塞术后,24~48 小时取出纱条。填塞纱条后应密切观察出血量、子宫底高度、患者生命体征,预防感染、动态监测血常规及凝血功能。取出纱条前,必须使用缩宫素、麦角新碱等强有力的子宫收缩药。故选择 E。

实践能力试题解析

1 题解析:心肌梗死急性期患者宜进食低热量食物、少食多餐,中等流量吸氧(2~4L/min)以改善心肌供氧,心肌梗死急性期 12 小时内绝对卧床,第 3 天才能在病房内走动,便秘时由于患者用力排便,加重心肌耗氧,需给予预防。故选择 A。

2 题解析:发生在胃幽门部位的溃疡因幽门痉挛、炎性水肿和瘢痕而引起幽门梗阻。呕吐是最为突出的症状,常发生在下午或晚间,其特点是呕吐量大,1 次达 1 000~2 000ml,呕吐物含大量宿食带腐败酸臭味,不含胆汁。故选择 E。

3 题解析:钙离子对钾离子有拮抗作用,能缓解钾离子对心肌的毒性作用。故选择 E。

4 题解析:支气管扩张患者的临床特点如下。慢性咳嗽和大量脓性痰,尤其在晨起及晚上临睡时,将痰液放置数小时后可分为 3 层,上层为泡沫黏液,中层为浆液,下层为脓性物和坏死组织(图中⑤);反复咯血;同一肺段反复发生肺炎并迁延不愈等。故选择 A。

5 题解析:吗啡有抑制呼吸的作用。故选择 B。

6 题解析:水痘皮疹多见于躯干,呈向心性分布。故选择 C。

7 题解析:小儿中性粒细胞和淋巴细胞比例第 1 次交叉出现在出生后 4~6 天,第 2 次交叉出现在 4~6 岁,此后以中性粒细胞为主,6 岁后逐渐与成人相似。故选择 E。

8 题解析:前列腺摘除术后留置气囊导尿管的目的主要是通过气囊压迫前列腺窝,防止出血。故选择 E。

9 题解析:产后如膀胱充盈可影响宫缩,所以产后 4 小时须排尿。该产妇已 8 小时未排尿,已发生尿潴留,应积极处理。首先协助产妇坐起或下床小便、用温开水冲洗外阴或听流水声音诱导排尿反射,也可按摩膀胱或针刺三阴交、关元、气海等穴位。以上措施无效时,才改导尿术,并留置导尿管,开放引流 24~48 小时。故选择 A。

10 题解析:破伤风潜伏期平均 6~12 日,最短 24 小时,最长可达数月。潜伏期越短,预后越差。发作时破伤风患者全身肌肉强直性收缩的顺序为:咀嚼肌(张口困难,牙关紧闭)→面肌(苦笑面容)→颈肌(颈项强直)→胸、腹、背肌(角弓反张)→四肢肌(握拳、屈肘、屈髋、屈膝)。故选择 A。

11 题解析:肱骨髁上骨折最易引起肱动脉、肱静脉、正中神经损伤。故选择 B。

12 题解析:硫酸镁治疗妊娠高血压综合征时易发生中毒,故在用药前、用药中要注意监测膝腱反射(必须存在)、呼吸(每分钟不少于 16 次)和尿量(每日>600ml,每小时>25ml),同时要严格控制滴注速度,以 1g/h 为宜。故选择 E。

13 题解析:在羊水过多的放羊水治疗中,羊水流出的速度和数量控制不好,会引发胎盘早剥或脐带脱垂等并发症,无菌操作不当,会引起感染。因此,在放羊水时,速度不宜过快,1 次放出量小于 1 500ml,放羊水后腹部放置沙袋以防血压骤降导致休克,术后给予抗生素预防感染。放羊水不会发生阴道出血。故选择 A。

14 题解析:白血病化疗药物常有胃肠道反应,可引起恶心、呕吐等,且症状多出现在用药后 1~3 小时,持续数小时。因此,应避免在应用化疗药物前、后 2 小时内进餐。故选择 C。

15 题解析:诊断葡萄胎最重要的辅助检查是 B 超检查,呈“落雪状”“蜂窝状”影像。故选择 C。

16 题解析:特发性血小板减少性紫癜治疗首选糖皮质激素。故选择 A。

17 题略。

18 题解析:本题考查 ^{131}I 的禁忌证。妊娠哺乳期妇女;年龄在 25 周岁以下者;严重的心、肝、肾衰竭或活动性肺结核者;外周血白细胞在 3×10^9/L 以下或中性粒细胞<1.5×10^9/L 者;重症浸润性突眼症;甲状腺危象。故选择 C。

19 题解析:当血钙下降而甲状旁腺不能代偿性分泌增加,血钙继续降低。当血清总钙<1.75~1.88mmol/L(正常血清总钙浓度为 2.2~2.7mmol/L)或血清钙离子<1.0mmol/L 时,神经肌肉的兴奋性增高。故选择 E。

20 题解析:肝硬化时由于雌激素灭活减少导致血液中雌激素含量增多,出现蜘蛛痣和肝掌,而蜘蛛痣分布于上腔静脉区域。故选择 A。

21 题略。

22 题解析:严重心律失常患者可因心排血量显著减少,引起严重脑缺血、缺氧而发生阿-斯综合征。表现为短暂意识丧失、抽搐。故选择 C。

23 题解析:房室传导阻滞可分为一度房室传导阻滞(P-R 间期>0.20 秒,P 波=QRS 波)、二度Ⅰ型房室传导阻滞(P-R 间期进行性延长,相邻 R-R 间期小于正常窦性 P-P 间期的 2 倍,P 波>QRS 波)、二度Ⅱ型房室传导阻滞(P-R 间期是固定的正常或延长,P 波>QRS 波)及三度房室传导阻滞(P 波与 QRS 波无关,P 波频率快于 QRS 频率,P-P 间期相等,R-R 间期相等),本案例患者心电图符合三度房室传导阻滞改变。故选择 D。

24 题解析:重症高血压患者可发生高血压脑病,是因血压严重升高导致脑水肿和中枢神经系统功能障碍,主要表现为严重头痛、呕吐、视物模糊、抽搐及昏迷等。处理措施包括应用硝普钠降血压及应用甘露醇降颅内压。据题干考虑此患者发生了高血压脑病。故选择 E。

25 题解析:急性心肌梗死 24 小时内心律失常发生率最高,是主要死因。故选择 E。

26 题解析:弹性绷带使用前应下肢抬高,排空静脉,由远心端向近心端包裹,两圈绷带应重叠 1/3~1/2,包扎至手术伤口处时应适当加压止血,包扎后不能阻断动脉血供。故选择 C。

27 题解析:断指的正确保存方式是将断指用无菌纱布包裹好后放入干燥冷藏容器中,在此期间断指不可与任何溶液接触,同时注意不可与冰块直接接触,防止冻伤。故选择 A。

28 题解析:布洛芬对胃、肾等组织原型环氧合酶有抑制作用,在服用布洛芬缓释胶囊后,会出现胃酸增多、胃黏液减少及肾血管流量减少等病症。分析题意可知,患者已出现相关胃肠道的副反应,应停用布洛芬。故选择 D。

29 题解析:分析题意可知,患者临床表现较为典型,且腹部 X 线示多发性浅龛影及小充盈缺损。结肠镜检可直接观察病变肠黏膜并进行活检,为确诊可选择结肠镜检查。故选择 E。

30 题解析:该患者应该是强迫症的强迫行为,即反复出现的刻板的仪式动作,患者明知不合理,但又不得不做。以强迫检查和强迫清洗最常见,常继发于强迫怀疑。药物治疗可选择 5-羟色胺(5-HT)重摄取抑制剂氯丙米嗪(氯米帕明)、氟西汀等,治疗不短于6个月。同时配合心理治疗,心理治疗对强迫症患者具有重要意义,解释性心理治疗、支持性心理治疗、行为治疗及精神分析,均可用以治疗强迫症。故选择 C。

31 题解析:患者为阑尾炎,其压痛点为麦氏点,位置在髂前上棘与脐的连线的中、外 1/3 交界处。故选择 C。

32 题解析:Ⅰ期内痔,排便时无痛性出血,痔块不脱出肛门外;Ⅱ期内痔,便血加重,排便时痔块脱出,但便后能自行回纳;Ⅲ期内痔,便血量减少,痔块脱出不能自行回纳,需用手托回;Ⅳ期内痔,痔块长期脱出于肛门外或回纳后又即脱出。故选择 B。

33 题解析:肛门周围脓肿主要表现为持续性跳痛,局部红肿、触痛,脓肿形成后可有波动感,全身感染症状不明显;坐骨肛管间隙脓肿在发病初期就出现明显全身症状,肛门部显著性跳痛,可出现直肠刺激症状和膀胱刺激症状;骨盆直肠间隙脓肿局部体征不明显,有明显排便痛和排尿困难,诊断主要靠穿刺抽出脓液。另外还有一些其他类型:包括肛管括约肌间隙脓肿、直肠后间隙脓肿、高位肌间脓肿、直肠壁内脓肿(黏膜下脓肿),由于位置较深,局部症状多不明显,患者主要表现为会阴、直肠坠胀感,排便时疼痛加重,同时有不同程度的全身感染症状。直肠指检可扪及疼痛性肿块。故选择 A。

34 题解析:高脂肪食物能引起胆囊收缩,排出胆汁,同时使 Oddi 括约肌松弛,有利于蛔虫的排出。故选择 B。

35 题解析:分析题意可知,患者经治疗后神志逐渐清醒,故可逐步增加蛋白质饮食,以每天 20g 为宜,以后每 3~5 天增加 10g,但短期内蛋白质不能超过 40~50g/d。故选择 B。

36 题解析:胆汁引流量一般每天 300~700ml,量少可能由 T 型管堵塞或肝衰竭所致,量多可能是因为胆总管下段不够通畅。故选择 A。

37 题解析:血栓闭塞性脉管炎可分为局部缺血期、营养障碍期及组织坏死期。各期的临床特点分别是:局部缺血期有间歇性跛行、游走性静脉炎、足背动脉搏动减弱;营养障碍期有静息痛、足背动脉搏动消失;组织坏死期主要有坏死。该患者表现有间歇性跛行,足背动脉搏动消失,兼具局部缺血期、营养障碍期的特点,应以重者足背动脉消失为诊断依据。故选择 B。

38 题解析:意识障碍根据程度分为嗜睡、意识模糊、昏睡、浅昏迷及深昏迷。嗜睡为病理睡眠状态,易唤醒,醒后能准确回答简单问题;意识模糊为病理睡眠状态伴精神错乱,表现为睡眠过程中出现胡言乱语、烦躁多动等;昏睡为不易唤醒,用力推醒后,答非所问;浅昏迷为意识部分丧失,呼之不应,但对强烈刺激(如压眶、针刺等)可出现痛苦表情,角膜反射等生理反射存在,生理体征正常;深昏迷为意识全部丧失,生理反射消失,生命体征异常。故选择 D。

39 题解析:分析题意可知,目前患者最主要的是咳大量黄色脓性痰,痰量 100ml/d(小量,20~50ml/24h;中等量,50~100ml/24h;大量,>100ml/24h),中、大量咳痰采取体位引流时,病变部位应处于高位,引流支气管开口处于低处。患者病变部位在左肺下叶,应取右侧俯卧位,头低足高。故选择 E。

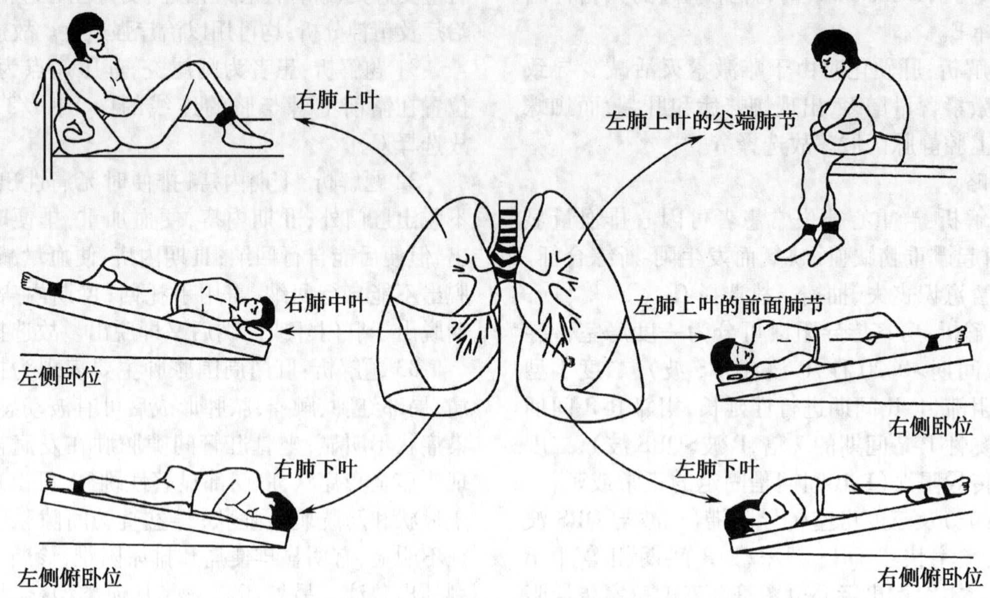

图解析 3-2-1 支气管扩张体位引流的图解

40 题解析:肺性脑病主要表现是意识障碍,早期表现为烦躁、嗜睡。故选择 D。

41 题解析:癫痫为大脑皮质神经元异常放电引起的脑功能障碍性疾病,临床诊断主要依据临床表现和脑电图检查。故选择 C。

42 题解析:应用呼吸兴奋剂后,若出现颜面潮红、面部肌肉颤动、烦躁不安等现象,表示用药过量,应减慢滴速或停用。故选择 E。

43 题解析:新生儿窒息复苏 5 分钟后 Apgar 评分为 2 分的患儿,经窒息复苏后,目前仍嗜睡、反应差、呕吐,提示新生儿重度窒息尚未纠正,预后不良。此时对患儿应头罩吸氧,密切监测生命体征,配合头部低温疗法防止脑水肿,同时注意保暖。故选择 C。

44 题解析:流行性腮腺炎可能出现脑膜脑炎、睾丸炎、卵巢炎、胰腺炎等并发症。该患儿的表现是脑膜脑炎症状。故选择 D。

45 题解析:真菌感染与长期使用免疫抑制剂、抗生素及糖皮质激素等关系密切,而鼻导管吸氧与真菌感染无关。故选择 D。

46 题解析:艾滋病是血液-体液传播,与别人共用牙刷、受孕、献血、性生活等都能传染艾滋病,但是日常生活(如共同进餐等)不会传染艾滋病。故选择 E。

47 题解析:颅内出血患儿,不可晃动或搬动,以免引起出血增加,取头高足低位,有利于颅内静脉回流,而测量体温和喂奶时间可根据患儿具体病情决定。故选择 E。

48 题解析:臀先露的孕妇可在子宫底部自觉或触及圆而硬的胎头,未衔接时可在耻骨联合上方触及胎臀,胎心在脐上方(左或右)听得最清楚,衔接后由于胎儿下降,胎臀位于耻骨联合下方,在耻骨联合上方不可触及胎臀,胎心听诊以脐下最清楚,肛查可触及胎臀、足、膝。故选择 B。

49 题解析:妊娠高血压综合征时,底蜕膜螺旋小动脉痉挛或硬化,引起远端毛细血管缺血坏死以致破裂出血,血液流至底蜕膜层形成血肿,导致胎盘剥离。故选择 D。

50 题解析:该孕妇胎膜早破,且胎头未入盆,应卧床休息,最好取头低足高位,防止脐带脱垂,而目前下床活动有可能使脐带脱垂。故选择 C。

51 题解析:WHO 推荐使用新一代 ORS 口服液。新配方 ORS 口服液:氯化钠 2.6g,枸橼酸钠 2.9g,氯化钾 1.5g,葡萄糖 13.5g,加水 1 000ml 配制而成。新配方渗透压较低,约为 1/2 张,较适宜。而原 ORS 口服液及改良配方 ORS 口服液的张力约为 2/3 张。故选择 C。

52 题解析:肺动脉瓣听诊部位在胸骨左缘第 2 肋间,由于肺动脉口狭窄可引起通过的血流量减少,在听诊时肺动脉瓣第二音减退。故选择 D。

53 题略。

54 题解析:限制患儿活动是控制病情发展的重要措施,当红细胞沉降率正常时可以上学但不能参加剧烈活动,Addis 计数正常后方可恢复正常活动。故选择 C。

55 题解析:内生肌酐清除率饮食为低蛋白饮

食。故选择 A。

56 题解析:尿毒症的患者皮肤有尿素霜沉积,一般用温水擦浴,禁用有刺激性的洗液。故选择 D。

57 题解析:体外冲击波碎石适用于 0.6cm<大小<2.5cm 的结石,且结石以下输尿管通畅、肾功能良好。故选择 C。

58 题解析:患者尿频、尿急、尿痛考虑是泌尿系统感染,急性期镜检见大量白细胞或成堆脓细胞,有时可见白细胞管型,对泌尿系统感染有诊断价值。故选择 E。

59 题解析:良性前列腺增生治疗方法包括药物治疗、手术治疗和激光等热疗治疗。而临床上要根据患者全身情况及梗阻程度、前列腺增生部位选择治疗方法。故选择 B。

60 题略。

61 题解析:该患者通过病例描述初步考虑为无排卵型功能失调性子宫出血,患者 15 岁无性生活,因此选用药物止血,患者月经过多且晕厥,而雌激素用于出血量多且发生贫血的患者,以修复子宫内膜。故选择 B。

62 题解析:哺乳期乳房出现红肿、硬结,多数由乳汁流出不畅造成,可以使用吸乳器吸出乳汁,使用硫酸镁湿热敷消肿,使用抗生素控制感染。通过上述措施,很快就会恢复正常,不必因此停止母乳喂养而改为人工喂养。故选择 D。

63 题解析:精神分裂症患者停药后容易复发,因此应坚持用药治疗。故选择 B。

64 题解析:焦虑是指一种莫名的紧张感,最主要的处理方法就是放松自己,保持规律生活,化解紧张情绪。故选择 E。

65 题解析:根据患者的年龄(36 岁)、起病过程(夏天在农田里劳作)及临床表现,首先考虑中暑。故选择 D。

66 题解析:患者疑似发生了失血性休克,可能由实质脏器破裂导致,根据位置在左上腹,脾破裂的可能性最大。故选择 B。

67 题解析:硬膜外血肿患者往往伴有颅内压升高,如排便不畅而用力排便时,腹腔内压力增高,促使血液往脑部涌,引起颅内压骤然升高,有诱发脑疝的危险。故选择 D。

68 题解析:破伤风发作时持续性喉头和呼吸肌痉挛,造成呼吸道堵塞。为保持呼吸道通畅,对病情较重发生窒息者,应立即行气管切开,并做好气管切开的护理。故选择 C。

69 题解析:胫腓骨干骨折早期易出现的并发症是感染、骨筋膜室综合征、骨不连、愈合延迟等。故选择 D。

70 题解析:骨折行骨牵引,牵引过度可引起骨折端分离,出现骨愈合障碍。故选择 C。

71 题解析:骨盆兜带悬吊牵引,悬吊重量以将臀部抬离床面为宜,不要随意移动,保持兜带平整,排便时尽量避免污染兜带。故选择 B。

72 题解析:脊柱骨折合并截瘫要及早手术,行椎管减压,恢复脊髓功能。故选择 D。

73 题解析:肩关节脱位的特征性表现为方肩畸形,弹性固定为轻度外展位,肩关节盂空虚。故选择 B。

74 题解析:类风湿关节炎的关节疼痛和肿胀往往是最早出现的关节症状,最常出现的部位为腕、掌指关节,近端指关节、大关节亦常受累。因此最常累及的是手足小关节。故选择 C。

75 题解析:病变关节在静止不动后可出现半小时甚至更长时间的僵硬,如胶黏着样感,适度活动后渐轻,尤以晨起时最为明显,称为“晨僵”。晨僵的程度及持续时间可作为判断病情活动度的指标。急性活动期卧床休息,症状缓解后应尽早进行功能锻炼,并做关节的被动运动,或训练日常的生活技能。但要注意活动量的适度和合理。保存或促进关节功能,指导患者保持关节功能位。晨起时可行温水浴或用热水泡手,活动关节后再下床,注意夜间肢体保暖等。疼痛严重者,遵医嘱给予镇痛药。故选择 C。

76 题解析:胃大部切除术后进食时患者出现上腹饱胀、呕吐等表现提示消化道梗阻,主要包括吻合口梗阻、吻合口近端空肠段梗阻和吻合口远端空肠段梗阻等。其呕吐的特点分别是:吻合口梗阻为食物,不含胆汁;吻合口近端空肠段梗阻为胆汁,不含食物;吻合口远端空肠段梗阻为胆汁与食物的混合物。故选择 B。

77 题解析:当患者的血小板$<20\times10^9$/L 时有颅内出血的可能,该患者血小板 10×10^9/L。故选择 B。

78 题解析:直肠癌 Miles 术后护理措施包括保护腹部切口(造口开放后取左侧卧位,以防流出的粪液污染腹部切口)、观察肠造口、保护造口周围皮肤、预防造口狭窄、指导患者正确使用人工肛袋(选择适宜的造口袋 3~4 个备用,造口袋内充满 1/3 排泄物时,应及时清倒或更换造口袋,人工肛袋不宜长期持续使用),日常生活指导等。故选择 B。

79 题略。

80 题解析:根据该患者的临床表现(骨干骺端肿块),应考虑为骨肿瘤。骨肉瘤表现为表面皮温升高,静脉怒张,X 线示骨质破坏和硬化,骨膜反应可出现 Codman 三角或日光放射状改变;骨巨细胞瘤 X 线平片表现为偏心性膨胀性溶骨破坏(呈肥皂泡状改变),无反应性新骨生成,骨皮质变薄;转移癌好发于脊柱,一般先有原发肿瘤的表现,逐渐出现局部疼痛,休息不能缓解。故选择 C。

81 题解析:乳腺癌术后早期护理包括密切观察病情,患肩制动垫枕抬高,保持伤口引流管通畅,禁止在患肢手臂测血压、输液,指导患侧手指、腕、肘活动锻炼。故选择 D。

82 题解析：红细胞正常时 MCV 为 80～94fl，MCH 为 28～32pg，MCHC 为 32%～38%。根据血象检查，该患儿为小细胞低色素性贫血。故选择 E。

83 题解析：阿司匹林、双嘧达莫、吲哚美辛、保泰松、右旋糖酐等药物可影响血小板功能，血小板减少性紫癜患者应避免应用。故选择 B。

84 题解析：糖尿病患者药物治疗措施、剂量不当时，可加重动脉粥样硬化。磺酰脲类降血糖药或注射胰岛素是通过不同途径使血中的胰岛素水平提高，就有可能加重硬化血管的病变。二甲双胍是双胍类药物，主要是通过抑制肝糖原的分解，增加外围组织对胰岛素的敏感性而发挥降血糖作用，且能降低心血管风险。故选择 A。

85 题略。

86 题解析：急性脑出血患者为防止再出血应绝对卧床休息，尤其是最初 24～48 小时，避免搬动，特别是头部制动。故选择 C。

87 题解析：头皮撕脱伤患者急救时应局部加压包扎止血，保护创面，避免污染；由于患者出血较多，易引起失血性休克，需密切观察有无失血性休克的征象；将撕脱的头皮不做任何处理，用无菌敷料包裹，隔水放置于有冰块的容器内随患者一起送至医院进行救治。故选择 B。

88 题解析：帕金森病的药物治疗应从小剂量开始，缓慢递增，长期或终身服药治疗，服药期间避免使用利血平、氯丙嗪等药物，以免降低药效，睡前加用复方左旋多巴控释片可以缓解肌痉挛。故选择 D。

89 题解析：目前大多数脑膜炎双球菌对青霉素依然敏感，少数耐药者则选用第三代头孢菌素。故选择 C。

90 题解析：根据患者的临床表现，考虑形成小脑幕裂孔疝，即颞叶疝。由于该患者出现左侧瞳孔散大，右侧肢体肌力减退，提示病变在左侧。故选择 C。

91 题解析：剖宫产术的禁忌证就是死胎及胎儿畸形，不应行剖宫产术终止妊娠。故选择 C。

92 题解析：房间隔缺损是一种先天性心脏病，大多数患儿经手术治疗预后良好，术前应注意保暖，避免着凉、感冒，以防止病情加重。故选择 B。

93 题解析：阴道助产，胎盘胎膜娩出完整，子宫底高，子宫软，按压子宫底排出血液及血块约 500ml，首先考虑子宫收缩乏力引起的产后出血，其处理原则是加强子宫收缩。故选择 C。

94 题解析：急性梗阻性化脓性胆管炎的治疗原则是紧急手术治疗，解除胆道梗阻并减压。故选择 D。

95 题解析：胆总管切开探查后放置 T 型管引流的患者，其护理措施主要有妥善固定，保持引流通畅，密切观察记录 T 型管引流情况，注意无菌操作，引流袋和外接管每日更换，但不必每日定时冲洗。T 型管一般放置至少 2 周，拔管前需夹管观察 1～2 天，并做 T 型管造影，了解有无胆道狭窄及残留结石。故选择 E。

96 题解析：患者出院时如不能将 T 型管拔除，可带管出院，出院时应指导患者穿柔软宽松衣物，避免过度活动，防止 T 型管脱出；更换引流袋时注意消毒引流口，避免盆浴，防止感染；淋浴时可用薄膜覆盖伤口，若浸湿应及时更换敷料；出现异常情况应及时就诊。故选择 C。

97 题解析：分析题意可知，患者出现腹痛，应选择放松腹部肌肉的体位，即“屈膝侧卧位”。故选择 C。

98 题解析：分析题意，患者以急性胰腺炎收入院，若应用吗啡易引起 Oddi 括约肌痉挛。故选择 D。

99 题解析：该患者为开放性气胸，右胸可见外伤伤口，可随呼吸运动听到“嘶嘶”声。故选择 C。

100 题解析：开放性气胸是紧急处理的病症，其急救处理要点为将开放性气胸立即变为闭合性气胸，纠正纵隔扑动。故选择 E。

101 题解析：开放性气胸患者伤侧肺受压萎陷，纵隔向健侧移位压迫健侧肺，同时由于健侧胸腔压力可随呼吸周期而增减，从而引起纵隔摆动（或扑动）和残气对流，导致严重的通气、换气功能障碍，表现为呼吸困难。故选择 B。

102 题解析：麻疹最常见的并发症是支气管肺炎，咳嗽、发绀、肺部闻及大量细湿啰音是肺炎的表现。故选择 C。

103 题解析：麻疹无并发症隔离至出疹后 5 天，有并发症隔离至出疹后 10 天。故选择 D。

104 题解析：患者是男性同性恋者，发热、咳嗽、食欲减退、腹泻、明显消瘦、全身淋巴结肿大，很可能是艾滋病，应做血清抗-HIV 检测。故选择 A。

105 题解析：抗病毒药物治疗能够降低艾滋病的传播危险，延缓发病，延长生命和提高生活质量，应及早、规律地进行抗病毒治疗。故选择 C。

106 题解析：患儿体重 8kg，输液速度为 20ml/(kg·h)，每小时输入的液体量为 20×8＝160ml。故选择 E。

107 题解析：腹泻患儿应详细记录出入液量，加强臀部护理；如有腹胀，应注意患儿有无低钾血症；再次发生急性腹泻时，应尽早查明原因，进行相应处理；若呕吐明显，应禁食，给予补液维持患儿体液平衡。故选择 B。

108 题略。

109 题解析：轻度甲状腺功能亢进症的治疗首选药物治疗，常用药物有硫脲类（甲硫嘧啶、丙硫嘧啶）和咪唑类（甲巯咪唑、卡比马唑）等。故选择 C。

110 题解析：甲巯咪唑的不良反应主要有粒细胞减少、皮疹、中毒性肝病等。故选择 B。

111 题解析：出现粒细胞减少可导致机体抵抗力下降，容易引起感染，当出现粒细胞减少时应注意预防感染。故选择 B。

112 题解析：当患者出现无痛性间歇性全程肉眼血尿时，首先考虑泌尿系统肿瘤，泌尿系统肿瘤中最常见的是膀胱癌，而该患者同时伴有尿频、尿急，更加提示膀胱癌。故选择 D。

113 题解析：为了确定诊断，最可靠的辅助检查是病理检查，因内镜检查除可直接观察病变情况外，同时还可取组织送病理检查。故选择 C。

114 题解析：膀胱癌回肠膀胱成形术后患者在睡眠时应随时调整尿袋底部的位置，一般仰卧位时尿袋底部位于外侧（右侧即③），侧卧位时为避免尿袋受压，一般置于高位，即右侧卧位置于左侧⑤，左侧卧位置于右侧③。故选择 E。

115～117 题略。

118 题解析：患者妊娠 52 天，适用于负压吸引术（妊娠 10 周以内），因此不能选用药物流产（妊娠 49 天内），也不能选钳刮术（11～14 周）及中期引产术。故选择 B。

119 题解析：人工流产术中患者出现恶心、呕吐、心动过缓、心律不齐、面色苍白、头晕、胸闷、大汗淋漓，严重者甚至出现血压下降、晕厥、抽搐等迷走神经兴奋症状，称为人工流产综合征。故选择 B。

120 题解析：负压吸引术+宫内节育器放置术的并发症有术后感染的可能，所以对于术后出现腹痛、发热应就诊；负压吸引术可休息 3 周，宫内节育器放置术可休息 1 天；此类手术因术后阴道流血所以禁止盆浴和性生活 1 个月，术后应定时（1、3、6 个月及 1 年）复查节育环以防止脱落。故选择 C。

模拟试卷四

专业实务参考答案

1. A	2. B	3. C	4. D	5. A	6. C	7. D	8. E	9. D	10. A
11. A	12. B	13. D	14. B	15. A	16. D	17. B	18. A	19. E	20. C
21. C	22. C	23. B	24. B	25. C	26. E	27. A	28. B	29. B	30. C
31. B	32. D	33. E	34. B	35. D	36. C	37. E	38. E	39. B	40. D
41. C	42. E	43. A	44. D	45. B	46. E	47. C	48. E	49. A	50. C
51. A	52. B	53. B	54. A	55. A	56. D	57. B	58. E	59. A	60. A
61. B	62. B	63. C	64. A	65. B	66. B	67. C	68. B	69. D	70. C
71. B	72. E	73. D	74. C	75. D	76. C	77. A	78. E	79. D	80. B
81. B	82. B	83. C	84. C	85. D	86. C	87. E	88. C	89. B	90. A
91. C	92. E	93. C	94. E	95. E	96. A	97. D	98. D	99. E	100. B
101. A	102. B	103. C	104. E	105. B	106. A	107. B	108. A	109. D	110. B
111. C	112. E	113. E	114. A	115. B	116. E	117. D	118. A	119. B	120. C

实践能力参考答案

1. D	2. D	3. B	4. B	5. D	6. A	7. C	8. C	9. C	10. D
11. C	12. D	13. C	14. D	15. A	16. E	17. E	18. A	19. B	20. B
21. D	22. E	23. A	24. A	25. E	26. A	27. A	28. D	29. D	30. B
31. D	32. B	33. D	34. E	35. E	36. A	37. E	38. E	39. C	40. E
41. E	42. B	43. E	44. E	45. C	46. B	47. E	48. D	49. E	50. D
51. D	52. C	53. E	54. E	55. A	56. E	57. D	58. E	59. A	60. D
61. B	62. E	63. B	64. C	65. C	66. A	67. E	68. B	69. D	70. A
71. C	72. D	73. C	74. E	75. B	76. C	77. C	78. D	79. E	80. C
81. B	82. A	83. B	84. A	85. C	86. B	87. A	88. C	89. B	90. E
91. C	92. A	93. C	94. D	95. D	96. A	97. A	98. E	99. E	100. E
101. C	102. E	103. C	104. A	105. C	106. A	107. D	108. E	109. E	110. D
111. D	112. E	113. A	114. C	115. E	116. E	117. E	118. E	119. B	120. B

专业实务试题解析

1 题解析：图 4-1-1 所示的肌内注射定位法为臀中肌、臀小肌注射定位法。该处血管、神经较少，且脂肪组织也较薄，故目前使用日趋广泛。二指定位法，即以示指指尖和中指指尖分别置于髂前上棘和髂嵴下缘处，这样髂嵴、示指、中指便构成了一个三角形，注射部位在示指和中指构成的内角内。2 岁以下婴幼儿因臀部肌肉发育不完善，臀大肌注射有损伤坐骨神经的危险，应选用臀中肌、臀小肌注射。故选择 A。

2 题解析：图③、图④属于放射性损伤，图①、图⑤属于温度性损伤。只有图②属于机械性损伤，是因为劳动强度较大，负重过度。搬运患者或重物时，用力不当、不正确的弯腰姿势等，容易扭伤腰部，引发腰椎间盘突出症，造成自身伤害。其他都是物理性损伤。故选择 B。

3 题解析：血压生理性变化如下。①年龄：动脉血压随年龄的增长而升高，新生儿血压最低，儿童血压比成人低。②性别：同龄女性血压比男性偏低，但更年期后，女性血压逐渐升高，与男性差别较小。③昼夜和睡眠：一天中，清晨血压一般最低，傍晚血压最高，夜间睡眠血压降低，如劳累或睡眠不佳，血压稍有升高。④环境：寒冷环境中，血压可升高；高温环境中，血压可下降。⑤部位：因左、右肱动脉解剖位置的关系，一般右上肢血压高于左上肢血压。因股动脉的管径较肱动脉粗，血流量多，故下肢血压比上肢血压高。⑥其他：紧张、恐惧、害怕、兴奋及疼痛等精神状态的改变，均可导致血压升高。此外，吸烟、饮酒、盐摄入过多及药物等也会影响血压值。故选择 C。

4 题解析：传染病病室的空气消毒一般采用熏蒸方法，常用消毒剂有纯乳酸（$0.12ml/m^3$）或食醋（$5\sim10ml/m^3$），消毒时间为 30～120 分钟，该病室的空间为 $5\times4\times3=60m^3$，其食醋的用量为 $60\times(5\sim10)=300\sim600ml$。故选择 D。

5 题解析：本题考查粪便寄生虫及虫卵标本的采集。查阿米巴原虫，在采集标本前将便盆加温，便后连同便盆立即送验，以保持阿米巴原虫的活动状态。故选择 A。

6 题解析：解释痔形成的因素包括①肛垫下移学说：若存在反复便秘、腹压增高等因素，肛垫向远侧移位，伴静脉充血、扩张，从而形成痔；②静脉曲张学说：便秘、久站、久坐、长期排尿困难、妊娠等均可造成腹压增高，直肠静脉回流受阻、淤血、扩张而导致痔的发生。故选择 C。

7 题解析：碱性溶液可使敌百虫变成毒性更强的敌敌畏。故选择 D。

8 题解析：甲沟炎多由刺伤、擦伤、小切割伤、剪指甲过深、逆剥（新皮倒刺）等轻伤引起，均为皮肤有破损的开放伤。故选择 E。

9 题解析：骨与关节结核好发于儿童和青壮年，男、女比例无明显差异；多发生在活动多、负重大、易于发生创伤的部位，如脊椎、髋和膝关节等处，脊柱结核好发于腰椎。故选择 D。

10 题解析：抑郁症的症状包括情绪低落、兴趣缺乏、乐趣丧失。本题中 A 选项患者情绪低沉，整日忧心忡忡、愁眉不展、唉声叹气，属于情绪低落的范畴。故选择 A。

11 题解析：列车上没有严格的消毒设备和药品，在生产的过程中容易被破伤风梭菌感染。故选择 A。

12 题解析：类风湿关节炎好发于中年女性，以关节损害为主，关节病变具有对称性、周围性（小关节为主）、多发性等特点，可引起关节畸形。故选择 B。

13 题解析：肺癌病因尚不完全明确，认为与下列因素有关。长期大量吸烟已经公认是肺癌的重要危险因素。烟草中含有致癌物质，主要是苯并芘。化学和放射性物质的致癌作用可能与长期接触石棉、放射性物质等有关。故选择 D。

14 题解析：大剂量顺铂（PDD）对多种实体肿瘤有效，常用于治疗头颈部癌、肺癌、食管癌、卵巢癌和宫颈癌等，疗程为每 4 周 1 次，化疗的剂量是 $80\sim120mg/m^2$。毒副反应有骨髓抑制、肾功能损害、胃肠道反应、神经毒性等。用药剂量 $90mg/m^2$ 以上可发生肾毒性高危，常见于用药 10～15 天后发生，表现为血尿，血尿素氮升高，血肌酐升高，肌酐清除率降低，常为可逆性，但反复、大量治疗可致轻、中度肾损害。除了充分水化外，尚无有效的方法处理。顺铂化疗在无水、无利尿措施时肾毒性发生率为 100%。水化可缩短顺铂血浆浓度半衰期、增加顺铂肾脏清除率。水化可不改变顺铂血药浓度及尿液顺铂排泄量，同时降低尿中顺铂浓度，减少与肾小管细胞结合，从而减少顺铂的肾毒性。水化在用药前 12 小时持续到用药结束 24 小时，静脉滴注氯化钾 + 生理盐水 + 20% 甘露醇，日输液总量 $4\,000\sim5\,000ml$（$3\,000ml/m^2$），水化至少 3 天。其间密切监测出入液量，以防输液过快增加心脏负担。尿量不足、体重增加提醒水潴留，可先给予快速静脉滴注 20% 甘露醇 125ml，再静脉注射 20mg 呋塞米脱水。故选择 B。

15 题解析：短暂性脑缺血发作主要病因是脑动脉粥样硬化。故选择 A。

16 题解析：癫痫是一组由于大脑神经元异常放电而导致短暂性大脑功能失调的临床综合征。故选择 D。

17 题解析：小儿一般于 6 个月（4~10 个月）左右开始出乳牙，2~2.5 岁出齐，共 20 颗。故选择 B。

18 题解析：当在护理工作中出现锐器伤时，首先应从伤口的近心端向远心端挤压，流水冲洗，尽可能挤出损伤处的血液，伤处给予消毒、包扎，并及时填写锐器伤登记表。故选择 A。

19 题略。

20 题解析：选项 C 为可直接观察到或测量到的资料，其他选项则为患者主观感觉。故选择 C。

21 题解析：右心功能不全可引起体循环回流受阻，导致体循环淤血。故选择 C。

22 题解析：正常情况下脐水平线以上的腹壁静脉自下向上经胸壁静脉和腋静脉而进入上腔静脉回流入心脏；脐水平线以下的腹壁静脉自上向下经大隐静脉流入下腔静脉回流入心脏。判断血流方向：将示指和中指并拢，压迫一段不分叉的曲张静脉，向两端推挤血液使血管空虚，然后交替抬起一指，观察血液从何端流入而使血管充盈，即可判断血流方向。门静脉阻塞引起门静脉高压而形成侧支循环时，曲张的静脉以脐为中心向四周伸展，称海蛇头，又名水母头。血流方向：脐水平以上的向上、脐水平以下的向下，与正常的血流方向相同。下腔静脉阻塞时，曲张的静脉大多数分布在腹壁两侧及背后，脐部上、下的腹壁静脉血流方向均为自下而上；上腔静脉阻塞时，脐部上、下腹壁静脉血流方向均为由上而下。故选择 C。

23 题解析：艾滋病的主要传播途径为性接触传播。为避免传播，《艾滋病防治条例》规定艾滋病病毒感染者和艾滋病患者应将其感染或发病事实及时告知与其有性关系者，就医时告知接诊医生。故选择 B。

24 题解析：本题考查的是语言沟通的基本知识。护患交谈的技巧之一是倾听，另外就是具有目的性。非语言沟通是语言沟通的自然流露和重要补充，能够使沟通信息的含义更加明确、圆满。在与患者沟通时还要因人而异，与病情较严重的使用呼吸机的患者无法经语言表达，只能用手势和表情与护士传递交流信息，是一种替代作用。故选择 B。

25 题解析：《中华人民共和国民法典》第一千二百二十条规定：因抢救生命垂危的患者等紧急情况，不能取得患者或者其近亲属意见的，经医疗机构负责人或者授权的负责人批准，可以立即实施相应的医疗措施。故选择 C。

26 题解析：医疗事故，是指医疗机构及其医务人员在医疗活动中，违反医疗卫生管理法律、行政法规、部门规章和诊疗护理规范、常规，过失造成患者人身损害的事故。选项 E 医务人员尚未取得执业医师证书不符合医疗事故范畴。故选择 E。

27 题解析：手术后的床单位为麻醉床，可排除 B、C、E 选项，而准备麻醉床时应根据患者手术部位分别在床头、床中或床尾部铺橡胶单、中单，避免术后渗出物污染床单位，一般头、颈、胸、上腹部手术后在床的上、中部铺单，下腹部、会阴部、下肢手术在床的中、下部铺单。故选择 A。

28 题解析：病室相对湿度以 50%~60% 为宜，若室内湿度过高，空气潮湿，机体水分蒸发慢，散热不畅，患者感到闷热、不适，尿量增多，增加肾脏负担；室内湿度过低，空气干燥，机体水分蒸发快，易导致口干舌燥、咽痛。E 选项是发病机制，B 选项是患者的症状。故选择 B。

29 题解析：二人、三人搬运法适用于不能自行活动或体重较重，病情许可且能在床上配合活动者。二人搬运时，甲一手托住患者颈、肩部，另一手托住患者腰部；乙一手托住患者臀部，另一手托住患者腘窝。三人搬运时，甲托住患者头、肩胛部，乙托住患者背、臀部，丙托住患者腘窝、腿部。四人搬运法适用于病情危重或颈、腰椎骨折等患者。搬运时移开床旁桌椅，推平车紧靠床边，甲站于床头，托住患者头、颈及肩部，乙站于床尾，托住患者两腿，丙和丁分别站于病床及平车两侧，紧握中单四角，四人合力同时抬起患者，轻放于平车上。故选择 B。

30 题解析：根治幽门螺杆菌的四联疗法包括质子泵抑制剂、两种抗生素和铋剂四种药。①质子泵抑制剂：质子泵抑制剂属于抑制胃酸的药物，可有效保护胃黏膜，代表性药物有奥美拉唑、泮托拉唑、雷贝拉唑、兰索拉唑等。②两种抗生素：抗生素的作用主要是抗炎、杀灭幽门螺杆菌，常用药物有阿莫西林、克拉霉素、罗红霉素、甲硝唑、四环素等。在上述抗生素中根据自身情况选择两种进行治疗，一般无特殊情况会选择阿莫西林和克拉霉素。③铋剂：铋剂主要包括枸橼酸铋钾、胶体酒石酸铋、胶体果胶铋等药物，此类药副作用可以使大便变黑，口内出现异味。铋剂是一种黏膜保护剂，可在酸性环境下产生沉淀，形成弥散性的保护层，覆盖于溃疡面上，促进溃疡黏膜再生和溃疡愈合。故选择 C。

31 题解析：胰胆管造影检查时，采取俯卧位，有利于胰管全部显示清楚。故选择 B。

32 题解析：二尖瓣狭窄体征包括心尖部可触及舒张期震颤；心尖部可闻及舒张期隆隆样杂音，是最重要的体征；心尖第一心音亢进及二尖瓣开放拍击音；肺动脉瓣区第二音亢进、分裂。因此该患者心尖区可听到舒张期杂音，其瓣膜病变是二尖瓣狭窄。故选择 D。

33 题解析：HIV 感染的血液具有传染性，在室温下，液体环境中的 HIV 可以存活 15 天，被 HIV 污染的物品至少在 3 天内有传染性。HIV 对消毒剂和去污剂敏感，0.2% 次氯酸钠、0.1% 漂白粉、70% 乙醇等处理 5 分钟能灭活病毒。故选择 E。

34 题略。

35 题解析：鹅口疮是由白念珠菌（白假丝酵母菌）引起的口腔黏膜炎症，属于真菌感染。用 2% 碳酸氢钠溶液清洁。故选择 D。

36 题略。

37 题解析：当接诊开放性骨折、大量出血患者时，在医生未到来之前，护士应给患者止血、测量血压、建立通畅的静脉通道，并做好术前准备工作。故选择 E。

38 题解析：为瘫痪患者进行头发护理操作前，先将治疗巾铺于枕头上，避免污染床单位；头发较多时应先将头发从中间分为两股，分股梳理；梳理时由发梢梳向发根；在梳理过程中将脱落的头发置于纸袋中；如遇打结成团的头发，应使用 30% 的乙醇倒于头发上，揉搓后慢慢梳理。故选择 E。

39 题解析：体温在 24 小时内变化不规律，持续时间不定，此热型为不规则热，常见于流行性感冒、肿瘤性发热等。故选择 B。

40 题解析：体温持续升高达 39.0~40.0℃，持续数日或数周，24 小时波动范围不超过 1.0℃，此热型为稽留热，常见于伤寒、肺炎链球菌肺炎等。故选择 D。

41 题解析：护患沟通的技巧要求护士要具备移情、倾听、沉默、鼓励等技巧，本病例中在与患者的交谈过程中，护士应适时对患者进行鼓励，可增强患者战胜疾病的信心。故选择 C。

42 题解析：冰袋属于局部冷疗法，一般高热降温置前额、头顶、颈侧、腋下、腹股沟等处；扁桃体摘除术后，冰囊应放颈前颌下，必要时用三角巾兜住两端系于颈后；冷疗时间不超过 30 分钟。禁忌放置冰袋的位置有：①枕后、耳郭、阴囊处，易引起冻伤。②心前区，可引起反射性心率减慢、心律不齐。③腹部，易引起腹泻。④足底，可反射性引起末梢血管收缩，影响散热；还可引起一过性的冠状动脉收缩。故选择 E。

43 题解析：本题考查温水擦浴的操作。温水擦浴方法与乙醇擦浴相同，胸腹部位禁忌擦拭；发现患者有寒战等表现时应立即停止并报告医生处置；擦拭时按离心方向拍拭；擦浴后 30 分钟测量体温；故 B、C、D、E 均错误。擦浴时应在腋窝等血管丰富处延长时间，有利于散热。故选择 A。

44 题解析：本题考查灌肠溶液的选择。肝性脑病患者使用碱性肥皂水灌肠，可致肠道内氨生成增多，加重肝性脑病。故选择 D。

45 题解析：本题考查保留灌肠的方法。由于细菌性痢疾病变部位在乙状结肠和直肠，在腹腔左侧，为使灌入药液保留在病变位置发挥药效。患者宜取左侧体位，选项 B 与此相反。故选择 B。

46 题解析：本题考查医院常用外文缩写及中文译意。q. 6h. 的意思是每 6 小时使用 1 次，p. r. n. 的意思是需要时（长期）。故选择 E。

47 题解析：本题考查口服药注意事项。解热药有发汗降温作用，服后宜多饮水，增强药物疗效。故选择 C。

48 题解析：艾滋病无症状期持续时间一般为 6~8 年，时间长短与感染病毒的数量、病毒型别、感染途径、机体免疫状况的个体差异、营养、卫生条件及生活习惯等因素有关，此期具有传染性，应每 3~6 个月检查 1 次。故选择 E。

49 题解析：本题考查青霉素过敏性休克的临床表现和处理。患者行青霉素皮试后，出现胸闷、气急、皮肤瘙痒、面色苍白、脉搏细弱、血压下降、烦躁不安，判断发生了青霉素过敏性休克。应立即停药、平卧，首先采取的措施是皮下注射 0.1% 盐酸肾上腺素 0.5~1ml，并且给予患者吸氧、保暖等对症处理。故选择 A。

50 题解析：夜间平卧使回心血量增加，引起肺淤血加重，机体严重缺氧和二氧化碳潴留使呼吸中枢兴奋而致憋醒，哮喘发作。故选择 C。

51 题解析：本题考查调节输液速度的原则。一般成人每分钟 40~60 滴，含钾药物、高渗溶液、升压药等滴入速度要慢，多巴胺是升压药，滴入速度要慢。故选择 A。

52 题解析：本题考查溶血反应的表现及护理。输少量血后患者出现头胀、四肢麻木、腰背部剧痛、黄疸、血红蛋白尿，是溶血反应的表现。出现溶血反应可静脉注射碳酸氢钠碱化尿液，增加血红蛋白在尿液中的溶解度，减少沉淀，避免阻塞肾小管。故选择 B。

53 题解析：本题为记忆性题目，考查血液标本采集的方法。血清标本在抽血后应将血液顺管壁缓慢注入试管内，以防红细胞破裂溶血，不应快速注入。故选择 B。

54 题解析：研究表明，扩张型心肌病发病与遗传、病毒（柯萨奇病毒 B）感染及环境等因素有关。病毒性心肌炎被认为是主要原因之一。病毒对心肌的直接伤害，或是体液、细胞免疫反应的存在，致使心肌炎后发展为扩张型心肌病。对病毒性心肌炎患者限制其体力活动，目的是防止加重心肌负担，预防扩张型心肌病的发生。当症状消失，血液指标恢复正常后才可增加活动量。故选择 A。

55 题解析：从该患者血气分析判断，既有缺氧，又有二氧化碳潴留，选择用氧的方式应以低流量、低浓度持续给氧。原因：慢性缺氧患者因长期二氧化碳分压高，其呼吸主要缺氧刺激颈动脉和主动脉体化学感受器，沿神经上传至呼吸中枢，反射性地引起呼吸；如给予高浓度吸氧，则缺氧反射性刺激呼吸的作用消失，从而导致呼吸抑制，使二氧化碳潴留更严重，发生二氧化碳麻痹，甚至呼吸停止。故选择 A。

56 题解析：使用电动吸引器吸痰是利用负压吸引原理。故选择 D。

57 题解析：临终关怀是向临终患者及其家属提供生理、心理、社会等多方面的完整照顾，以控制患者症状，缓解其痛苦，保护其自尊，提高其生命质量而非延长患者的生存时间，使患者能够平静、安宁、有尊严地度过人生的最后阶段，同时减轻临终患者家属的精神压力。故选择 B。

58 题解析：书写交班报告的顺序，按出院、转出、死亡、新入院、转入、手术、分娩、病危、病重的顺序逐项书写，每项按床号顺序排列。故选择 E。

59 题解析：由于肺动脉狭窄，血液进入肺动脉受阻，右心室压力增高，引起右心室代偿性肥厚，当右心室流出道梗阻严重时，肺动脉血流显著减少，表现为不同程度的缺氧。普萘洛尔可减慢心率，改善心脏的血流动力学，减轻右心室流出道的梗阻状态，以减轻缺氧状态。故选择 A。

60 题解析：心电图横坐标每个小格的时长为 0.04 秒，测量心电图 5 个或 5 个以上 P-P 间期或 R-R 间期，计算其平均值，用 60 秒除以该周期即为每分钟的心率。本题为 60 秒÷(15×0.04 秒)= 100，即该患者心率为 100 次/min。故选择 A。

61 题解析：非甾体抗炎药(NSAID)除直接作用于胃、十二指肠黏膜导致其损伤外，主要通过抑制前列腺素合成，削弱后者对胃、十二指肠黏膜的保护作用。故选择 B。

62 题略。

63 题解析：患者诸多症状提示该患者发生了肠梗阻而非急性胃炎；肠鸣音亢进，排除麻痹性肠梗阻的可能；除右下腹部有压痛外余腹无压痛，排除高位性肠梗阻；无肌紧张等腹膜刺激征，排除绞窄性肠梗阻。故选择 C。

64 题解析：右阴囊红肿，伴梨状肿块，提示腹股沟斜疝；伴腹痛、呕吐，肛门停止排气或排便，平卧后肿块不消失，提示斜疝发生了嵌顿。故选择 A。

65 题解析：图片是典型的下肢凹陷性水肿，结合其心功能Ⅱ级表现，最可能是感染诱发右心衰竭。故选择 B。

66 题解析：胆道蛔虫病临床表现为剑突下方“钻顶样”绞痛，症状与体征不符，即发作时腹痛十分剧烈，但腹部检查仅有腹部轻压痛，无腹肌紧张、反跳痛等。故选择 B。

67 题略。

68 题解析：毛细支气管炎是婴幼儿较常见的一种下呼吸道感染，多见于 1~6 个月的小婴儿，以喘息、三凹征和气促为主要临床特点。主要由呼吸道合胞病毒引起，副流感病毒、鼻病毒、某些腺病毒及肺炎支原体也可引起本病。故选择 B。

69 题解析：子宫内膜异位症的病因之一是经血中的子宫内膜细胞随经血经输卵管流入腹腔，种植在卵巢和邻近的盆腔腹膜。而经期性生活会增加经血逆流到腹腔的机会。故选择 D。

70 题解析：艾滋病有一个窗口期，在这个阶段虽然感染了 HIV 病毒，却检测不出来，但能传染给他人。故选择 C。

71 题解析：患儿患了猩红热，病原体为 A 组溶血性链球菌。故选择 B。

72 题解析：发生在面部“危险三角区”的疖(上唇疖、鼻疖)如被挤压，感染易沿内眦静脉进入颅内海绵状静脉窦，引起颅内海绵状静脉窦炎。故选择 E。

73 题解析：肾性水肿主要分为两大类。①肾炎性水肿：常见于肾小球肾炎。当肾小球滤过膜受损，肾小球滤过率下降，水、钠滤过减少，而肾小管重吸收功能相对正常，水、钠重吸收相对增多，即球-管失衡导致毛细血管静水压增高而出现水肿。②肾病性水肿：见于肾病综合征患者。因长期大量蛋白尿造成低蛋白血症，血浆胶体渗透压降低，体液从血管内进入组织间隙而出现水肿，该患者的临床诊断是慢性肾炎，且有明显的水肿，血压正常，考虑为肾病性水肿。故选择 D。

74 题解析：护患交谈的技巧中为了保证提问的有效性，护士可根据具体情况采用开放式提问或封闭式提问。本案例护士应采用开放式提问，可从中了解患者的真实想法和感受，从而做出指导。故选择 C。

75 题解析：尿酸结石和胱氨酸结石在酸性尿中形成，该患者碎石后为预防结石复发，需要调节尿液 pH。故选择 D。

76 题解析：不孕的原因有很多，包括下丘脑、垂体、卵巢、输卵管、阴道等器官的异常。本例患者的体温显示为单相，表明患者无排卵，说明是卵巢有问题。有排卵女性排卵后黄体形成，产生孕激素，可以使体温上升 0.5℃左右，基础体温显示为双相。故选择 C。

77 题解析：本例孕妇胎心监测结果为晚期减速，多是胎盘功能减退，胎儿缺氧的表现。所以应尽快结束分娩，避免胎儿发生意外。故选择 A。

78 题解析：3%～5%氯化钠、30%硫酸镁用于肉芽水肿创面；生理盐水、凡士林纱布用于正常肉芽创面外敷；硼酸溶液（优琐）用于脓液稠厚创面。故选择 E。

79 题解析：对误服高浓度酸碱患者的处理，首先选用弱碱溶液或弱酸溶液进行中和。故选择 D。

80 题解析：肝破裂潜在的并发症是低血容量性休克，为抗休克应及时补液。补液的原则是先快后慢、先晶后胶、晶胶搭配、先盐后糖、见尿补钾。平衡盐溶液属于等渗晶体，作为首选。平衡盐溶液（碳酸氢钠等渗盐水或乳酸钠林格溶液）的成分接近血浆，更符合生理要求，是可供大量使用的等渗性盐水，其中所含碱性物质又有利于纠正轻度酸中毒。但对休克或肝功能不良者不宜使用乳酸钠林格溶液，因易致体内乳酸蓄积，故应使用碳酸氢钠平衡盐溶液。故选择 B。

81 题解析：溺水者面部发绀是缺氧的表现，在确认心搏、呼吸骤停前，保持呼吸道的通畅是改善缺氧的措施。故选择 B。

82 题解析：围绝经期综合征是妇女绝经前后的常见病，严重影响患者的身心健康及日常生活，其症状出现的主要原因是雌激素的降低或缺乏，而激素替代治疗可缓解或改善围绝经期综合征的症状。故选择 B。

83 题解析：产后母婴分离、术后疲劳、家属对新生儿的高度关注及产妇体内激素水平的急剧变化均可影响产妇的情绪，而缩宫素对情绪变化无影响。故选择 C。

84 题解析：根据该患者的临床表现首先考虑直肠病变，直肠指检是最简便有效的检查方法，可了解直肠内有无肿块；钡剂灌肠与内镜检查相对复杂。故选择 C。

85 题解析：影响医护关系的主要因素有角色心理差位、角色压力过重、角色理解欠缺及角色权利争议，而角色期望冲突是影响护士与患者家属关系的主要因素。角色理解欠缺指医护双方对彼此专业、工作模式、特点和要求缺乏必要的了解，导致工作中相互埋怨、指责，从而影响医护关系的和谐。故选择 D。

86 题解析：乳房自我检查一般宜在月经干净后 1 周进行，容易发现病变。故选择 C。

87 题解析：肿瘤化疗时最严重的副作用是骨髓抑制，故乳腺癌术后化疗期间应注意患者血象变化。当白细胞<3.0×10^9/L 时，应暂停化疗，并使用生血药。故选择 E。

88 题解析：痛风是嘌呤代谢障碍引起的代谢性疾病，其发病有明显的异质性，除高尿酸血症外可表现为急性关节炎、痛风石、慢性关节炎、关节畸形、慢性间质性肾炎和尿酸性尿路结石。故选择 C。

89 题略。

90 题解析：脑血栓形成发病后 6 小时内为最佳溶栓时机。故选择 A。

91 题解析：新生儿出生时身长平均为 50cm，1 周岁时达到 75cm，2 周岁时达到 85cm，2～12 岁按年龄×7+75 计算，该 5 岁小儿的身长＝5×7+75＝110（cm）。故选择 C。

92 题略。

93 题解析：医院护理管理组织原则包括等级和统一指挥的原则、专业化分工与协作的原则、管理层次的原则、有效管理幅度的原则、职责与权限一致的原则、集权分权结合的原则、任务和目标一致的原则、稳定适应的原则、精干高效的原则、执行与监督分设原则等。护理部要求各科室提交的工作计划需根据医院的总体工作目标制订护理工作的总目标，与医院保持一致。故选择 C。

94 题解析：保证无菌物品的合格率属于质量控制中的前馈控制，防患于未然。故选择 E。

95 题解析：进入手术室的无菌物品，必须保持无菌状态，定期做细菌培养，一旦发现有细菌污染时应重新消毒处理。故选择 E。

96～98 题略。

99 题解析：本题考查枸橼酸钠中毒的表现。枸橼酸钠中毒者，出现血钙下降，引起手足搐搦。故选择 E。

100 题解析：本题考查枸橼酸钠中毒的表现。枸橼酸钠中毒者由于过量的枸橼酸钠与血钙结合，使血钙下降。故选择 B。

101 题解析：本题考查枸橼酸钠中毒的处理。枸橼酸钠中毒反应因出现低钙血症，需要静脉注射 10%葡萄糖酸钙或氯化钙。故选择 A。

102 题略。

103 题解析：简易呼吸气囊的按压频率与口对口人工呼吸的人工频率是一样的，都是每分钟 10～12 次。故选择 C。

104 题略。

105 题解析：心电图胸导联连接方式为 V_1 在胸骨右缘第 4 肋间，V_2 在胸骨左缘第 4 肋间，V_4 在左锁骨中线第 5 肋间，V_3 在 V_2 与 V_4 连线中点，V_5、V_6 分别在左腋前线及腋中线与 V_4 水平线相交点。故选择 B。

106 题解析：室性期前收缩心电图特点为 QRS 波提前出现，形态宽大畸形，其前无 P 波，有完全代偿间歇。房性期前收缩心电图特点为 P 波提前出现，形态与窦性 P 波略不同，P-R 间期>0.12 秒，QRS 波形态正常，有不完全代偿间歇。故选择 A。

107 题解析：应向患者说明咯血时不要屏气，应尽量将血轻轻咯出，否则易诱发喉头痉挛，出血引流不畅形成血块，造成呼吸道阻塞、窒息。故选择 B。

108 题解析：一旦出现窒息，立即置患者于头低足高位，轻拍背部以利血块排出；或迅速用机械吸引，以清除呼吸道内积血，必要时立即行气管插管或气管镜直视下吸取血块。故选择 A。

109 题解析：咯血患者首要的护理问题是清理呼吸道无效。故选择 D。

110 题解析：对于闭合性骨折，无明显并发症时，现场急救主要措施是夹板临时固定，以减少损伤，减少并发症，便于抢救。故选择 B。

111 题解析：对于股骨干粉碎性骨折患者，入院后首先要注意的并发症是休克、神经血管损伤。故选择 C。

112 题解析：骨牵引后护理如下。要保持牵引有效，防止针孔感染，抬高床尾对抗牵引，每天测双侧肢体的长度，加强肌肉锻炼。故选择 E。

113 题解析：1 型糖尿病常为青少年起病，绝大多数为自身免疫性，有糖尿病酮症酸中毒自发倾向；糖尿病患者多体型肥胖；2 型糖尿病是从以胰岛素抵抗为主伴胰岛素相对不足到以胰岛素分泌不足为主伴胰岛素抵抗所致的各种原因的糖尿病。故选择 E。

114 题解析：肥胖（尤其是中央型肥胖）、高热量饮食、体力活动不足及人口老龄化、现代生活方式是 2 型糖尿病发病的主要环境因素。故选择 A。

115~118 题略。

119 题解析：根据该患者的病史及临床表现应考虑脑震荡、颅底骨折，此时护士应密切注意患者的生命体征，判断有无颅内损伤。故选择 B。

120 题解析：失语由脑组织损伤或血肿压迫脑组织所致。故选择 C。

实践能力试题解析

1 题解析：呼吸困难是心包积液时最突出的症状，当心包积液量超过 300ml 时，心脏舒张受限即为心脏压塞。心包积液快速增加可引起急性心脏压塞，出现明显气促、心动过速、血压下降、大汗淋漓、四肢冷凉，甚至休克。这时给予对症治疗、半卧位、吸氧，疼痛者应用镇痛药等只能缓解症状，而心包穿刺抽液可解除心脏压塞和大量渗液引起的压迫症状。故选择 D。

2 题解析：胃镜检查和胃黏膜活检是确诊消化性溃疡的首选检查方法。故选择 D。

3 题解析：我国缩窄性心包炎最常见病因是结核分枝杆菌感染，引起纤维素渗出，若吸收不全易被机化而致缩窄性心包炎。故选择 B。

4 题解析：急性胰腺炎患者因低钙血症引起手足搐搦，此为预后不佳表现，是大量脂肪组织坏死分解出的脂肪酸与钙结合成脂肪酸钙，大量消耗钙所致，也与胰腺炎时刺激甲状腺分泌降钙素有关。故选择 B。

5 题解析：根据病史和表现特点该病为水痘，由水痘-带状疱疹病毒感染所致；皮疹结痂后一般不留瘢痕；皮疹为红色斑疹或丘疹，迅速发展为清亮、椭圆形的水疱，周围伴有红晕。疱液先透明而后混浊，且出现脐凹现象。水疱易破溃，2~3 天迅速结痂；应用肾上腺皮质激素治疗的小儿，感染往往成为重症。该病好发于皮肤和黏膜。故选择 D。

6 题解析：能保护人体防止感染乙型肝炎的是表面抗体。故选择 A。

7 题解析：对于高热或大量胸腔积液的患者，可在使用有效抗结核药的同时加用糖皮质激素，以减轻炎症和变态反应引起的症状。故选择 C。

8 题解析：上呼吸道感染发热的患儿护理措施如下。保持室内温度适宜，空气清新；保证营养和水分的摄入；松解衣被，及时更换汗湿的衣物；体温超过 38.5℃，可采取物理降温；注意观察病情变化。故选择 C。

9 题解析：慢性肾衰竭时，尿磷排出减少，血磷升高，为维持钙、磷平衡，血钙下降，患者可出现肌肉抽搐或痉挛。故选择 C。

10 题解析：外阴阴道假丝酵母菌阴道炎表现有外阴、阴道奇痒，坐卧不宁，痛苦异常，还可有尿痛、尿频、性交痛，阴道分泌物为干酪样或豆腐渣样白带。干酪样或豆渣样白带是其特点。故选择 D。

11 题解析：肢体出血时可用止血带进行暂时止血，一般每隔 0.5~1 小时放松 2~3 分钟，以免造成肢体远端缺血性坏死。故选择 C。

12 题解析：在宫缩期，由于子宫胎盘血流供应减少，胎心率发生改变，不能正常反映胎心率变化，应在宫缩间歇期听诊。故选择 D。

13 题解析：左向右分流型先天性心脏病有房间隔缺损、室间隔缺损和动脉导管未闭等，可引起肺循环血量增多，患儿易出现呼吸道感染。故选择 C。

14 题解析：甲状腺危象是甲状腺功能亢进症急性加重的综合征，临床表现有高热或超高热、大汗、心动过速（140 次/min 以上）、烦躁、焦虑不安、谵妄、恶心、呕吐、腹泻，严重者可有心力衰竭、休克及昏迷等，常见诱因包括感染、手术、创伤、精神刺激等。甲状腺危象的发生原因可能与短时间内大量 T_3、T_4 释放入血有关。故选择 D。

15 题解析：骨折小夹板固定护理时，绑夹板的带结以上下移动 1cm 为宜，每天观察患肢末梢感觉、运动和血液循环，抬高患肢减轻水肿，定期来门诊复查，及早进行功能锻炼。故选择 A。

16 题解析：骨恶性肿瘤的临床表现包括病情发展快，局部剧烈疼痛，肿块表面皮肤温度升高及浅静脉怒张，可引起病理性骨折，X 线检查有成骨性、溶骨性或混合性骨质破坏，骨膜反应明显，可见 Codman 三角或“日光射线”现象，确定诊断靠病理检查。故选择 E。

17 题解析：乳房淋巴回流主要有 4 种途径，大部分淋巴液经胸大肌外侧缘淋巴管回流至腋窝淋巴结，再流向锁骨下、上淋巴结；部分乳房内侧的淋巴液流向胸骨旁淋巴结；两侧乳房皮下有交通淋巴管，可流向对侧；乳房深部淋巴网可沿腹直肌鞘和肝镰状韧带通向肝脏。故选择 E。

18 题解析：肢体感觉障碍患者护理时主要应防止压疮及损伤，措施包括睡于软床上、经常翻身、乙醇按摩及温水擦浴、禁忌使用热水袋等。故选择 A。

19 题解析：血清胆红素是由体内衰老的红细胞裂解而释放出的血红蛋白产生的，包括间接胆红素和直接胆红素。间接胆红素通过血液运至肝，通过肝细胞的作用，生成直接胆红素。根据新生儿的特点（详见《考点与试题精编》新生儿黄疸一节），概括地说，新生儿胆红素形成相对较多，而对胆红素的代谢、排泄功能又较低，间接胆红素和直接胆红素都增高。所以大部分新生儿在出生后一定时期里会发生生理性黄疸，患病时亦容易出现病理性黄疸。当体内胆红素增高，血清胆红素 >342μmol/L（20mg/dl）时为胆红素脑病（核黄疸），患儿精神差、食欲减退、拒乳、肌张力减退，甚至出现尖叫、凝视、抽搐等一系列表现。故选择 B。

20 题解析：出生后 1~2 周的新生儿可用 2∶1乳（鲜牛乳 2 份加水 1 份），以后逐渐增至 3∶1或 4∶1 乳，至 1~2 个月后可不必稀释。故选择 B。

21 题解析：该患儿为法洛四联症、心功能Ⅳ级，属于重症，应尽早手术，但应在心功能改善后实施。故选择 D。

22 题解析：难免流产由先兆流产发展而来，流产已不可避免。表现为阴道流血量增多，阵发性腹痛加重。妇科检查：子宫大小与停经周数相符或略小，子宫口已扩张；而先兆流产子宫口未开。故选择 E。

23 题解析：心力衰竭卧床患者病情好转后，应鼓励其尽早做适量运动，以防止长期卧床导致静脉血栓的形成。故选择 A。

24 题解析：萎缩性胃炎的黏膜皱襞变细或平坦，由于黏膜变薄可透见呈紫蓝色的黏膜下血管；病变可弥漫或主要在胃窦部，如伴有增生性改变者，黏膜表面呈颗粒状或结节状。故选择 A。

25 题解析：小儿腹泻出现明显缺水和外周循环障碍时，需要及时扩充血容量，原则为先快后慢、先盐后糖、先晶后胶、液种交替、见尿补钾。故选择 E。

26 题解析：自发性气胸的体征为右侧胸部肋间隙增宽，语颤消失，叩诊鼓音，膈肌下降导致肝脏同时下移，从而使肝浊音界下移。故选择 A。

27 题解析：早产儿因发绀给予吸氧，为预防氧中毒，氧浓度应控制在 30%~40%，一旦症状改善立即停用，最好在血气监测下用氧，维持经皮血氧饱和度在 88%~93% 为宜。故选择 A。

28 题解析：预防脊椎麻醉后头痛应采取去枕平卧位；减少阴囊血肿的发生主要采取局部用沙袋压迫及阴囊抬高等措施；促进肠蠕动恢复的措施主要通过早期活动，但疝修补术后早期不宜进行；腹股沟斜疝术后取仰卧位，腘窝部垫枕，可减轻腹股沟局部张力，疼痛减轻，并有利于切口愈合；而预防疝复发主要是消除引起腹压升高的因素。故选择 D。

29 题解析：肝硬化患者短期内出现肝脏迅速增大、持续性肝区疼痛、腹水增多且为血性、不明原因的发热等，虽经积极治疗而病情恶化，应考虑并发原发性肝癌的可能性。故选择 D。

30 题解析：尿道结石的处理原则前、后尿道各异，前尿道结石患者多在局部麻醉下压迫结石近端尿道，然后向尿道内注入无菌液体石蜡，将石头向尿道远端推挤，将结石钩出或取出；后尿道结石多用尿道探子将结石推入膀胱，然后按膀胱结石处理。尿道取石术后，在尿道修复过程中尿道组织增生及挛缩，可造成尿道狭窄。故选择 B。

31 题解析：当胃囊充气不足或破裂时，食管囊和胃囊可向上移动，阻塞于喉部而引起窒息。一旦发生，立即抽出囊内气体，拔出管道。故选择 D。

32 题略。

33 题解析：为患者叩背的顺序是由外向内，由下向上，即 1、5、4、3、2 或 5、1、4、3、2。故选择 D。

34 题解析：稽留流产时因胚胎或胎儿的死亡会释放凝血活酶破坏母体的凝血机制，导致弥散性血管内凝血（DIC），这是本病最严重的并发症。故选择 E。

35 题略。

36 题解析：患者外伤后呼吸困难，气管向左偏移（提示纵隔移位），右胸叩诊呈鼓音，右肺呼吸音消失，提示患者气胸，颈部广泛皮下气肿预示患者为张力性气胸。张力性气胸是可迅速致死的危急重症。入院前或院内需紧急救治，应迅速降低胸腔内压，可使用粗针头穿刺胸膜腔排气减压。故选择 A。

37 题解析：流行性脑脊髓膜炎为经呼吸道传播的传染病，潜伏期为 1~10 天，对密切接触患儿的易感者应密切观察至潜伏期结束，了解易感者有无被感染，但不需隔离。故选择 E。

38 题解析：流行性腮腺炎饮食宜半流食或软

食,忌酸、辣、干、硬等刺激性食物,以免咀嚼和唾液分泌增加而疼痛加剧。故选择 E。

39 题解析:乙型肝炎是血液-体液传播。故选择 C。

40 题解析:艾滋病病毒对常用的化学消毒剂都敏感,但对紫外线或 γ 射线照射不敏感。故选择 E。

41 题解析:被乙肝患者血液污染的针头刺破皮肤后宜立即采取被动免疫,注射高效价免疫血清,立即获得免疫力。故选择 E。

42 题略。

43 题解析:根据图片显示弥漫性片状红色皮疹,皮肤皱褶处,皮疹密集成线(帕氏线),该疾病为猩红热,该疾病治疗的首选药是青霉素。故选择 E。

44 题解析:由厌氧菌所致的产气性皮下蜂窝织炎,多发生在会阴部或下腹部,常因皮肤受损处严重污染而发生。表现为进行性皮肤、皮下组织及深筋膜坏死,破溃后脓液恶臭,按压有捻发音,在做创面清洁时,最常用的清洁液是 3% 过氧化氢液,可杀灭厌氧菌。故选择 E。

45 题解析:病毒性心肌炎为心肌细胞弥漫性炎症病变,无特效治疗措施,主要通过休息以减轻心肌氧耗量及营养心肌等。故选择 C。

46 题解析:大量蛋白尿是根源,导致患者出现低蛋白血症及血浆胶体渗透压下降,这也是水肿的主要原因。故选择 B。

47 题略。

48 题略。

49 题解析:严重挤压伤患者,临床上主要预防压力解除后的挤压综合征(急性肾衰竭和休克)。为预防急性肾衰竭,病程早期要扩容抗休克,补足血容量后再加呋塞米、甘露醇等利尿药,以避免尿中肌红蛋白、血红蛋白增多引起肾小管阻塞。本题错误的是尽早应用甘露醇。故选择 E。

50 题解析:骨盆骨折,尿液中有血,表明骨盆骨折合并了膀胱损伤。故选择 D。

51 题解析:在行膀胱冲洗时发现冲洗液引流不畅,应首先检查引流管是否通畅,如有受压或阻塞时,应及时给予解除。故选择 D。

52 题解析:此题考查关于外阴阴道假丝酵母菌病的健康教育。平日切勿进行阴道冲洗;一般多在月经期复发,因此检查也在月经前检查;复查白带要求 24~48 小时前禁止阴道用药;此病可由于长期使用抗生素复发,不能选 E。故选择 C。

53 题解析:患者在吸气时纵隔移向健侧,在呼气时纵隔移向患侧,出现了纵隔扑动。开放性气胸的患者容易出现纵隔扑动。故选择 E。

54 题略。

55 题解析:新生儿特殊生理状态包括生理性体重下降、生理性黄疸、生理性乳腺肿大、假月经、"上皮珠"和"马牙"。故选择 A。

56 题解析:患者胃口差的原因与所用药物的不良反应有关,药物应饭后服用,减少药物对胃肠道的刺激损害,食物以易消化、低纤维素食物为主,适当补充粗粮、肉、蛋、奶等。故选择 E。

57 题略。

58 题解析:扭伤指关节处受外力作用致关节囊、韧带等损伤;挤压伤指肌肉丰富部位(躯干、大腿等)受重物长时间挤压造成的肌肉等组织严重损伤;挫伤指钝性暴力作用引起的皮下软组织损伤;冲击伤指爆炸产生的强烈冲击波对胸腹部脏器造成的损伤。上述 4 种损伤均属于闭合性损伤。撕裂伤指暴力撕扯造成皮肤、皮下组织、肌肉、肌腱等组织的严重损伤,属于开放性损伤。根据该患者的临床表现,属于挤压伤。故选择 E。

59 题解析:烧伤休克补液的判断,当血压低、中心静脉压低、尿量少时,说明血容量严重不足,应快速补液。故选择 A。

60 题解析:体位引流操作宜在饭前进行,避免饭后引流引起呕吐;引流前可进行雾化吸入以稀释痰液,同时给予胸部叩击使痰液松动,有利于痰液排出;每次引流持续 15~20 分钟;引流后可给予治疗性雾化吸入,控制炎症等。故选择 D。

61 题解析:患者大量饮酒后出现昏迷、抽搐等症状,符合酒精中毒昏迷期的表现。应补充 50% 葡萄糖、维生素,静脉注射纳洛酮,维持电解质平衡。故选择 B。

62 题解析:考虑该患者出现了热衰竭,因为体温基本正常,不需要迅速降温。故选择 E。

63 题解析:造口周围皮肤保护的健康指导包括注意观察造口周围情况,每次大便后及时用中性温和的清洗剂清洗造口周围皮肤(避免使用有刺激性的药液),清洗擦干后涂锌氧油保护造口周围皮肤,防止粪水浸渍引起皮炎。故选择 B。

64 题解析:石膏管型固定,当出现疼痛时,正确的处理是开窗减压,抬高患肢减轻水肿,无效时更换石膏管型,禁忌向疼痛处填塞棉花。故选择 C。

65 题解析:小儿股骨干骨折双下肢悬吊牵引,做对抗牵引是将患儿臀部悬空。故选择 C。

66 题解析:骨折后功能锻炼可分为 3 个阶段。早期(伤后 1~2 周):主要进行患肢肌肉的收缩和舒张练习;中期(伤后 3~6 周):进行骨折上、下两个关节的活动;晚期(伤后 6~8 周):骨折达到临床愈合标准后应进行患肢全面功能锻炼。该患者属于骨折早期,只能进行患肢的肌肉舒缩活动,爬墙运动、推墙动作、运篮球动作均易活动患肢的关节,此期不宜进行,而提重物练习可造成断端分离,影响骨折愈合,此时亦不可进行。故选择 A。

67 题解析:硝普钠应现用现配,缓慢静脉滴注,或使用输液泵控制滴速,避光滴注。用药时严密监测血压。因其分解可产生氰化物,用药时间不宜超过 24 小时。故选择 E。

68 题解析:颅前窝骨折后局部渗血淤积于眼眶周围形成特有的“熊猫眼”征。故选择 B。

69 题解析:胃癌好发于胃窦部,早期无明显症状和体征,淋巴转移是胃癌最主要的转移途径,晚期主要为血行转移,治疗方法以手术治疗为主,当胃癌患者出现呕吐宿食时应考虑该患者的胃癌已进入进展期而非早期。故选择 D。

70 题解析:根据患者的临床表现特点,诊断为原发性肝癌。对各种恶性肿瘤患者的治疗,除白血病、浸润性葡萄胎、绒毛膜癌等首选化疗外,其他肿瘤均首选手术治疗。故选择 A。

71 题解析:直肠癌手术前肠道准备具体措施包括如下。术前 3 日进少渣半流质饮食,术前 2 日进流质饮食,术前 12 小时禁食、术前 4 小时禁水;术前 3 日口服肠道不易吸收的抗生素,同时补充维生素 K;术前 2 日晚用肥皂水灌肠,术前 1 日晚及术晨清洁灌肠;术晨留置胃管、导尿管。故选择 C。

72 题解析:根据该患者的临床表现特点,首先考虑泌尿系统肿瘤,泌尿系统肿瘤中最常见的是膀胱肿瘤。KUB 可观察肾、腰大肌轮廓,但不能显示膀胱软组织;静脉造影可显示尿路充盈缺损改变;CT、MRI 可显示肾膀胱肿瘤阴影;膀胱镜检查可直接观察膀胱病变情况,并取活组织做病理检查。故选择 D。

73 题解析:小儿血便首先考虑直肠息肉,且该患儿鲜血在粪便表面,偶有草莓样肉团脱出肛门,直肠指检触及肿块,更加证实该诊断。故选择 C。

74 题解析:乳腺癌术后功能锻炼的目标是患侧手越过头顶触及对侧耳郭,达到生活自理。故选择 E。

75 题解析:风湿热最特殊的皮疹是环形红斑,如图 4-2-5 中的②图,多分布在躯干、肢体的近端等处。故选择 B。

76 题略。

77 题解析:根据临床表现和实验室检查结果,患者中度贫血,头晕、乏力显著,最易摔伤。所以,最主要的护理问题是有受伤的危险。故选择 C。

78 题解析:血糖升高是诊断糖尿病的主要依据,也是判断糖尿病病情和评价糖尿病控制状况的主要指标,通常检测空腹血糖和餐后 2 小时血糖;本患者血糖水平未达到诊断糖尿病标准,需进行 OGTT。故选择 D。

79 题解析:呼吸困难和窒息是术后最严重的并发症,多发生于术后 48 小时内。表现为进行性呼吸困难、烦躁、发绀,甚至窒息;可有颈周肿胀,切口渗鲜血等。主要原因有切口内血肿压迫、喉头水肿、双侧喉返神经损伤、气管塌陷等。处理:①切口内血肿压迫气管,立即拆线,敞开切口,迅速清除血块,结扎出血血管。若无效则立即行气管切开,待病情好转再送手术室止血;②喉头水肿,由手术创伤或气管插管引起。立即应用大剂量激素(如地塞米松)静脉滴注,呼吸困难无好转时做气管切开;③气管塌陷,做气管切开。术后患者床旁应常规放置气管切开包和手套。该患者呼吸困难、口唇发绀,伴颈部肿胀应是切口内血肿,需立即拆线、清除血肿。故选择 E。

80 题解析:再生障碍性贫血简称再障,是一种可能由不同病因和机制引起的骨髓造血功能衰竭症。血象显示红细胞、白细胞、血小板及网织红细胞均减少,临床上以进行性贫血、出血和继发感染为主要表现。当血小板计数低于 50×10^9/L 时应减少活动,注意休息,防止受伤,如跌倒、碰撞等;低于 20×10^9/L 时可发生严重出血,应绝对卧床休息,保证充足睡眠,避免情绪激动。故选择 C。

81 题解析:根据患者的临床表现判断患者可能伴发视网膜病变(视物不清)、冠心病(胸闷憋气)、神经病变(双腿及足底刺痛)、肢端干性坏疽(足趾变黑)等,但还没有继发足部感染(湿性坏疽)。故选择 B。

82 题解析:癫痫频繁发作,间歇期仍然意识不清,考虑为癫痫持续状态。此时首要的护理措施为遵医嘱静脉注射地西泮。故选择 A。

83 题解析:据病情资料考虑此患者处于癫痫强直阵挛发作期,此时护理措施主要是保持呼吸道通畅。故选择 B。

84~85 题略。

86 题解析:TUVP 后应进食高纤维食物,防止便秘;鼓励患者多饮水,保持一定的尿量,起到内冲洗的作用;病情恢复后可下床活动,但 1~2 个月避免剧烈运动(如提重物、跑步、骑自行车、性生活等),防止继发性出血;指导患者进行提肛锻炼,恢复正常排尿功能。故选择 B。

87 题略。

88 题解析:感染性心内膜炎是心肌内膜表面的微生物感染,伴赘生物形成,瓣膜是最常受累部位。故选择 C。

89 题解析:羊水栓塞是羊水中的有形物质进入母体血液循环后,通过阻塞肺小动脉引起过敏反应和凝血机制异常而导致机体发生一系列复杂而严重的病理生理变化。羊水栓塞第一阶段的临床表现是心肺功能衰竭和休克,表现为在分娩过程中,尤其是刚刚破膜不久,产妇突然发生寒战、呛咳、气急、烦躁不安等症状,随后出现发绀、呼吸困难、心率加快、抽搐、昏迷、血压下降,出现循环衰竭和休克状态。结合题意,患者宫口开全、胎膜破裂后突然出现呛咳、烦躁、呼吸困难等症状,随后出现脉细、呼吸困难、心率加快、抽搐、昏迷、血压50/30mmHg,是循环衰竭和休克状态,提示羊水栓塞。故选择B。

90题解析:硫酸镁的有效治疗浓度和中毒浓度相近,因此在硫酸镁治疗时应严密观察其毒性反应,并严格控制其入量。硫酸镁中毒现象首先表现为膝腱反射减弱或消失,继之出现全身肌张力减退及呼吸抑制,甚至心搏骤停。应用10%葡萄糖酸钙注射液以解毒。该药静脉注射结束宜在3分钟以上,若呼吸、排尿和神经抑制未恢复正常,可每小时重复1次,直至正常,但是24小时内不超过8次。故选择E。

91题略。

92题解析:直肠肛管检查时,膝胸位最常用,适于一般患者的短时间检查;左侧卧位适用于年老体弱或重病患者;截石位适用于肛门手术;蹲位适用于检查内痔、直肠息肉、直肠脱垂等;俯卧位一般不用于直肠肛管疾病的检查。该患者年龄较大,应采取左侧卧位。故选择A。

93题略。

94题解析:患者肝硬化5年,上腹经常饱胀,颈部有蜘蛛痣,提示患者可能处于肝硬化失代偿期。饱餐、鱼刺等因素,导致曲张的食管-胃底静脉曲张破裂。故选择D。

95题解析:上消化道出血为肝硬化最常见的并发症。可在诱因下突然发生大量呕血或黑便,易造成出血性休克或诱发肝性脑病。故选择D。

96题解析:上消化道出血和高蛋白饮食都可导致肠道产氨增多而诱发肝性脑病。因此需禁食蛋白质。其他措施有灌肠或导泻、抑制肠道细菌生长,减少肠内毒物的生成和吸收。促进有毒物质的代谢清除,纠正氨基酸代谢紊乱,如给予降氨药物等。故选择A。

97题解析:分析题意可知,患者咳铁锈色痰,与肺泡内浆液渗出和红细胞、白细胞渗出有关,再结合病程可推断为肺炎链球菌感染。故选择A。

98题解析:患者胸痛明显,特别是在咳嗽、深呼吸时加剧,往往提示炎症累及胸膜,存在胸膜炎。故选择E。

99题解析:胸痛严重者可采取患侧卧位,在咳嗽时可用枕头等物夹紧胸部,必要时于呼气末用宽胶布固定胸廓,以降低胸廓活动度,减轻疼痛。故选择E。

100题解析:肾性高血压按发病机制又可分为容量依赖性高血压和肾素依赖性高血压两种。前者因肾小球滤过率降低,肾排水和排钠的能力减退致水钠潴留发生,常伴水肿,多见于急、慢性肾炎和大多数慢性肾功能不全者;后者常由肾组织缺血刺激球旁细胞而使肾素分泌增加,激活肾素-血管紧张素-醛固酮系统引起,多见于肾血管疾病和少数慢性肾衰竭晚期患者。肾实质性高血压80%以上为容量依赖性,仅10%左右为肾素依赖性,尚有部分病例同时存在两种因素。故选择E。

101题解析:正常血钾不超过5.5mmol/L,该患者出现了高钾血症,所以应避免摄取含钾高的水果和食物,以免引起心脏停搏。故选择C。

102题解析:该患者尿量偏少,血压偏高,考虑体内水钠潴留,故限制入量,入量相当于前1天的尿量加500ml,之所以加500ml是因为人体不显性失水约800ml,代谢内生水约200ml。故选择E。

103题解析:刮宫术对于功能失调性子宫出血既可以达到诊断的目的,也可以达到止血的目的。此患者经非手术治疗无效,所以手术是最好的方法。故选择C。

104题解析:功能失调性子宫出血经治疗后非出血期可以进行性交,出血期改淋浴以防止发生感染,治疗期间需遵医嘱服药,多吃鸡蛋、大枣补血促进身体康复。故选择A。

105题解析:该患者为产后,据病情应是急性乳腺炎,体检发现的鸡蛋大小肿块,有波动感,多为脓肿,明确诊断最佳的措施应是诊断性穿刺。故选择C。

106题解析:一旦确诊脓肿,最重要的处理措施应是脓肿成熟后切开引流。故选择A。

107题解析:乳汁淤积是急性乳腺炎最常见的发病原因。预防急性乳腺炎的关键在于避免乳汁淤积。故选择D。

108题解析:腹部闭合性损伤在观察期间应注意“四禁”,即禁饮食、禁用麻醉性镇痛药、禁服泻药、禁止灌肠。故选择E。

109题解析:患者出现明显腹膜刺激征说明有空腔脏器破裂引起急性腹膜炎的征象,应急诊剖腹探查。故选择E。

110题解析:胸部和上腹部手术后因疼痛而不敢深呼吸和咳嗽排痰,容易发生肺不张和肺感染。应鼓励患者咳嗽排痰,可使用镇痛药和用手按压伤口减轻疼痛。故选择D。

111题解析:葡萄胎患者至少随访2年,随访患者有无阴道流血、咳嗽等症状,常规检查hCG、妇科检查及肺部摄片,并要求用避孕套严格避孕1年。故选择D。

112题解析:一般受孕后hCG都会上升直到12周后下降,但葡萄胎患者hCG也会升高且12周不下降,所以再次受孕对早孕和葡萄胎的复发不易鉴别。故选择E。

113题解析:葡萄胎随访时发现阴道转移性结节,考虑为绒毛膜癌,针对阴道转移性结节最关键的治疗是防止发生破溃。因此要动作轻缓,禁止阴道冲洗,减少增加腹压动作。故选择A。

114~116 题略。

117 题解析:体内维生素 D 主要由皮肤 7-脱氢胆固醇经紫外线照射生成。寒冷季节长,日照时间短,小儿户外活动少(紫外线不能通过玻璃窗)容易发病,初期多于出生后 3 个月左右,主要表现为神经、精神症状。故选择 E。

118 题解析:最紧急的措施是立即按医嘱应用镇静药和钙剂。静脉注射钙剂时速度应慢,不得少于 10 分钟。多晒太阳,给予含维生素 D 丰富的食品,给予维生素 D 制剂。故选择 E。

119 题解析:大脑皮质出血表现为一个肢体或一个肌群的单瘫,脑干出血表现为病变侧周围性面瘫、对侧肢体瘫的交叉瘫,内囊出血表现为病变对侧一侧半身瘫痪的偏瘫,小脑出血表现为共济失调,脊髓病变表现为截瘫。故选择 B。

120 题解析:脑出血患者出现脉搏减慢、呼吸不规律、一侧瞳孔扩大、意识障碍加重等,提示发生了脑疝。故选择 B。

模拟试卷五

专业实务参考答案

1. E	2. B	3. E	4. D	5. E	6. A	7. D	8. C	9. A	10. A
11. C	12. D	13. D	14. B	15. D	16. E	17. D	18. C	19. A	20. E
21. A	22. E	23. E	24. B	25. A	26. C	27. C	28. D	29. A	30. E
31. C	32. D	33. E	34. B	35. C	36. B	37. B	38. B	39. A	40. A
41. C	42. A	43. B	44. B	45. A	46. A	47. B	48. E	49. D	50. A
51. B	52. A	53. B	54. B	55. A	56. D	57. D	58. A	59. E	60. D
61. B	62. B	63. E	64. D	65. A	66. A	67. B	68. E	69. C	70. C
71. A	72. C	73. A	74. E	75. D	76. E	77. E	78. E	79. C	80. C
81. C	82. C	83. C	84. B	85. D	86. D	87. B	88. C	89. B	90. A
91. E	92. D	93. C	94. D	95. C	96. D	97. B	98. D	99. B	100. C
101. B	102. D	103. E	104. B	105. A	106. D	107. A	108. D	109. C	110. A
111. C	112. D	113. D	114. E	115. E	116. D	117. D	118. C	119. D	120. A

实践能力参考答案

1. A	2. C	3. A	4. C	5. C	6. E	7. E	8. E	9. B	10. B
11. E	12. D	13. A	14. A	15. D	16. D	17. C	18. C	19. A	20. C
21. E	22. A	23. C	24. E	25. B	26. C	27. E	28. A	29. D	30. A
31. C	32. D	33. E	34. D	35. A	36. E	37. C	38. C	39. D	40. D
41. E	42. D	43. E	44. E	45. E	46. C	47. E	48. B	49. A	50. A
51. D	52. E	53. A	54. A	55. D	56. A	57. A	58. B	59. A	60. A
61. C	62. C	63. E	64. D	65. B	66. C	67. E	68. C	69. C	70. A
71. C	72. C	73. B	74. D	75. E	76. A	77. D	78. C	79. B	80. A
81. E	82. A	83. A	84. B	85. A	86. E	87. D	88. B	89. D	90. C
91. C	92. A	93. A	94. D	95. D	96. C	97. A	98. C	99. B	100. B
101. B	102. E	103. B	104. C	105. A	106. C	107. E	108. C	109. A	110. E
111. A	112. D	113. C	114. D	115. C	116. E	117. D	118. D	119. B	120. D

专业实务试题解析

1 题解析:谵妄通常急性起病,症状变化大,一般持续数小时至数天,典型的谵妄 10~12 天可完全恢复,但有时可达 30 天以上。部分患者发病前可有前驱症状,如焦虑不安、激越、注意力涣散和睡眠障碍等。前驱期持续 1~3 天。谵妄的临床特征包括:①意识障碍,患者可表现为不同程度的意识障碍。

多数患者的意识障碍有昼轻夜重的节律变化。有时间和地点定向障碍，严重者可出现人物定向障碍。记忆障碍，以即刻记忆和近期记忆障碍最明显，患者尤其对新近事件难以识记。好转后患者对谵妄时的表现或发生的事大都遗忘。②感知障碍，常见包括感觉过敏、错觉和幻觉。患者对声、光特别敏感。错觉和幻觉则以视错觉和视幻觉较常见，其内容常具有恐怖性和场面性。③思维障碍，表现为思维不连贯，可因错觉和幻觉而产生继发性的片段妄想。④情绪障碍，情绪波动常见焦虑不安、抑郁、恐惧、愤怒或淡漠等。⑤行为障碍，可表现为精神运动性抑制和不协调的精神运动性兴奋，行为冲动，无目的性或表现不自主运动。睡眠觉醒周期不规律，表现为白天嗜睡而晚上兴奋。故选择E。

2题解析：白血病患者由于白血病细胞在骨髓中大量增生，阻碍正常造血干细胞的造血功能，导致红细胞及血小板量和质的改变，出现贫血及出血症状。故选择B。

3题解析：对无青霉素用药史，或有青霉素用药史但药物批号更换或停药间隔已超过3天的患者，使用青霉素前均须进行青霉素皮试，如医生未开青霉素皮试医嘱，不可盲目执行医嘱，或拒绝转抄医嘱，也不可自行为患者进行青霉素皮试，此时应向医生提出加开皮试医嘱。故选择E。

4题解析：隐血试验饮食是配合粪便隐血试验，协助诊断消化道有无出血。试验前3天禁食绿色蔬菜、肉类、动物血、含铁丰富的易造成隐血试验假阳性的食物和药物等。可进食牛奶、豆制品、白菜、土豆、冬瓜、粉丝等。从第4天起连续留3天粪便做隐血检查。故选择D。

5题解析：青春期最主要的特点是生殖系统迅速发育成熟和体格发育明显增快。此时神经内分泌调节尚不稳定，容易出现心理和精神行为方面的变化。因此，在本期不但要给予足够的营养、加强身体锻炼，不断进行思想品德教育，加强学校、社会适应性的培养，还应积极开展青春期生理和心理卫生教育，尤其是科学的性心理教育是青春期健康教育的一个重要内容。故选择E。

6题解析：考查注射方式和肌内注射部位。肌内注射的部位有臀大肌、臀中肌、臀小肌、股外侧肌、上臂三角肌，图示注射部位为上臂三角肌，所以此操作是肌内注射，缩写为i.m.。故选择A。

7题解析：血液加温导致大量红细胞破坏，血红蛋白释放入血导致溶血反应。溶血反应是最严重的输血反应。患者出现头部胀痛、胸闷、四肢麻木、腰背部剧烈疼痛等反应；进而出现黄疸和血红蛋白尿（尿呈酱油色），同时伴有寒战、高热、呼吸困难、发绀和血压下降、急性肾衰竭等。故选择D。

8题解析：现代医学已经证明，当人的心跳、呼吸停止时，大脑、肾脏、肝脏并不一定死亡，只要大脑功能保持完整，生命活动就有恢复的可能。因此，目前医学界开始提出以脑死亡作为判断死亡的标准。脑死亡是大脑出现不可逆的破坏，脑死亡后生命活动将无法逆转。故选择C。

9题解析：医疗文件书写要求为及时、准确、真实、完整、简明扼要和清晰，并签全名。故选择A。

10题解析：HIV感染后对免疫系统造成损害，使CD4 T淋巴细胞计数下降，CD4/CD8比值<1.0。故选择A。

11题解析：肠结核一般见于中青年，女性稍多于男性，比例约为1.85∶1；肠结核主要位于回盲部，也可累及结肠和直肠。故选择C。

12题解析：该题选项中的节律性、对称性和极性、缩复作用均是临产后正常的子宫收缩力的特点。分娩时子宫肌产生规律性收缩称为宫缩，是临产后的主要动力。宫缩能使宫颈管缩短直至消失、子宫颈口扩张、胎先露下降及胎盘娩出。宫缩的节律性是临产的重要标志之一。正常宫缩是子宫体部不随意、有规律的阵发性收缩。临产后随着产程进展，每次子宫收缩的强度由弱到强（进行期），维持一定时间（极期），随后由强到弱（退行期），直至消失进入间歇期，间歇期子宫肌松弛。如此反复，直至分娩全部结束。要表现节律性需要动态图。缩复作用：每次宫缩时，子宫肌纤维缩短变宽，宫缩后肌纤维虽又重新松弛，但不能完全恢复到原来长度，经过反复收缩，肌纤维越来越短，此现象称为缩复作用。缩复作用也需要动态图才能表现。对称性和极性：正常宫缩每次开始于左、右两侧宫角，迅速向子宫底部集中，然后再向子宫下段扩散，引起协调一致的宫缩，称为子宫收缩的对称性。子宫底部的收缩力最强，向下则逐渐减弱，称为宫缩的极性。题图中的箭头线正是对称性和极性的方向。故选择D。

13题解析：肾损伤患者应绝对卧床休息2~4周，一般待病情稳定、血尿消失后可离床活动，通常肾挫裂伤损伤后4~6周才趋于愈合，过早、过多下床活动，有可能再度出血。故选择D。

14题解析：颅底骨折多见于坠落时足或臀部着地，由暴力沿脊柱传导作用于颅底导致，属于间接暴力。

颅底骨折可分为颅前窝骨折、颅中窝骨折及颅后窝骨折等3种类型。颅前窝骨折可出现“熊猫眼”征或“兔眼”征，脑脊液鼻漏，可伴有第1（嗅）、第2（视）对脑神经损伤；颅中窝骨折在乳突区出现瘀斑（Battle征又称为乳突瘀斑，表现为乳突部位皮肤青紫，可见于颅中窝骨折或颅后窝骨折），脑脊液耳漏或鼻漏，可伴有第7（面）、第8（听）对脑神经损伤；颅后窝骨折在耳后及枕下部出现瘀斑。脑脊液漏若 4 周不能自行愈合者,可考虑行脑脊液漏修补术。故选择 B。

15 题解析:幻觉是精神分裂症患者最常见的感知障碍,包括幻听、幻视、幻嗅、幻味、幻触及内脏性幻觉等,其中以幻听最为常见。故选择 D。

16 题解析:乙脑病毒为嗜神经 RNA 病毒,通过血脑屏障进入中枢神经系统,在神经细胞内繁殖,引起脑炎。故选择 E。

17 题解析:压疮溃疡期时静脉血液回流出现严重障碍,局部瘀血致血栓形成,组织缺血缺氧。轻度溃疡期浅层组织感染,脓液流出,溃疡形成;坏死溃疡期坏死组织发黑,脓性分泌物增多,有臭味,感染向周围及深部扩展,可达骨骼,甚至可引起败血症。图 5-1-3 压疮已露出骨头。故选择 D。

18 题解析:硝苯地平属于钙通道阻滞剂,常用硝苯地平控释剂的不良反应有反射性交感活性增强,引起心率增快、面部潮红、头痛、下肢水肿等。故选择 C。

19 题解析:5-羟色胺重摄取抑制剂治疗抑郁症时,起效时间是开始服药后 2~3 周。故选择 A。

20 题解析:癔症发病的主要因素是精神紧张、恐惧,表现为情绪不稳定、易接受暗示,具有情感反应强烈、表情夸张等症状,所以癔症患者的性格特点是敏感。故选择 E。

21 题解析:暑邪是暑性升散,耗气伤津。燥邪是燥性干涩,易袭津液。火邪是火易耗伤津液。故选择 A。

22 题略。

23 题解析:血友病的基因缺陷处于 X 染色体的长臂上,属于 X 染色体隐性遗传病。男性因为只有一条 X 染色体,如果存在基因缺陷,就会出现发病症状。而女性有两条 X 染色体,同时携带基因缺陷的可能性很小,单一基因缺陷通常不会发病。因为只有男性发病,而男性基因中的 Y 染色体只能来源于父亲,这样携带基因缺陷的 X 染色体只能来源于没有血友病发作的母亲,所以称为 X 染色体隐性遗传病。故选择 E。

24 题解析:异位妊娠破裂多见于输卵管峡部妊娠,发病多在妊娠 6 周左右。当囊胚生长时绒毛侵蚀管壁的肌层及浆膜,以致穿破浆膜,形成输卵管妊娠破裂。故选择 B。

25 题解析:胰岛素注射部位一般可选在股前部、腹壁、上臂外侧、臀部,每次注射必须更换部位,1 个月内不要在同一部位注射 2 次,以免引起皮下脂肪萎缩硬化。故选择 A。

26 题解析:人体器官移植是指心、肺、肝、肾或胰等器官的全部或部分,将其植入接受人身体以代替其病损器官的过程。根据《人体器官移植条例》规定,捐献人体器官要严格遵循自愿的原则,公民生前表示不同意捐献人体器官的,任何组织或个人不得捐献、摘取该公民的人体器官,任何组织或个人不得摘取未满 18 周岁公民的活体器官用于移植;活体器官接受人与捐献人之间有特定的法律关系,摘取人体器官前需经伦理委员会进行审查等。故选择 C。

27 题解析:为保障献血人员的自身安全,《中华人民共和国献血法》第 9 条规定,献血者每次采集血液量一般为 200ml,最多不得超过 400ml,两次采集间隔期不少于 6 个月,严格禁止违反规定对献血者超量、频繁采集血液。故选择 C。

28 题解析:沉默指护士在倾听过程中,通过沉默来达到对患者的同情和理解,为患者提供思考和回忆的时间、诉说和宣泄的机会,从而达到缓解患者过激的情绪和行为,为自己提供冷静思考和观察的时间等目的;核对是指在交谈过程中为验证自己的理解是否准确而采取的抑制策略;阐述指护士为解答患者的各种疑问而向患者阐释自己的观点和看法;移情是从他人的角度感受、理解他人的感情,但不是同情、怜悯他人,为了深入了解患者、准确地掌握患者的信息,护士从患者的角度理解、体验其真情实感。故选择 D。

29 题解析:由于烧伤患者皮肤屏障功能受到破坏,机体抵抗力低下,细菌容易侵入机体而并发感染,所以需要采取保护性隔离措施,防止感染的发生。故选择 A。

30 题解析:对手背进行静脉补钾输液的患者,如需抽血复查血钾浓度时,应避开输液侧上肢,避免产生错误结果,该患者在右手背进行静脉补钾。故选择 E。

31 题解析:图中所示为茂菲滴管内液面过高,处理做法是滴管侧壁有调节孔时,夹住滴管上端输液管,打开调节孔,待液面下降至滴管露出液面,关闭调节孔,松开输液管即可;滴管侧壁无调节孔时,取下输液瓶,倾斜瓶身,通气针头露出液面,待液面缓慢降至滴管露出液面,挂回输液瓶即可。故选择 C。

32 题解析:责任报告人发现甲类传染病和按照甲类管理的乙类传染病患者、病原携带者或疑似传染病患者时,应在 2 小时内报告给发病地的卫生防疫机构;责任报告人发现乙类、丙类传染病患者、病原携带者或疑似传染病患者时,应于 24 小时内报告给发病地的卫生防疫机构。艾滋病为乙类传染病,应于 24 小时内向当地卫生防疫机构上报。故选择 D。

33 题解析:能反映心功能情况最主要的是超声心动图,通过射血分数(EF 值)判断心功能情况。故选择 E。

34 题略。

35 题解析:中凹卧位可抬高患者胸部,有利于呼吸;同时抬高下肢,有利于静脉回流,增加心排血量,适用于休克患者。故选择 C。

36 题解析:为偏瘫患者测血压,因患侧血液循环障碍,不能真实地反映血压的动态变化,应选择健侧。故选择 B。

37 题解析:尿激酶是纤溶酶原激活剂,可以激活血栓中的纤溶酶原而溶解冠状动脉内的血栓。因此可造成出血,有出血性疾病和出血倾向的患者禁用。故选择 B。

38 题解析:护士在测脉搏后,手仍按在患者手腕处保持诊脉姿势,以免患者紧张而影响测量结果。故选择 B。

39 题解析:袖带过宽、过紧,测得血压值往往偏低;袖带过窄、过松,测得血压值偏高。故选择 A。

40 题解析:甲亢患者应限制碘的摄入,海产品中含碘量高。故选择 A。

41 题解析:在未明确胃管是否在胃内时,不可往胃管内注入东西。故选择 C。

42 题解析:尿失禁指排尿失去控制,尿液不自主地流出。根据原因,可将尿失禁分为:持续性尿失禁(真性尿失禁),尿液不受控制地持续流出,膀胱呈空虚状态,多见于神经源性膀胱、女性生殖尿道产伤,以及前列腺手术引起的尿道外括约肌损伤等。充溢性尿失禁(假性尿失禁),见于各种原因导致的慢性尿潴留,尿液排出障碍使膀胱过度充盈后,尿液不断流出。急迫性尿失禁,严重尿频、尿急而膀胱不受意识控制就开始排尿。通常继发于膀胱炎、神经源性膀胱,以及重度膀胱出口梗阻。压力性尿失禁(不完全性尿失禁),见于多次流产或绝经期后的妇女,由多次分娩或产伤使膀胱支持组织和盆底肌松弛所致,平时能控制排尿,当腹压突然增高(如咳嗽、喷嚏、大笑、屏气、运动等)时,尿液不经意地流出。前列腺增生尿道梗阻严重时膀胱残余尿量增多,长期可导致膀胱收缩无力,发生尿潴留并发充溢性尿失禁。故选择 A。

43 题解析:根据《美国心脏学会 CPR 和 ECC 指南》(2020 年版)大部分(80% ~90%)成年人非创伤的心搏骤停的最初心律失常为心室颤动,在有条件的场所(如机场等),应第一时间取得自动体外除颤器(AED),立即中断胸外按压使用该设备进行除颤,在准备过程中要不间断地进行心肺复苏(CPR)。故选择 B。

44 题解析:肛管前端插入直肠 15 ~ 18cm,保留肛管时间一般不超过 20 分钟,因为长时间留置肛管会降低括约肌的反应,甚至导致肛门括约肌永久性松弛。必要时可隔 2 ~ 3 小时后再重复插管排气。故选择 B。

45 题略。

46 题解析:子宫下降的程度分为 3 度。Ⅰ度轻型:宫颈外口距处女膜缘、阴道口<4cm,未达处女膜缘;Ⅰ度重型:宫颈外口已达到处女膜缘,阴道口可见宫颈;Ⅱ度轻型:子宫颈已脱出阴道口,子宫体仍在阴道口;Ⅱ度重型:子宫颈和部分子宫体已脱出阴道口;Ⅲ度:子宫颈及子宫体全部脱出阴道口外。故选择 A。

47 题解析:本题考查链霉素过敏反应的处理。因钙离子可与链霉素络合,可用 10% 葡萄糖酸钙(或氯化钙)10ml 静脉缓慢注射,从而减轻链霉素的毒性症状。故选择 B。

48 题解析:破伤风抗毒素是马血清制剂,对人体是一种异性蛋白,具有抗原性,注射后可以引起速发型(Ⅰ型)变态反应,又称过敏反应,是临床最常见的一种。其特点是:由 IgE 介导,肥大细胞和嗜碱性粒细胞等效应细胞以释放生物活性介质的方式参与反应;发生快,消退亦快;常表现为生理功能紊乱,而无严重的组织损伤;有明显的个体差异和遗传倾向。因此对皮试阳性患者可采用多次小剂量注射的方法。原理是以小剂量的抗原,在一定时间内多次消耗体内抗体,以至全部耗尽,从而达到脱敏目的。故选择 E。

49 题解析:本题为记忆性题目,考查静脉留置针输液的操作方法。一般静脉穿刺和静脉输液在穿刺点上方 6cm 处扎止血带,而静脉留置针输液在穿刺点上方 10cm 处扎止血带。故选择 D。

50 题解析:对呼吸机辅助呼吸的患者护理时应注意密切观察病情变化;观察呼吸机工作情况是否正常,连接是否紧密;保持呼吸道通畅,充分湿化吸入气体,鼓励有效咳嗽排痰,必要时吸痰;定期监测血气分析及电解质的变化;防止感染,每日更换呼吸机各导管、螺纹管、呼吸机接口、雾化器等,并用消毒液浸泡消毒,病室空气用紫外线照射,每日 1 ~ 2 次,病室地面、病床、床旁桌等用消毒液擦拭,每日 2 次;做好生活护理。故选择 A。

51 题解析:本题考查静脉输液反应及处理。患者输液肢体出现条索状红线,为静脉炎的典型表现。应将患肢抬高制动,不宜多活动有静脉炎的肢体。故选择 B。

52 题解析:本题考查输血反应的护理。出现溶血反应可静脉注射碳酸氢钠碱化尿液,增加血红蛋白在尿液中的溶解度,减少沉淀,避免阻塞肾小管。故选择 A。

53 题解析:本题为记忆性题目,考查采集静脉血标本的方法。一般血培养取血 5ml。故选择 B。

54 题解析:本题考查静脉输液法常见输液故

障。针头斜面紧贴血管壁、静脉痉挛引起的溶液不滴,由于针尖还在血管内,且针本身是通畅的,因此局部无肿胀,挤压输液管有回血。输液压力过高不是溶液不滴的原因,而且挤压输液管松手时会有回血。针头堵塞时挤压输液管有阻力无回血,但局部无肿胀疼痛。只有在针头滑出血管外时,才会出现局部疼痛肿胀,挤压输液管无回血。故选择 B。

55 题解析:本题为记忆性题目,考查尿标本采集常用防腐剂的作用及用法。Addis 计数检查需加入甲醛,17-酮类固醇检查需加入浓盐酸,做尿糖、尿蛋白、肌酐定量检查需加入甲苯,可用"笨(甲苯)蛋(蛋白质)数(Addis 计数)钱(甲醛)累(类固醇)得手发酸(浓盐酸)"等谐音来记忆。故选择 A。

56 题解析:口腔清洁常用的漱口液有①朵贝尔溶液(复方硼酸溶液):轻微抑菌,消除口臭。口腔 pH 为中性时适用,痰培养之前用于口腔清洁。②0.02%呋喃西林溶液:清洁口腔,有广谱抗菌作用。口腔 pH 为中性时适用。③1%~3%过氧化氢溶液:遇到有机物时放出新生氧气,有抗菌、防臭作用。口腔 pH 偏酸性时适用。④1%~4%碳酸氢钠溶液:碱性药剂,用于真菌感染。口腔 pH 偏酸性时适用。⑤2%~3%硼酸溶液:属于酸性防腐剂,可改变细菌的酸碱平衡,起抑菌作用。口腔 pH 偏碱性时适用。⑥0.1%醋酸溶液:用于铜绿假单胞菌感染时。口腔 pH 偏碱性时适用。故选择 D。

57 题解析:头罩法吸氧,简便、无刺激,能根据病情调节氧浓度,长时间吸氧也不会发生氧中毒,透明的头罩便于观察病情,适用于患儿吸氧。故选择 D。

58 题解析:患儿是因误食农药,且清醒,并能主动配合,口服催吐法适用。故选择 A。

59 题解析:昏迷患者眼睑不能自行闭合时,眼部护理可涂抗生素眼膏或盖凡士林纱布,以防角膜干燥而导致角膜炎、结膜炎或溃疡的发生。故选择 E。

60 题解析:患者病情进一步恶化,治疗已经无望时,往往会产生很强烈的失落感,表现为情绪低落、消沉、退缩、悲伤、沉默、哭泣等,甚至有轻生念头。这属于抑郁期的心理反应。故选择 D。

61 题解析:所有医嘱必须经医生签名后方为有效。一般情况下不执行口头医嘱,在手术过程中或抢救时,医生提出口头医嘱,护士必须复述 1 遍,双方确认无误后方可执行,抢救结束后,须由医生在 6 小时内补写医嘱。故选择 B。

62 题解析:心绞痛为短暂性心肌缺血引起的一过性心前区疼痛。心肌缺血的心电图特点为 ST 段压低、T 波低平或倒置。故选择 B。

63 题解析:成人人工循环与人工呼吸同时进行时,两者的比例为 30∶2,即心脏按压 30 次,吹气 2 次。故选择 E。

64 题解析:自身免疫性胃炎伴恶性贫血的主要病因是与免疫反应有关,因此患者血液中可检测出抗内因子抗体。故选择 D。

65 题解析:肺内感染合并原发性腹膜炎的病原菌多与原发病的致病菌有关。小儿细菌性肺炎多由肺炎链球菌或金黄色葡萄球菌所致,且根据脓液特点,更应考虑金黄色葡萄球菌的可能性大。故选择 A。

66 题解析:肛裂的临床表现为疼痛、便秘、外伤、感染,与患者情况不相符,故排除;结肠肿瘤除排便困难外,还有粪便颜色改变、腹痛、腹部肿块、贫血等临床表现,故排除;甲状腺功能减退患者除有消化系统症状外,还有一般表现(面色苍白,表情淡漠,颜面部、眼睑有非凹陷性水肿)、神经精神系统等表现,故排除;痔不会引起便秘,故排除。故选择 A。

67 题解析:心电图主要用于心律失常及冠心病的诊断,冠心病还可加用冠状动脉造影来确定诊断,超声心动图为心功能不全、先天性心脏病、心脏瓣膜病、心肌疾病、心包积液等首选检查,血培养是诊断菌血症和感染性心内膜炎的最有价值的检查方法。故选择 B。

68 题略。

69 题解析:新生儿出现的生理性乳腺肿大常在 2~3 周自然消退。故选择 C。

70 题解析:由于自然界中广泛存在 A、B 两种血型物质,O 型血妇女通常在受孕前接触过此类抗原物质刺激,其血清中往往产生了相应的抗 A、抗 B 的 IgG,妊娠时可经胎盘进入 A 型血或 B 型血胎儿血液循环引起溶血,所以母亲是 O 型血,新生儿为 A 型血或 B 型血,可引起新生儿溶血。故选择 C。

71 题略。

72 题解析:慢性肾衰竭一般选用优质低蛋白饮食,减少磷的摄入,增加钙的摄入,出现高钾血症最有效的治疗措施是血液透析。故选择 C。

73 题解析:产妇出现如图腹形为病理性缩复环,提示子宫先兆破裂,多与宫缩过强、产道梗阻有关。此时,产妇疼痛难忍,呼喊不止,胎儿宫内缺氧。故选择 A。

74 题略。

75 题解析:普通尿潴留患者,可以首选诱导、热敷、按摩等方式排尿,但该患者患良性前列腺增生多年,上述方法多没有效果,应首选导尿。故选择 D。

76 题解析:等渗盐水用于肉芽新鲜的创面,0.02%呋喃西林溶液、0.1%依沙吖啶溶液可用于脓液较多而稀薄的创面,含氯石灰硼酸溶液用于脓液稠厚且坏死组织多的创面,对肉芽组织水肿创面应选用高渗液体,使水肿消退。故选择 E。

77 题解析:腹部闭合性损伤患者在诊断未明确前,尽量取半卧位,禁止随便搬动患者,患者如需做特殊检查,应使用平车并由专人护送,同时严格遵守“四禁”,即禁饮食、禁用麻醉性镇痛药、禁灌肠、禁用泻药。故选择 E。

78 题解析:破伤风梭菌侵入伤口后生长繁殖,产生外毒素(痉挛毒素和溶血毒素)可引起急性特异性感染。痉挛毒素是引起临床症状的主要毒素,可引起全身横纹肌持续性收缩与阵发性痉挛。故选择 E。

79 题解析:根据图 5-1-7 中展示的患者典型临床表现(患肢短缩、外旋畸形),应考虑患者发生了股骨颈骨折,股骨颈骨折患者不宜站立,以免骨折断端移位,加重局部软组织损伤或使疼痛加重,同时也避免股骨头受压引起无菌性股骨头坏死。故选择 C。

80 题解析:腰椎间盘突出,首选的辅助检查是 CT。故选择 C。

81 题解析:急性血源性骨髓炎最常见的致病菌是金黄色葡萄球菌。故选择 C。

82 题解析:根据该患者的临床表现应考虑有溃疡恶变的可能,故首先应明确诊断,再做进一步处理。要明确诊断,最佳方法是内镜检查加活检。故选择 C。

83 题解析:该患者已确诊为直肠癌,需进行直肠癌根治术,直肠癌根治术常用方法有经腹会阴联合直肠癌根治术(Miles 手术)、经腹直肠癌根治术(Dixon 手术)及经腹直肠癌切除、近端造口、远端封闭术(Hartmann 手术)等,故可排除 B、D、E。Miles 手术主要适用于腹膜返折以下的直肠癌;Dixon 手术适用于肿瘤下缘距齿状线 5cm 以上的直肠癌;Hartmann 手术主要适用于急诊或不能耐受 Dixon 手术的患者。该患者的肿瘤距肛缘约 10cm。故选择 C。

84 题解析:肾细胞癌的病因不十分明确,是最常见的肾脏恶性肿瘤。目前认为与环境接触、职业暴露、染色体畸形、抑癌细胞基因缺失等有关。目前研究显示,吸烟是重要的危险因素。此外,接触石棉、皮革制品也与肾细胞癌发病有关。遗传在肾细胞癌发病中也有重要作用。故选择 B。

85 题解析:根据病史可以判断,患者发生产后出血的原因是应用了镇静药引起子宫收缩乏力,而其他原因题目中没有提到。故选择 D。

86 题解析:纤维支气管镜检查可取或穿刺组织做病理检查,亦可经支气管取肿瘤表面组织或支气管内分泌物进行细胞学检查,是诊断肺癌最可靠的方法。故选择 D。

87 题解析:血小板破坏的主要场所是脾脏。故选择 B。

88 题解析:侵蚀性葡萄胎活组织镜下检查可见有绒毛或绒毛痕迹,而绒毛膜癌镜下见大量滋养细胞并引起出血坏死,无绒毛结构,此乃两者最主要的区别,也有确诊及鉴别意义。故选择 C。

89 题解析:因动眼神经从中脑腹侧的大脑脚内侧发出,通过小脑幕切迹走行在海绵窦的外侧壁直至眶上裂。当发生小脑幕切迹疝时,疝入的脑组织压迫大脑脚并牵拉动眼神经引起瞳孔变化。故选择 B。

90 题解析:癫痫为大脑皮质神经元异常放电引起的脑功能障碍性疾病,临床诊断主要依据临床表现和脑电图检查。故选择 A。

91 题略。

92 题略。

93 题解析:由于语言沟通不畅,可以采用示范动作的方式进行指导。根据该患者的特点,需要患者家属帮忙共同指导患者。故选择 C。

94 题解析:医疗机构通过正常的医疗管理制度运行来保证就医者的就医权利得以实现。因此,患者就医时必须自觉遵守医院的规章制度。患者不得利用特权故意破坏医疗机构的规章制度,干扰、破坏医疗机构医疗服务行为的正常进行。故选择 D。

95 题解析:知情同意权是患者的一个基本权利。因锁骨下静脉穿刺置管术会产生意外和并发症,应当先告知患者,征得其同意。故选择 C。

96 题略。

97 题解析:该孕妇为胎膜早破的表现,故须采取头低足高位,因胎头未入盆,脐带由于羊水的冲力滑入阴道内,威胁胎儿生命,采取头低足高位可减轻腹压,降低羊水流出的冲力,避免并发症的发生。故选择 B。

98 题略。

99 题略。

100 题解析:马斯洛认为,人是一种社会动物,人们的生活和工作都不是独立进行的,经常会与他人接触,因此人们需要有社会交往、良好的人际关系、人与人之间的感情和爱,在组织中能得到他人的接纳与信任。而对于此新生儿妈妈来说,当前最需要表达的就是对刚出生婴儿的爱。故选择 C。

101~104 题略。

105 题解析:考查青霉素过敏反应的预防。使用青霉素前必须做过敏试验,试验前应询问三史,即用药史、过敏史、家族史;已知有青霉素过敏史者,禁止做过敏试验。故选择 A。

106 题解析:本题考查青霉素过敏性休克的临床表现和处理。患者青霉素皮试后,出现胸闷、气促,面色苍白,出冷汗,脉细弱,血压下降,烦躁不安,判断发生了青霉素过敏性休克。应立即停药、平卧,首先采取的措施是皮下注射0.1%盐酸肾上腺素0.5~1ml。故选择D。

107题解析：本题考查青霉素过敏性休克的临床表现。青霉素过敏性休克最早出现的是呼吸道症状，表现为胸闷、气急、发绀伴濒危感。故选择A。

108题解析：房间隔缺损者X线见右心房、右心室增大；室间隔缺损者X线以左心室增大为主；法洛四联症X线检查可见右心室增大，肺动脉段凹陷，心尖上翘呈“靴形”心；肺门血管影缩小、肺纹理减少、透亮度增加。故选择D。

109题解析：法洛四联症患者因缺氧刺激骨髓代偿性可产生过多的红细胞。故选择C。

110题解析：心导管检查时较易从右心室进入主动脉，有时能从右心室进入左心室；心血管造影剂注入右心室，可见主动脉和肺动脉几乎同时显影。故选择A。

111~112题略。

113题解析：患者出现腹膜刺激征，提示阑尾化脓穿孔。故选择D。

114题解析：阑尾动脉为无侧支的终末动脉，当血运障碍时易致阑尾坏死、穿孔。故选择E。

115题解析：关于大量不保留灌肠常用的灌肠液为0.9%氯化钠溶液或0.1%~0.2%肥皂水，成人每次用量为500~1 000ml（小儿用量为200~500ml），灌肠液温度为39~41℃（降温时温度为28~32℃，中暑患者可用4℃的0.9%氯化钠溶液），具体操作要求为备齐用物、核对患者信息、做好解释工作、保护患者隐私，患者一般采取左侧卧位，灌肠液面距肛门40~60cm，肛管轻轻插入7~10cm（小儿4~7cm）等；保留5~10分钟后排便，记录结果。但伤寒患者，为了防止大量灌肠导致肠破裂，必须避免灌肠时肠腔内压力过高，灌入量不得超过500ml，灌肠液面距肛门距离不得超过30cm。故选择E。

116题解析：降温灌肠应保留30分钟后排出，排便后30分钟再测量体温，并做记录。故选择D。

117题解析：为患者导尿前有两次会阴部消毒，第1次消毒顺序为阴阜→大阴唇→小阴唇→尿道口，自上而下，由外向内；第2次消毒顺序为尿道口→小阴唇→尿道口，原则是自上而下，由内向外。故选择D。

118题解析：首次导尿不应超过1 000ml，防止患者出现虚脱、血尿等意外。故选择C。

119题解析：血沉检查应采集的血标本应选用抗凝试管。故选择D。

120题解析：若同时需抽取多项血标本，应首先注入血培养瓶，防止污染。其次注入抗凝试管，最后注入干燥试管。故选择A。

实践能力试题解析

1题解析：主动脉瓣区听到响亮、粗糙的收缩期吹风样杂音是主动脉狭窄最重要的体征。图中所示各心脏听诊区分别是：A—主动脉瓣区、P—肺动脉瓣区、E—主动脉瓣第二听诊区（如主动脉瓣关闭不全时）、T—三尖瓣区（一般指胸骨下端左缘，但胸骨下端右缘也是三尖瓣听诊区）及M—二尖瓣区（又称心尖区）。故选择A。

2题解析：X线适用于肠梗阻、骨折、气胸、尿路结石的检查；B超适用于早期妊娠、前置胎盘、胆道蛔虫病、肝癌的定位诊断、子宫肌瘤检查；CT适用于小肝癌（直径<1cm）、脑血管疾病的检查。故选择C。

3题解析：直肠肛管检查时膝胸位与截石位的时钟定位法正好呈对角线，以水平线9点对3点为基线，顺时针旋转，依次是10点对4点、11点对5点、12点对6点、1点对7点、2点对8点，其病变部位是11点，对应的是5点。故选择A。

4题解析：肺炎高热患者最好的降温措施是物理降温，物理降温无效时再采用药物降温，但降温速度不可过快。故选择C。

5题解析：连枷胸、开放性气胸可出现纵隔摆动，张力性气胸、血胸可出现纵隔移位，血胸还可出现血压骤降，它们共同出现的就是极度呼吸困难。故选择C。

6题解析：慢性阻塞性肺疾病主要特征是气流不可逆受限，引起逐渐加重呼吸困难，表现为气短、气急。故选择E。

7题解析：酸性食物能刺激唾液分泌增加，加重疼痛。故选择E。

8题解析：HBsAg（+）见于乙型肝炎病毒感染者，HBeAg（+）提示HBV复制活跃，传染性较强。故选择E。

9题解析：脐周围皮肤青紫及两侧肋腹皮肤灰蓝色为腹腔内大出血的征象Cullen征（卡伦征），见于异位妊娠输卵管破裂或急性出血性坏死性胰腺炎，也见于其他内脏破裂的腹腔内大出血。故选择B。

10题解析：左心功能不全可引起肺循环淤血、呼吸困难。慢性左心衰竭患者最早出现的是劳力性呼吸困难，经休息后缓解；最典型的是夜间阵发性呼吸困难。故选择B。

11题解析：有机磷农药中毒引起胆碱酯酶失活形成磷酰化胆碱酯酶，所以应尽早使用胆碱酯酶复活剂，使抑制的胆碱酯酶尽快恢复活性。故选择E。

12题解析：高钾血症和水中毒是急性肾衰竭患者早期死亡的原因，因此对急性肾衰竭患者的处理措施中最重要的是控制水、钾的摄入。故选择 D。

13 题解析：二氧化碳的弥散能力是氧气的 20 倍，氧气的弥散能力是二氧化碳的 1/20 倍。故选择 A。

14 题解析：痈好发于颈部、背部等皮肤厚韧的部位，也可见于上唇、腹壁的软组织；早期表现为皮肤小片暗红硬肿，其中可有多个脓点，疼痛较轻；脓点增大增多，中心处破溃流脓、组织坏死脱落，疮口呈蜂窝状如同“火山口”。故选择 A。

15 题略。

16 题解析：由于食管缺乏浆膜层，愈合能力要低于其他消化道吻合口，故手术后要加强饮食护理，防止吻合口瘘等并发症的发生，一般需在术后 3~5 天严格禁饮禁食。故选择 D。

17 题解析：心肺复苏有效指标为①大动脉搏动出现；②收缩压≥60mmHg（8kPa）；③出现自主呼吸；④瞳孔由大缩小；⑤面色由发绀转为红润；⑥神志转清醒。故选择 C。

18 题解析：酮症酸中毒时，血糖明显升高，多数为 16.7~33.3mmol/L。故选择 C。

19 题解析：帕金森病是由于黑质多巴胺能神经元变性缺失引起的一种常见的神经系统疾病，多见于中老年人，随年龄增长，男性多于女性。故选择 A。

20 题解析：根据该患者的临床表现特点，考虑发生了心肌梗死，此时机体处于应激状态，血糖、白细胞、C 反应蛋白可升高；心肌梗死可引起心肌组织损伤导致血沉加快，且心肌细胞内的酶释放至血，可引起血清心肌酶升高。故选择 C。

21 题解析：左心衰竭主要发生肺循环瘀血和体循环缺血，出现相应的临床表现。肺瘀血的体征为双肺底可闻及细湿啰音（小水泡音）。故选择 E。

22 题解析：肥厚型心肌病由于心肌不对称肥厚，活动、用力、屏气等能增加心肌收缩，增加心室排出通道梗阻，使心排血量下降，导致心肌缺血胸痛，甚至大脑供血不足出现晕厥，此时应绝对卧床，并使用能使心肌弛缓的药物（如 β 受体拮抗剂普萘洛尔）或钙通道阻滞剂（如硝苯地平）。故选择 A。

23 题略。

24 题解析：深静脉通畅试验（perthes test）阳性提示深静脉阻塞。大隐静脉瓣膜功能试验（trendelenburg test）阳性提示大隐静脉瓣膜功能不全。交通静脉瓣膜功能试验（pratt test）阳性提示该处有功能不全的交通支静脉。深静脉通畅试验操作方法：大隐静脉曲张患者，站立时在大腿中部扎止血带，然后下蹲 15 次，曲张静脉空虚萎陷，说明下肢深静脉回流通畅，为阴性，可以手术治疗；反之为阳性，不可以手术治疗。故选择 E。

25 题解析：空腔脏器手术后，为防止肠粘连应指导患者早期进行活动，促进肠蠕动恢复，但早期不能进食，以免引起不必要的并发症。故选择 B。

26 题解析：膀胱结石的典型症状为排尿中断，改变体位后可继续排尿，疼痛放射至远端尿道及阴茎头部，伴排尿困难及膀胱刺激症状，多有终末血尿。故选择 C。

27~28 题略。

29 题解析：根据该患者出现向心性肥胖及紫纹（肥胖 1 年，腹下侧、臀部、大腿见紫纹）、月经失调（月经减少）、痤疮（面部、背部痤疮）、高血压（160/110mmHg）、皮质醇昼夜分泌节律消失、糖耐量减低等临床表现，可诊断该患者为库欣综合征。故选择 D。

30 题解析：直肠子宫凹陷是盆腔的最低点，盆腔有积液会在此积聚，阴道后穹隆与其紧邻，通过阴道后穹隆穿刺，可以了解盆腔积液的性质。此穿刺术是异位妊娠破裂患者首选的既简单又可靠的方法，穿刺抽出不凝血液即可诊断。故选择 A。

31 题解析：大量腹水患者应取半卧位，使膈肌下移，改善患者的呼吸；昏迷患者应取仰卧位，头偏向一侧，防止呕吐物误吸。该患者目前主要存在两个问题，即大量腹水和昏迷，两者相比，昏迷对患者的影响更大，且头下加枕可使颈部屈曲，影响患者呼吸。故选择 C。

32 题解析：胎盘早剥确诊后，应安慰产妇、建立静脉通道、做好剖宫产术前准备，术后常规使用宫缩剂，但是不能把切除子宫作为主要的护理措施。故选择 D。

33 题解析：上尿路结石（肾、输尿管结石）嵌顿后，可刺激肾盂或输尿管平滑肌强烈痉挛而出现绞痛，这也是该患者最主要的护理问题，需及时处理。故选择 E。

34 题解析：对肺炎患儿的环境温度要求以 18~20℃为宜，患儿如无后遗症活动不受限，体温正常后常规继续抗生素治疗 5~7 天或临床症状基本消失后 3 天，以保证按疗程规范治疗，对于肺炎患儿应鼓励多饮水，每日饮水量达 1 500~2 000ml。故选择 D。

35 题解析：患儿目前最主要的问题是抽搐，反复抽搐可加重脑缺氧、脑损伤，应及时使用脱水剂预防抽搐。故选择 A。

36 题解析：长期家庭氧疗（LTOT）的指征包括①PaO_2≤55mmHg 或 SaO_2≤88%，有或没有高碳酸血症；②PaO_2 55~60mmHg 或 SaO_2≤88%，并有肺动脉高压、心力衰竭所致的水肿或红细胞增多症。该患者符合 LTOT，即持续低流量吸氧。故选择 E。

37 题解析：肺源性心脏病急性加重期有咳嗽、咳痰加重，甚至呼吸衰竭，针对此患者应该对症采取措施，即吸痰改善通气。故选择 C。

38 题解析：胸腔闭式引流的方法为引流气体时在患侧前胸壁锁骨中线第 2 肋间隙。引流积液（血胸）为患侧腋中线与腋后线间第 6 或第 8 肋间隙，为图示中 C 的位置。引流脓液为胸腔最低点。故选择 C。

39 题解析：左心衰竭主要为肺循环回流受阻，引起肺水肿、肺动脉高压的表现，右心衰竭主要为体循环回流受阻，引起水肿、肝大、颈静脉怒张、肝-颈静脉反流征阳性等，而水肿和肝大非右心衰竭的特有表现。故选择 D。

40 题解析：猩红热患儿脱皮时不能用手撕，容易导致继发感染，大片脱皮可用消毒剪刀剪掉。故选择 D。

41 题略。

42 题解析：肛门检查和阴道检查会加重前置胎盘的出血，可做 B 超检查。故选择 D。

43 题解析：血清抗-HIV 阳性是艾滋病的诊断依据。故选择 E。

44 题解析：肝脏中谷丙转氨酶含量最高，所以当肝脏受到损伤时，大量的酶释放入血，血中该酶的含量升高。因此，血清谷丙转氨酶反映肝细胞的损伤，用于诊断肝脏疾病。故选择 E。

45 题解析：夏季流行，多发生于儿童，主要表现为发热、头痛、呕吐、意识障碍，严重者伴抽搐及呼吸异常，重症患者留有神经系统后遗症，以此推测该病可能是流行性乙型脑炎，是虫媒传播，预防该病宜防蚊、灭蚊和乙脑疫苗预防注射。故选择 E。

46 题解析：良性前列腺增生患者术后，早期应卧床休息，避免剧烈运动引起前列腺窝出血，鼓励多喝水，3~6 个月可能出现排尿异常，应指导患者进行肛提肌锻炼，以利于尿道括约肌功能的恢复，排尿功能恢复正常后可正常外出活动。故选择 C。

47 题解析：脓性指头炎护理时应抬高患指并制动，局部热敷，合理使用抗生素，密切观察患者的全身和局部情况。患者一旦疼痛加重或出现跳痛、肿胀，应及时在患指末节侧面做纵行切开减压，防止末节指骨缺血坏死，形成骨髓炎，同时合理应用抗生素。一般选择在患指末节侧面做纵向切口，避免在手指掌面或手指末端切开皮肤，以免愈合后形成痛性瘢痕，影响手指触觉功能。故选择 E。

48 题解析：糖尿病对胎儿的影响有巨大儿、畸形儿、早产、新生儿呼吸窘迫综合征、低血糖等，无论新生儿体重大小，均按早产儿处理。胎儿在母体内长期处于高血糖状态，刺激胰岛产生大量胰岛素。故选择 B。

49 题解析：该女婴为足月儿，出生后第 5 天，一般情况良好，胆红素值<220. 59μmol/L，应考虑为生理性黄疸，不需特殊处理。故选择 A。

50 题解析：新生儿寒冷损伤综合征在治疗时，体温>30℃，腋肛温差为正值，可放入 30℃暖箱内；若体温<30℃，腋肛温差为负值，先置于高于其体温 1~2℃暖箱内，每小时升高箱温 1℃，不超过 34℃。故选择 A。

51 题略。

52 题解析：在护理急性肾小球肾炎的患儿时，一般起病 2 周内应卧床休息，少尿时应限制钠盐及水的摄入，食盐量一般为 1~2g/d，重者钠盐限制在 60mg/(kg·d)。故选择 E。

53 题解析：该患者出现了大量蛋白尿，考虑肾病综合征，由于大量蛋白尿导致体内低蛋白血症，从而造成血浆胶体渗透压下降。故选择 A。

54 题解析：慢性肾衰竭患者的饮食应选择优质低蛋白，以动物蛋白为主。故选择 A。

55 题解析：痛风患者口服别嘌醇可减少尿酸形成。肾结石手术后，为预防结石复发，应指导患者口服别嘌醇。故选择 D。

56 题解析：有机磷农药中毒患者呼气中有大蒜味，糖尿病伴酮症酸中毒时呼气中有烂苹果味，尿毒症患者呼气中可有氨味（尿味）。故选择 A。

57 题解析：滴虫性阴道炎表现有稀薄的泡沫状白带增多及外阴瘙痒，可伴有烧灼感，疼痛和性交痛，如伴尿道感染时，有尿频、尿急、尿痛或血尿。阴道毛滴虫具有阻碍乳酸生成、吞噬精子的能力，可造成不孕。检查可见阴道黏膜充血；严重者有散在出血斑点；白带呈灰白色、黄白色或黄绿色脓性泡沫状。在玻片上加一滴温生理盐水溶液，自阴道后穹隆处取少许分泌物混合，低倍显微镜下寻找滴虫，阳性率可达 80%~90%。故选择 A。

58 题解析：血液中的钙以游离钙和结合钙两种形式存在，游离钙具有生理活性，两者可以相互转化，在酸性环境下游离钙增多，而在碱性环境下游离钙减少；慢性肾衰竭患者维生素 D 活化障碍，影响钙的吸收，引起低钙血症，但在酸性环境下由于游离钙增多，掩盖低钙血症的症状，当输入碳酸氢钠纠正酸中毒后，游离钙下降，患者可出现抽搐。故选择 B。

59 题解析：激素替代治疗围绝经期综合征适用于因性激素缺乏而影响健康的妇女，如骨质疏松、泌尿生殖系统反复感染等，对于不明原因的子宫出血、肝胆疾病、血栓性静脉炎等患者不适用激素替代治疗。故选择 A。

60 题解析：根据患儿的临床表现，考虑为巨幼细胞贫血，医嘱应用维生素 B_{12} 治疗，若治疗有效，网织红细胞 2~4 天上升，精神、神经症状恢复较慢。故选择 A。

61 题解析：焦虑症患者的护理措施有建立信任的护患关系，语言要亲切，简明扼要，尽量用患者能理解的语言去交流,所以不要用医学术语解释治疗措施。故选择 C。

62 题解析:凡意外造成的伤口都是沾染伤口,如果没有及时处理发生红肿化脓就是感染伤口,只有无菌手术的刀口才是无菌伤口(清洁伤口)。故选择 C。

63 题解析:患者切口感染,局部红肿、疼痛,并已形成脓肿,处理时对形成脓肿处应拆除局部缝线,敞开伤口彻底引流,每天换药。故选择 E。

64 题解析:开放性腹部损伤的处理原则是及时止血并用干净的纱布或毛巾等包扎固定,迅速转送。对少量脱出的肠管,应用消毒或清洁器皿覆盖,切忌将脱出的肠管强行回纳腹腔,以免加重腹腔污染。故选择 D。

65 题解析:地西泮为镇静催眠药,该患者口服 100 片属于用药过量,出现中毒症状,由于镁离子可使地西泮的中枢抑制作用加重,不可使用。故选择 B。

66 题解析:开放性损伤时预防破伤风的有效措施(被动免疫)是彻底清理伤口,并及时注射破伤风抗毒素(TAT,1 500U)或破伤风免疫球蛋白进行被动免疫。而注射破伤风抗毒素(TAT,2 万~5 万 U)中和游离毒素是治疗措施。故选择 C。

67 题解析:该患者胸壁有部分软化区,并随呼吸相应波动。为控制因反常呼吸运动而产生的纵隔摆动,处理过程中首先应加压包扎。故选择 E。

68 题解析:骨牵引后护理,要防止过度牵引,保持牵引有效,设置对抗牵引,防止钢针左右移动,早期进行功能锻炼。故选择 C。

69 题解析:骨髓炎行皮牵引的目的如下。防止炎症扩散;解除肌肉痉挛,缓解疼痛;防止关节畸形;防止病理性骨折。故选择 C。

70 题解析:阿司匹林对胃肠道有刺激作用,饭后服用或同服氢氧化铝可以减少对胃肠道的刺激。故选择 A。

71 题解析:根据该小儿的临床表现应考虑营养性巨幼细胞贫血,对营养性巨幼细胞贫血患儿的护理应指导合理喂养,加强营养,及时添加维生素 B_{12} 和叶酸食物。故选择 C。

72 题解析:胆汁性腹膜炎主要表现为腹膜刺激征;术后肠梗阻主要表现为腹痛、呕吐、腹胀和肛门停止排气、排便;肝断面出血主要表现为内出血;膈下脓肿主要表现为上腹部疼痛、高热等感染症状;阑尾炎主要表现为转移性右下腹疼痛,右下腹有固定压痛点。故选择 C。

73 题略。

74 题解析:脑肿瘤手术后留置脑室引流管,通过调节脑脊液量,暂时缓解颅内压增高,脑室引流时引流管开口的位置应高于侧脑室平面 10~15cm,以维持正常的颅内压。另外,脑室外引流装置还可监测颅内压变化、采取脑脊液标本、向脑室内注药等。应控制引流速度和量:每日的引流量不超过 500ml,避免发生意外。故选择 D。

75 题解析:对口腔及支气管内有大量呕吐物的患者应立即用吸引器进行抽吸,吸出呼吸道内异物,避免窒息。故选择 E。

76 题解析:急性白血病早期最常见的死亡原因为颅内出血。故选择 A。

77 题解析:白血病化疗期间因大量白血病细胞破坏可产生尿酸结石,引起肾小管阻塞,严重者致肾衰竭。应多饮水,并给予别嘌醇以抑制尿酸合成。故选择 D。

78 题解析:妊娠及哺乳可引起体内激素变化,导致乳腺癌病情恶化或复发,而乳腺癌术后尤其是 5 年内应避免妊娠,防止复发。故选择 C。

79 题解析:刺激食欲的健胃药应饭前服,因其刺激味觉感受器,使胃液大量分泌,可增进食欲。而助消化药及对胃黏膜有刺激性的药物宜饭后服,以便使药物和食物均匀混合,有助于消化或减少对胃壁的刺激。多潘立酮(吗丁啉)为胃动力药,用于消化不良、腹胀腹痛、嗳气、恶心、呕吐等;成人 1 次 1 片,1 日 3 次,饭前 15~30 分钟服用。故选择 B。

80 题解析:患者有甲亢(消瘦 2 年,结节性甲状腺肿伴血管杂音)与心脏病变(心悸,心脏增大,房颤律,心尖部Ⅱ级 SM)表现,应诊断为甲亢性心脏病。故选择 A。

81 题解析:患者 WBC 0~3 个/HP,排除患者泌尿系统感染;同时患者出现:水肿(近 3 个月眼睑及下肢水肿),尿蛋白增高[尿蛋白(+++)],提示患者可能合并了糖尿病肾病。故选择 E。

82 题略。

83 题解析:该患者昏迷时应采取侧卧位,防止呕吐引起窒息或误吸;清醒时应采取头高斜坡位,有利于头部静脉回流;每日的补液量不能超过 2 000ml,防止加重脑水肿;躁动患者为观察其意识不能应用镇静药;昏迷患者早期可采取静脉营养,不能采取全胃肠内营养,防止发生呕吐。故选择 A。

84 题解析:内囊出血表现为对侧偏瘫、偏身感觉障碍及偏盲(三偏征),脑桥出血表现为交叉瘫。故选择 B。

85 题解析:长期卧床患者易患压疮,预防其发生首要护理措施为每 2 小时翻身 1 次。故选择 A。

86 题解析:维生素 B_6 为脱羧酶辅酶,可将左旋多巴在血液中转变为多巴胺。多巴胺不能通过血脑屏障,降低了左旋多巴的药效。故选择 E。

87 题解析:癫痫患者出院指导包括①避免诱因,如疲劳、饥饿、便秘、饮酒等;②适量参加体力活动,但禁止登山、游泳、驾驶汽车、高空作业等;③坚持按医嘱用药,注意药物副作用,定期检查血象、肝功能等;④随身携带诊疗卡。故选择 D。

88 题解析:颅脑损伤患者的体位一般采取床头抬高 30°的斜坡位,即头高足低位,有利于颅内静脉回流,减轻脑水肿。故选择 B。

89~90 题略。

91 题解析:高血压患者合理用药指导包括用药前测量血压,用药中做好血压监测;从小剂量开始,遵医嘱调整剂量,不可自行增减或突然停药,按时服药;长期用药;观察药物疗效,降压不宜过快,特别是老年人。故选择 C。

92 题解析:高血压患者可因紧张、疲劳、寒冷、突然停药等而诱发高血压危象。表现为短期内血压明显升高,头痛、恶心、呕吐、面色苍白、视物模糊、心悸、气急等。故选择 A。

93 题解析:高血压危象处理首选硝普钠迅速降压。故选择 A。

94~96 题略。

97 题解析:根据患者的临床表现(发病 2 天,喷射状呕吐,脑脊液无色透明,中性粒细胞增高,糖、氯化物正常等)应考虑病毒性脑膜炎。故选择 A。

98 题略。

99 题解析:感染性心内膜炎患者抽取血标本时间应根据患者的具体情况而定。对未进行治疗的亚急性心内膜炎患者应在入院第 1 日每间隔 1 小时采血 1 次,共 3 次;而对已用过抗生素的患者,应停用抗生素 2~7 天后采血;急性感染性心内膜炎应在入院 3 小时内采血,间隔 1 小时,共 3 次。该患者已发热 1 个月余,属于亚急性感染,并使用多种抗生素。故选择 B。

100 题解析:根据心脏彩超检查显示,该患者已有二尖瓣赘生物存在,赘生物脱落容易引起动脉栓塞。故选择 B。

101 题解析:患儿夏季突然起病,高热、惊厥、休克状态,体格检查心、肺无异常,排除了心肌炎和支气管肺炎。脑膜刺激征阴性,再加上急性起病,未提及结核病史,排除了结核性脑膜炎。无黄疸表现,排除了甲型肝炎。患儿最可能患中毒性细菌性痢疾。故选择 B。

102 题解析:细菌性痢疾最有价值的检查是粪便检查。故选择 E。

103 题解析:细菌性痢疾是肠道传染病,谨防病从口入。故选择 B。

104 题解析:确诊细菌性痢疾最可靠的依据是粪便培养找到志贺菌属。故选择 C。

105 题解析:该患者首先考虑良性前列腺增生,并非前列腺越大梗阻症状越严重。故选择 A。

106 题略。

107 题解析:良性前列腺增生治疗方法包括药物治疗、手术治疗和激光等热疗治疗。而临床上选择治疗方法要根据患者全身情况及梗阻程度、前列腺增生部位选择治疗方法。故选择 E。

108 题解析:患者 68 岁,阴式全子宫切除术后要求的体位应是平卧位,以降低外阴、阴道张力,促进切口的愈合。故选择 C。

109 题略。

110 题解析:此类手术一般要延缓排便时间,以防污染伤口。因此一般术后禁食 1 天,无渣半流质饮食 2 天。而馄饨属于有渣食物,所以不允许。故选择 E。

111 题解析:血栓性外痔是外痔患者用力排便时突然发生皮下静脉丛破裂,表现为局部肿胀、剧烈疼痛,行走不便,咳嗽或排便时加重,肛门检查可见有触痛的紫红色肿块。故选择 A。

112 题解析:痔手术后 1~2 天给予无渣或少渣流质、半流质饮食;术后 24 小时后下床活动,用 1∶5 000 高锰酸钾溶液温水坐浴,对疼痛明显的患者应遵医嘱适当使用镇痛药并评估其效果;术后 2~3 天可服用阿片酊,以适当减少肠蠕动,控制排便,以保证伤口良好愈合。故选择 D。

113 题解析:患者受伤时手掌着地,左肘肿胀、疼痛、有骨擦音,所以为左肱骨髁上伸直型骨折。故选择 C。

114 题解析:肱骨髁上骨折最易损伤的是正中神经、肱动脉、肱静脉。故选择 D。

115 题解析:肱骨髁上骨折石膏固定后出现疼痛,手指苍白、发凉,表明石膏托固定过紧,发生缺血,所以要拆除石膏托,或减小肘屈曲度,另行石膏托固定。故选择 C。

116 题略。

117 题解析:留置尿管的目的有①避免误伤膀胱;②扩大手术视野。故选择 D。

118 题解析:宫颈癌根治术因手术范围大,因此要求术后留置导尿管的时间较长,一般为 7~14 天。故选择 D。

119、120 题解析:高热惊厥患儿应加强保护,防止意外伤害,可在上、下磨牙之间放置牙垫,防止舌咬伤;床边设置防护栏,防止坠床;床栏杆处放置棉垫,并将床上硬物移开,防止抽搐发作时碰伤;纱布放在患儿手中,防止抓伤;抽搐发作时切勿强力按压或牵拉患儿肢体(如用约束带捆绑四肢),以免引起骨折或脱臼,故 119 题选择 B,120 题选择 D。

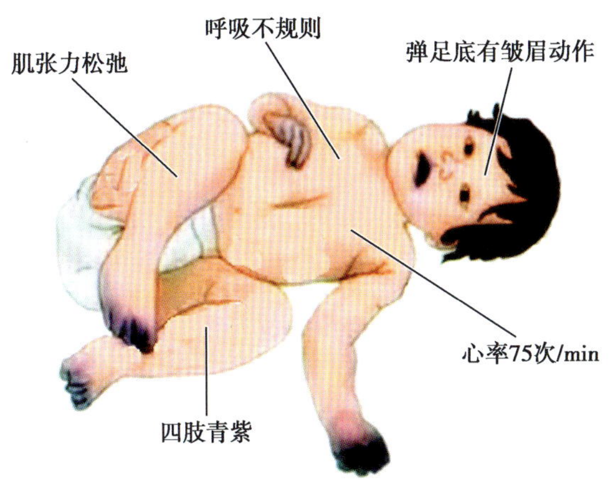

彩图 1-1-1　Apgar 评分

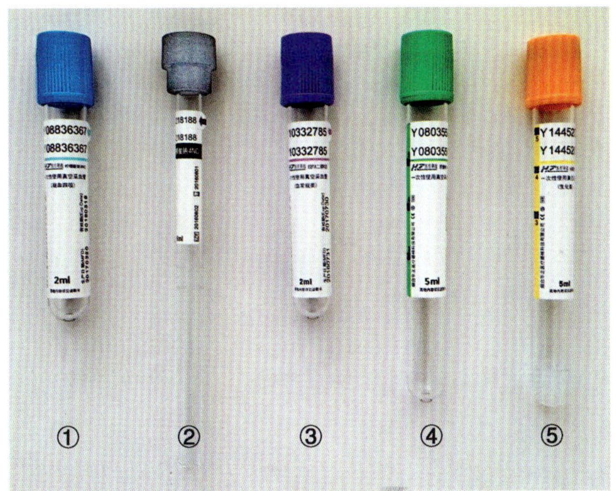

彩图 1-1-2　采血管

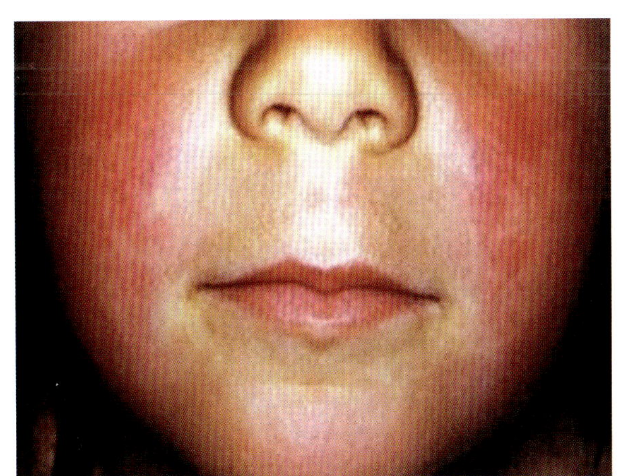

彩图 1-1-3　面部特点

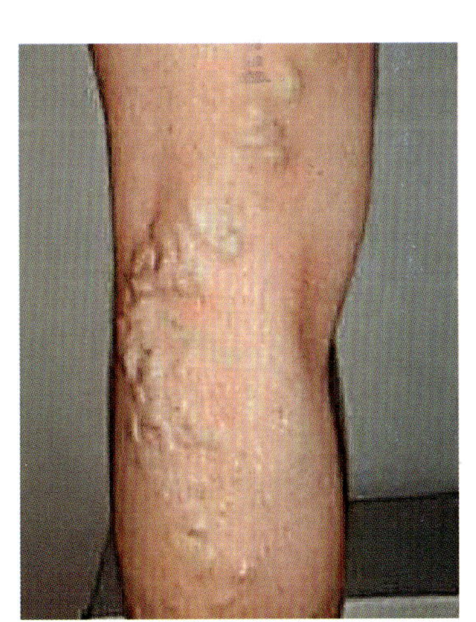

彩图 1-1-4　下肢静脉曲张

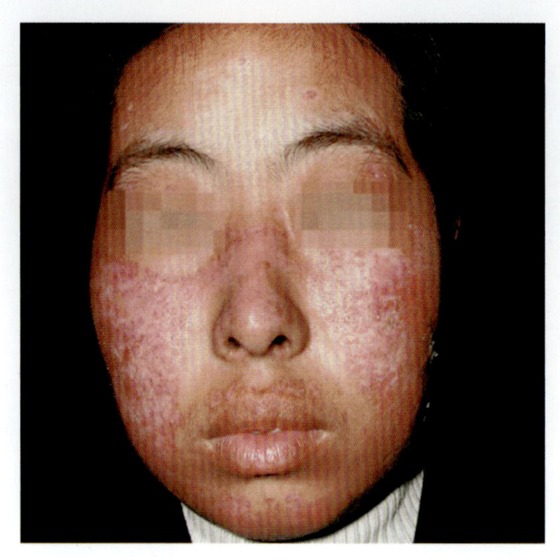

彩图 1-2-4 特征性皮肤损害

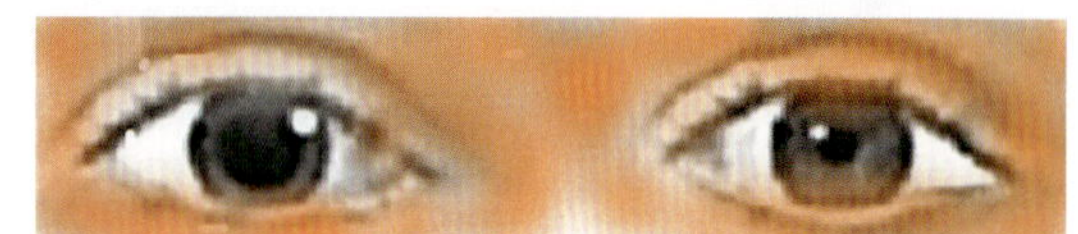

彩图 1-2-5 瞳孔的变化

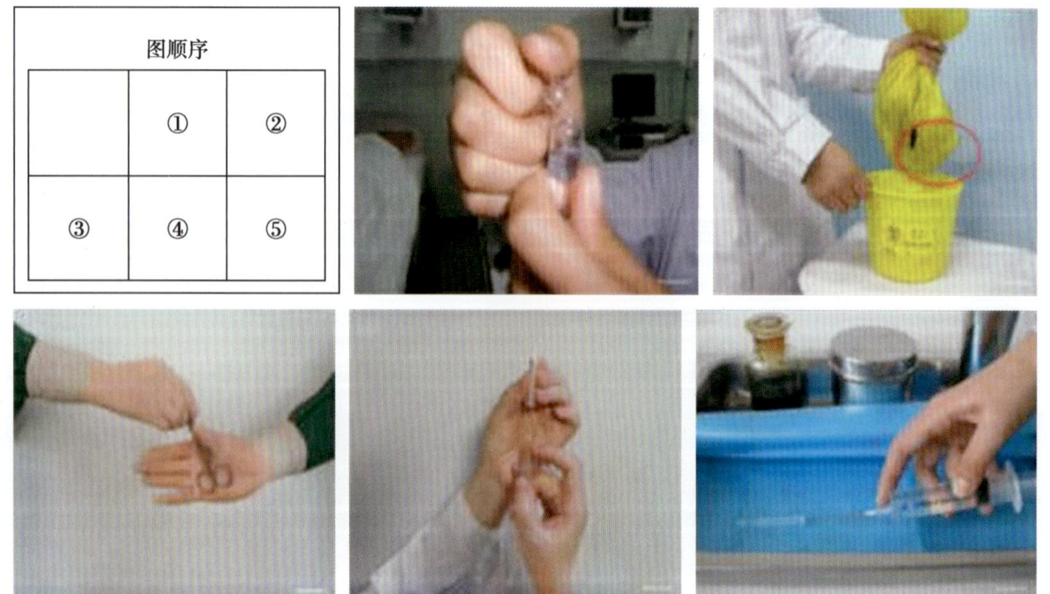

彩图 2-1-2 护理操作示意图

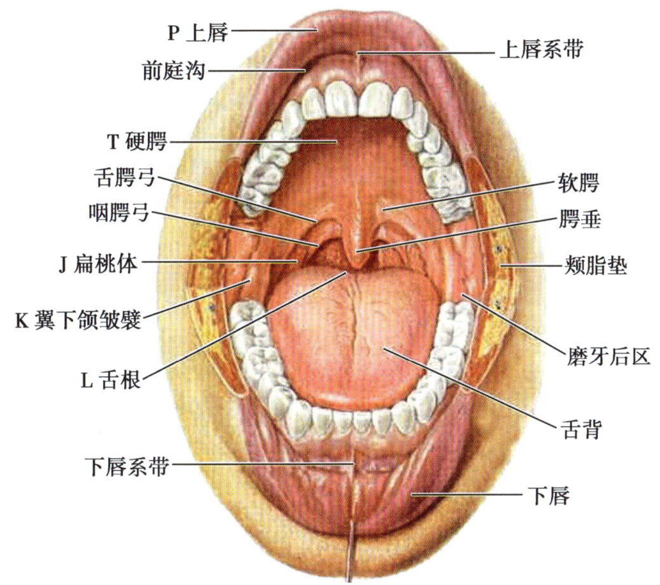

彩图 2-1-4 咽拭子标本采集部位

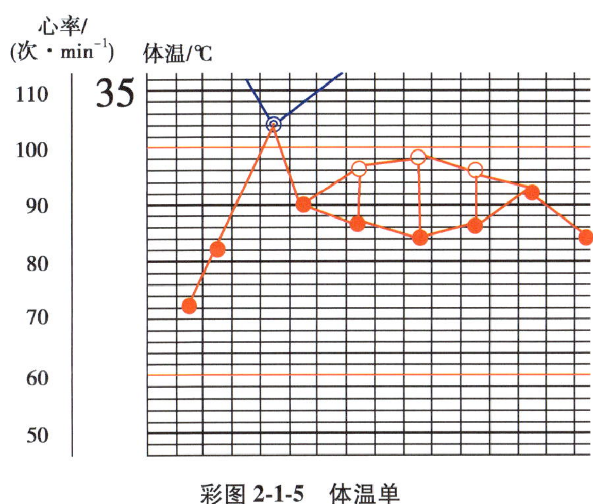

彩图 2-1-5 体温单

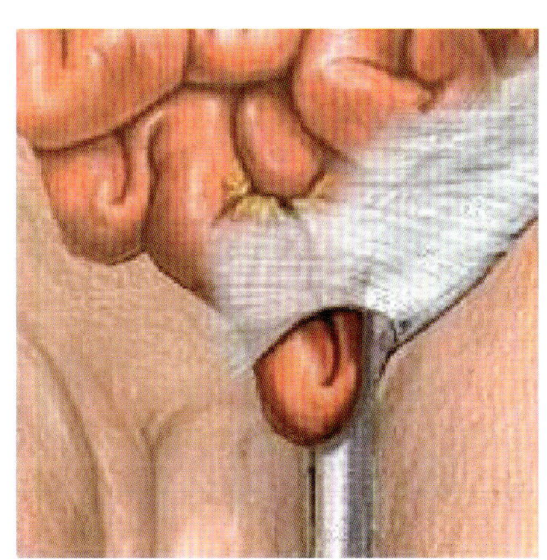

彩图 2-1-6 腹股沟疝

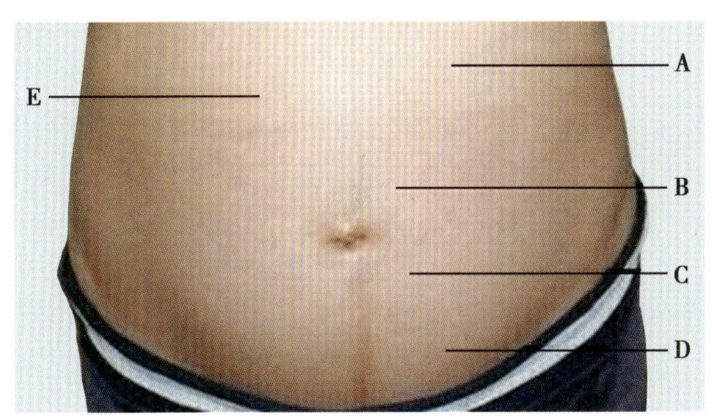

彩图 2-2-4 腹部胎心音听诊部位

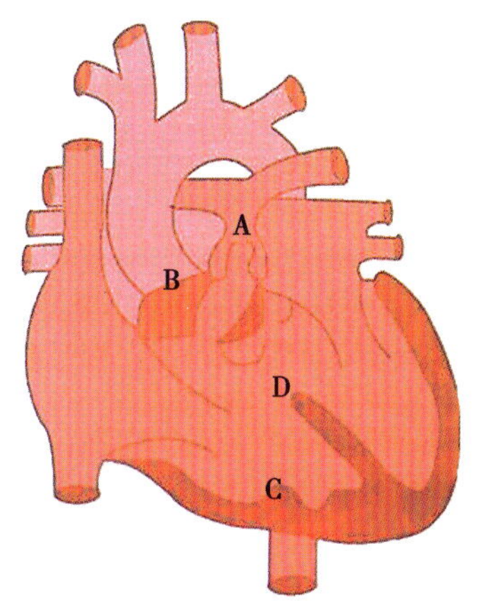

彩图 2-2-5 法洛四联症的病理改变

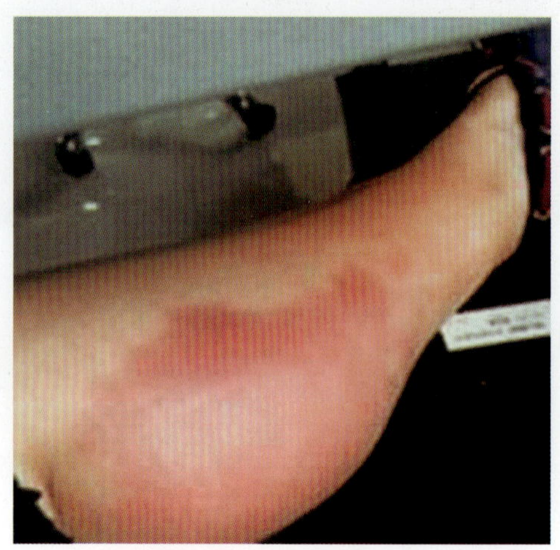
彩图 2-2-6 腿部皮肤感染

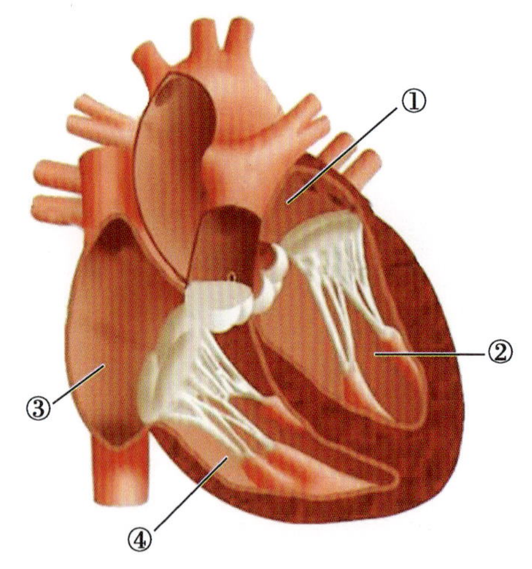

彩图 3-1-1 肥厚型心肌病

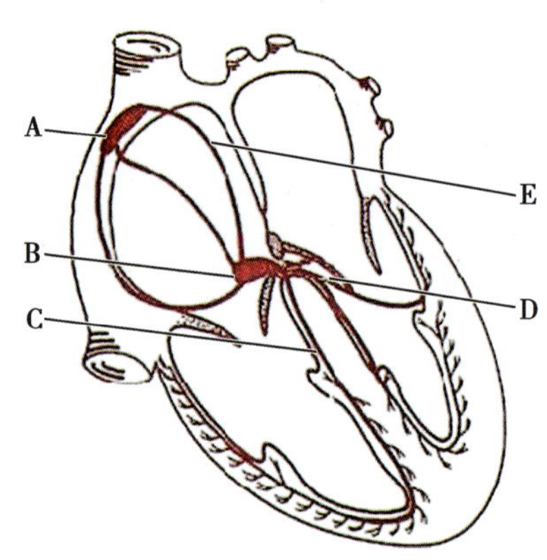

彩图 3-1-3 心传导系统

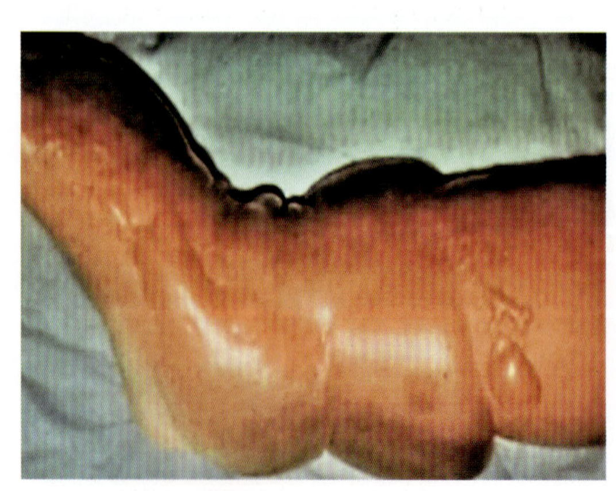
彩图 3-1-4 烧伤深度

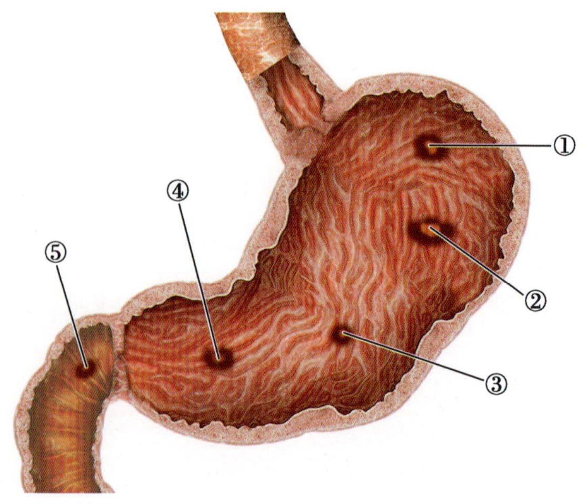

彩图 3-2-1 溃疡部位

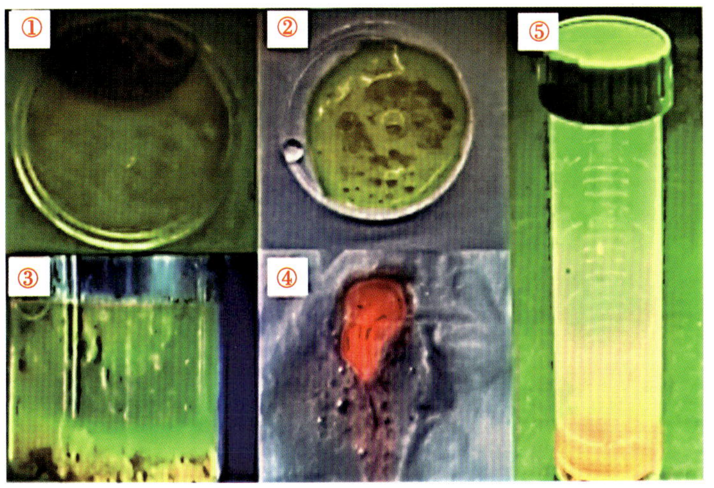

彩图 3-2-2　支气管扩张痰液特征

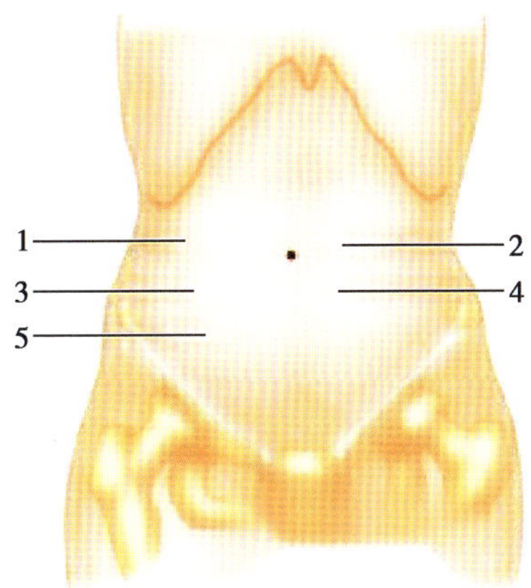

彩图 3-2-3　腹部压痛点

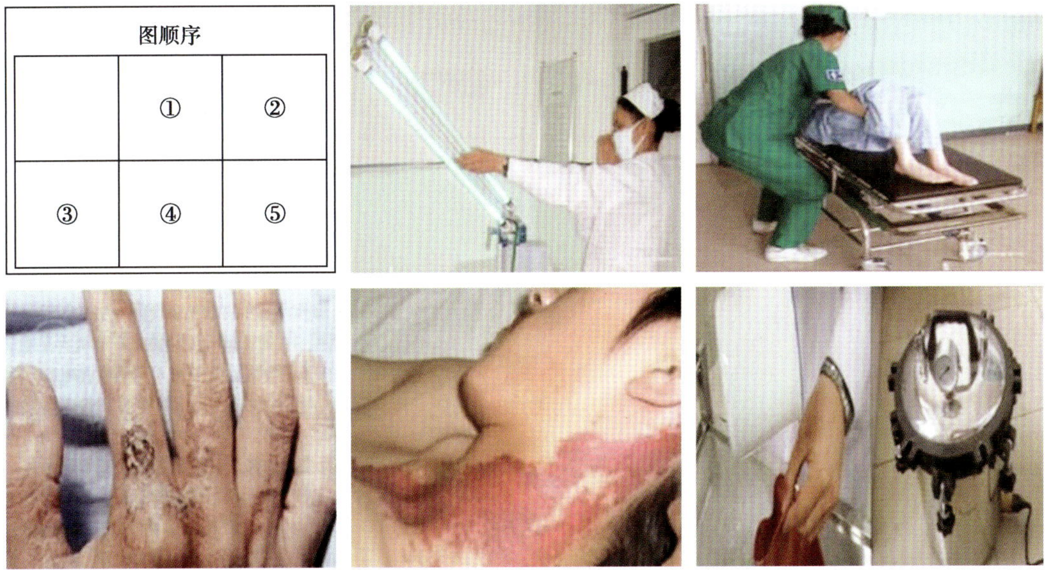

彩图 4-1-2　损伤示意图

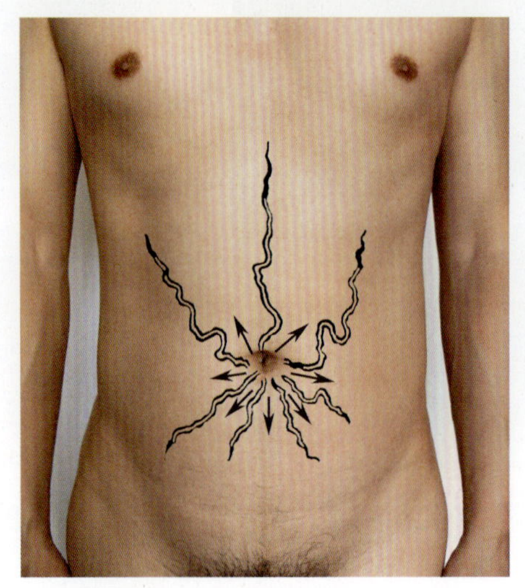

彩图 4-1-3　腹壁静脉曲张血流方向

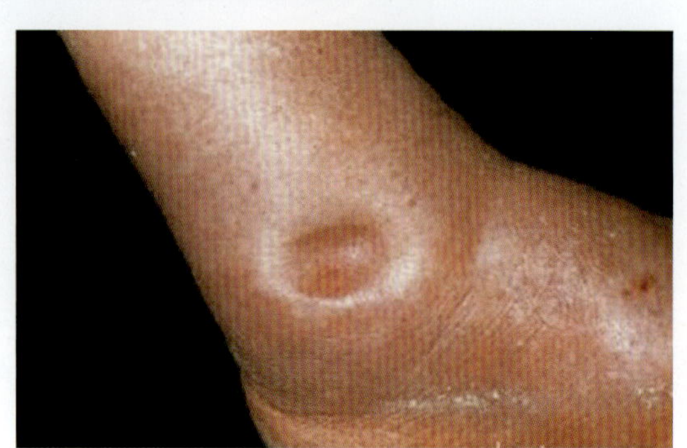

彩图 4-1-6　下肢水肿

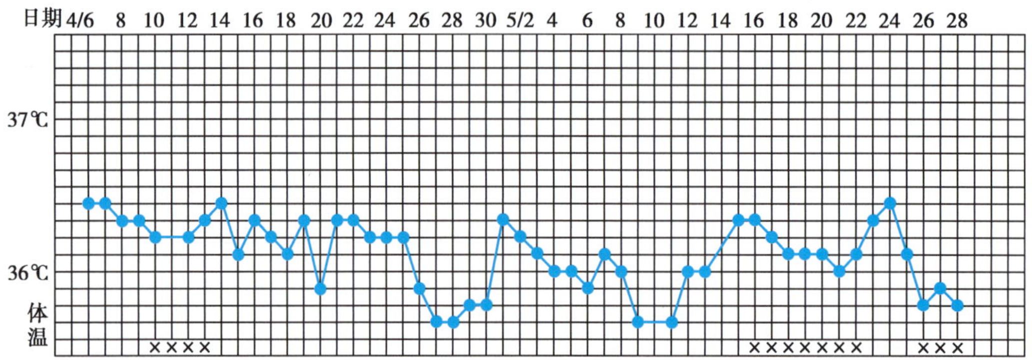

彩图 4-1-7　基础体温单

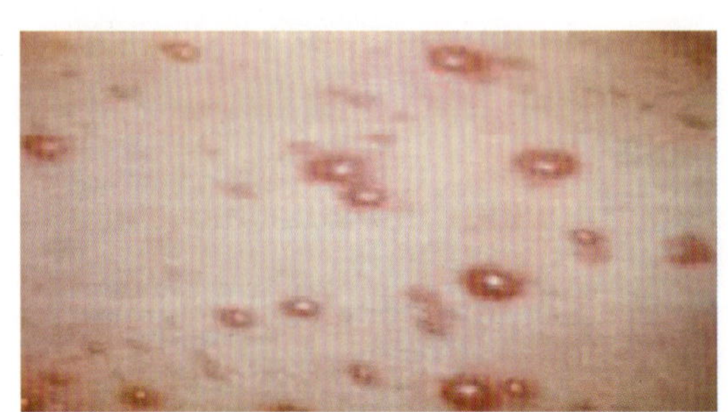

彩图 4-2-1　皮肤改变

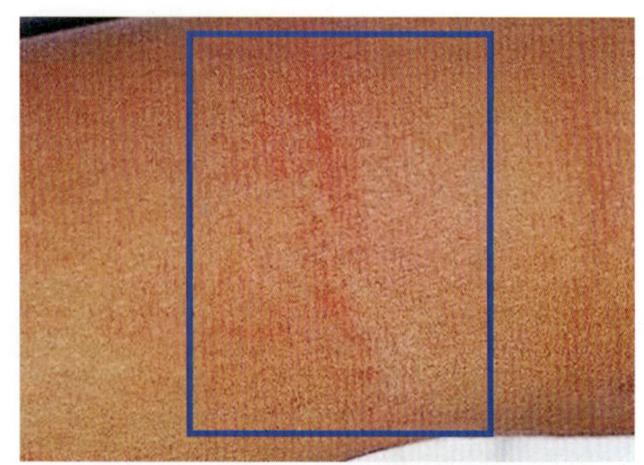

彩图 4-2-3　红色皮疹

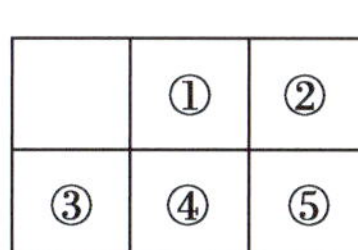

各图编号见上表

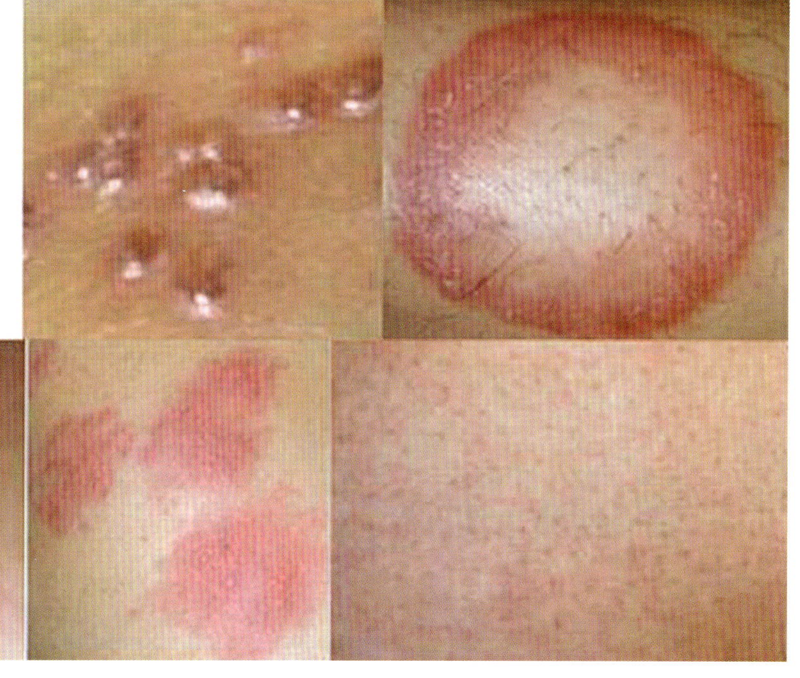

彩图 **4-2-5**　风湿热特殊皮肤表现

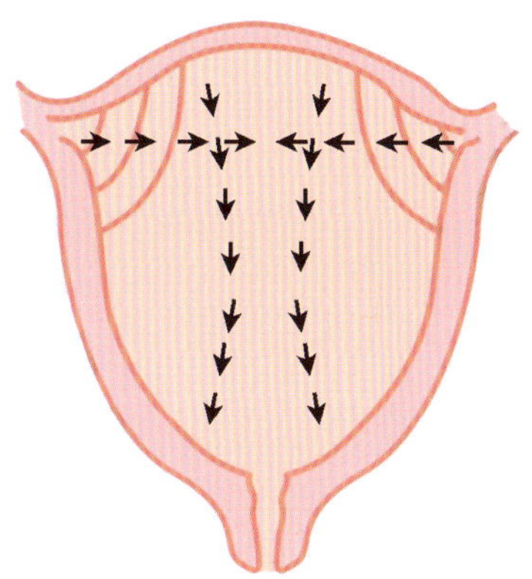

彩图 **5-1-2**　子宫收缩

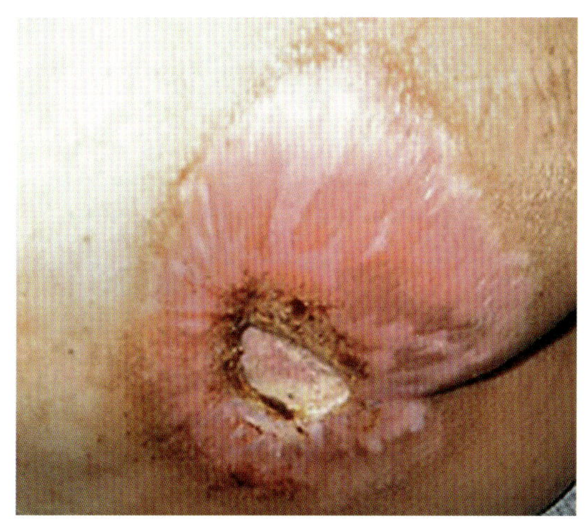

彩图 **5-1-3**　压力性损伤示意图

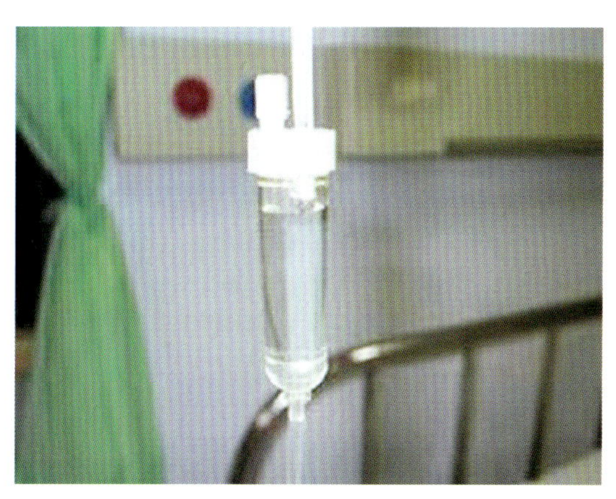

彩图 **5-1-4**　茂菲滴管示意图

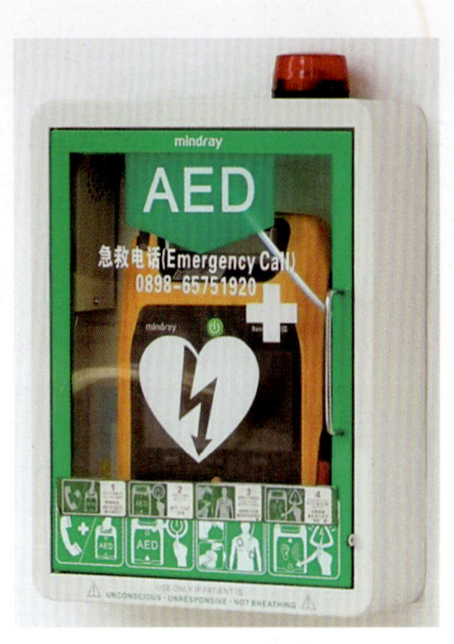

彩图 5-1-5　机场急救设备

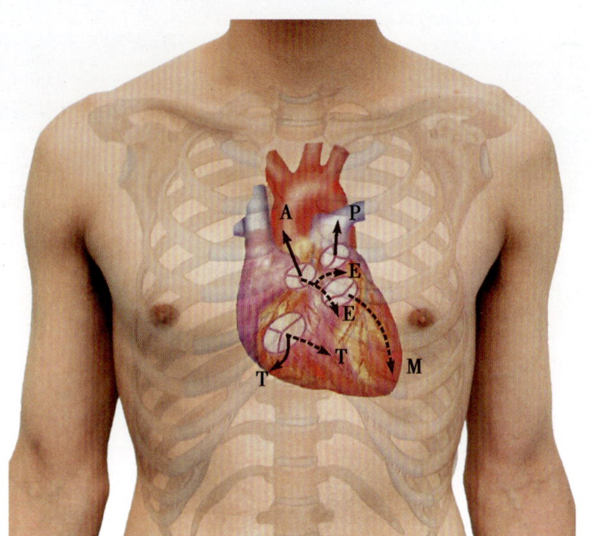

彩图 5-2-1　心脏听诊区

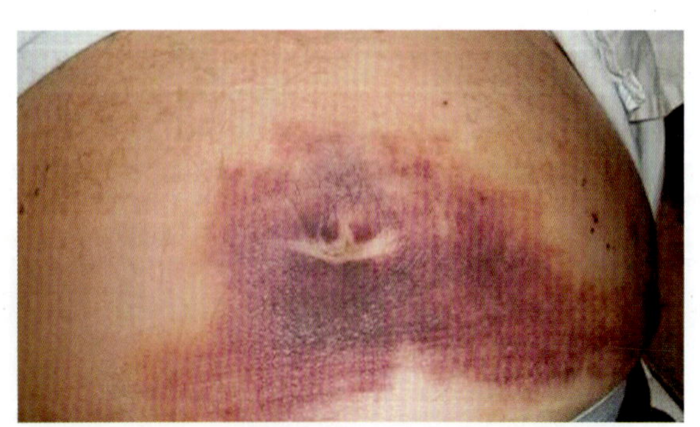

彩图 5-2-2　腹部瘀斑

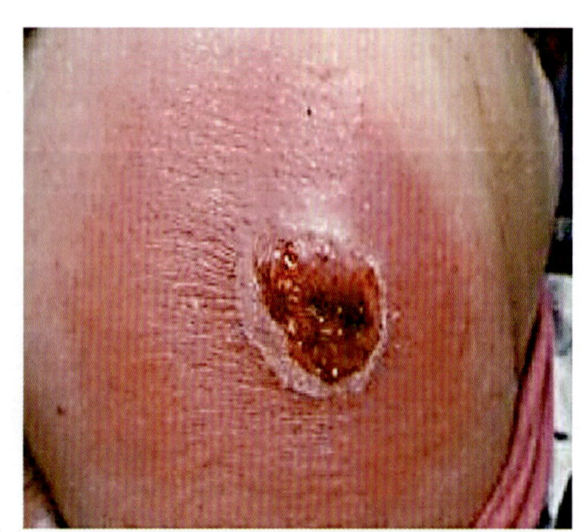

彩图 5-2-3　肩背部感染